Eva Lindhorst
Die Zerbrechlichkeit von Licht

# DIE ZERBRECHLICHKEIT VON LICHT

ROMAN

EVA LINDHORST

Lektora

Erste Auflage 2023



Lektora GmbH
Schildern 17–19
33098 Paderborn
Tel.: 05251 6886809
Fax: 05251 6886815
www.lektora.de

Druck: MCP, Marki
Covermotiv & -montage: Yeliz Çetin, @cayundspaetzle
Lektorat & Layout Inhalt: Lektora GmbH, Denise Bretz & Yeliz Çetin
Printed in Poland

ISBN: 978-3-95461-245-1

# Inhalt


1 . . . . . . . . . . . . . . . . . . . . . . . . . . . . . . 7
2 . . . . . . . . . . . . . . . . . . . . . . . . . . . . . . 9
3 . . . . . . . . . . . . . . . . . . . . . . . . . . . . . 21
4 . . . . . . . . . . . . . . . . . . . . . . . . . . . . . 37
5 . . . . . . . . . . . . . . . . . . . . . . . . . . . . . 43
6 . . . . . . . . . . . . . . . . . . . . . . . . . . . . . 64
7 . . . . . . . . . . . . . . . . . . . . . . . . . . . . . 72
8 . . . . . . . . . . . . . . . . . . . . . . . . . . . . . 84
9 . . . . . . . . . . . . . . . . . . . . . . . . . . . . . 90
10 . . . . . . . . . . . . . . . . . . . . . . . . . . . . 100
11 . . . . . . . . . . . . . . . . . . . . . . . . . . . . 111
12 . . . . . . . . . . . . . . . . . . . . . . . . . . . . 119
13 . . . . . . . . . . . . . . . . . . . . . . . . . . . . 122
14 . . . . . . . . . . . . . . . . . . . . . . . . . . . . 142
15 . . . . . . . . . . . . . . . . . . . . . . . . . . . . 157
16 . . . . . . . . . . . . . . . . . . . . . . . . . . . . 172
17 . . . . . . . . . . . . . . . . . . . . . . . . . . . . 181
18 . . . . . . . . . . . . . . . . . . . . . . . . . . . . 187
19 . . . . . . . . . . . . . . . . . . . . . . . . . . . . 205
20 . . . . . . . . . . . . . . . . . . . . . . . . . . . . 219
21 . . . . . . . . . . . . . . . . . . . . . . . . . . . . 230
22 . . . . . . . . . . . . . . . . . . . . . . . . . . . . 235
23 . . . . . . . . . . . . . . . . . . . . . . . . . . . . 251
24 . . . . . . . . . . . . . . . . . . . . . . . . . . . . 267
25 . . . . . . . . . . . . . . . . . . . . . . . . . . . . 283
26 . . . . . . . . . . . . . . . . . . . . . . . . . . . . 292
27 . . . . . . . . . . . . . . . . . . . . . . . . . . . . 304
28 . . . . . . . . . . . . . . . . . . . . . . . . . . . . 316
29 . . . . . . . . . . . . . . . . . . . . . . . . . . . . 323
Danksagung . . . . . . . . . . . . . . . . . . . . . . . . 329

# I

Hätte man mich am Tag unseres Abiturs vor dreizehn Jahren gebeten, auf einer Leinwand das Bild meiner Zukunft zu malen, hätte ein Lächeln meine Mundwinkel gehoben. Ich hätte die Umrisse der selbstbewussten und zielstrebigen jungen Person genommen, die ich war, und hätte ihr in mutigen Farben die Visionen meiner Träume und Pläne auf den Leib gepinselt. Es wäre ein großes Bild geworden, schön, aber nicht aufdringlich, kühn, aber nicht anmaßend. Eine Szenerie wie aus dem Pinsel von Jan Vermeer, eine Momentaufnahme in klaren Farben, die aus dem Leben eines Menschen Anfang dreißig erzählt, einem Menschen mit leiser Hingabe für das Detail, der noch tief in die Nacht seine Notizen und Überlegungen zu den Fragen unserer Zeit niedergeschrieben hätte. Der durchs Land gereist wäre, um sich und seine Theorien den geschätzten Kolleginnen und Kollegen zur kritischen Prüfung auszusetzen. Es wäre das Bild einer couragierten Persönlichkeit geworden, die ihr Leben dem Wandel verschrieben hat und der Veränderung einer ewig unfertigen Gesellschaft. Das Bild eines lebensfrohen Menschen, der kämpfen kann. Eines Menschen, der glaubt, dass man alles ändern kann – wenn man es nur will.

Ich sitze am Ecktisch des Cafés *Libellule,* dessen handgemalter Schriftzug von meiner fünfzig Meter entfernten Wohnung gerade nicht mehr zu lesen ist. Gernot, der langgesichtige Kellner mit den Holzperlen im Bart, nennt diesen Tisch die Kommandobrücke, weil man von hier aus den Boxhagener Platz überblicken kann, man kann die Gärtnerstraße hinauf- und hinunterschauen, Teile der Grünberger Straße sehen und einen Ausschnitt der Boxhagener Straße, die wie eine Nahtlinie den Übergang von der Gärtner- in die Mainzer Straße markiert. Gernot hat mir grünen Tee gebracht, dazu Salzstangen.

Er lacht, wenn ich ihm sage, dass das eine unwürdige Kombination ist. Das Café ist fast leer. Außer mir und einer Frau in karierten Hosen, die unaufhörlich ein Kaugummi in ihrem Mund hin- und herschiebt, gibt es noch einen Mann ein paar Meter weiter an einem Tisch in der Mitte des Raumes, dessen großer Körper sich in die Kuhle des alten Sessels drückt. Sein Kopf ist kahl, an den Seiten hält sich hartnäckig der kotelettenartige Übergang zu seinem Vollbart. Er liest eine Tageszeitung, eine rein informative mit Hang zu Spekulationen. Ohne Kontroversen, ohne Kritik. Die überlappenden Rundungen seiner Taille berühren rechts und links das Polster. Er bemüht sich, in einen Rahmen zu passen, den die Gesellschaft für ihn vorgesehen hat. Ich will mir das Bild vorstellen, das er nach der Schule wohl von seiner Zukunft gemalt hätte. Aber ich kann es nicht. Heute halte ich diese Form der Malerei für naiv. Denn was ich damals einfach übersehen habe, ist die Tatsache, dass zwischen meinen einstigen Träumen und dem heutigen Tag viele Jahre liegen und sich füllen würden. Dreizehn Jahre, auf die ich nicht in allen Aspekten Einfluss haben würde. Zeit ist kein linearer Vorgang, der sich an planvollen Punkten orientiert. Zeit vergeht nicht nur einfach so, sie füllt sich auch – mit Ereignissen und Menschen. Zarte Berührungen. Leidenschaftliche. Brandmale auf der Haut. Spuren, die nie verblassen. Manche Begegnungen dauern ein Leben lang. Selbst, wenn sie schon weit vorher geendet haben. Und inzwischen weiß ich: Es kommt nicht nur darauf an, kämpfen zu *wollen*. Es kommt auch darauf an, kämpfen zu *können*.

Lange Schatten fallen neben mir auf den ausgetretenen Holzboden, beleuchtete Staubkörner, verloren im Tanz mit sich selbst. Es braucht nicht einmal das treue Ticken einer Uhr, um die Penetranz zu verdeutlichen, mit der die Zeit vergeht. Ob gefüllt oder nicht – sie verstreicht. Und es ist zu meinem Lebensinhalt geworden, ihr dabei zuzusehen.

# 2

Zuhause erwartet mich die ausladende Weite eines Altbauflurs. Ich spiele ihn oft nach, den Moment, als ich die Wohnung zum ersten Mal betrat und sich noch an der Tür alles zum Guten zu wenden schien. Wie ich langsam meine Koffer abstellte, den Blick nicht gelöst von Länge und Höhe des Flures, der sich weit und dunkel vor mir erstreckte und an dessen Ende von zwei Seiten ein matter Lichtschein einfiel. Wie ich tief einatmete und noch vor dem Ausatmen wusste, dass ich bleiben würde. Vielleicht war es die symbolische Nähe zum Tod, die Illusion eines beständigen Lichtscheins am Ende einer unumstößlichen Dunkelheit, die damals in mir den Wunsch erweckte, genau hier das Leben zu versuchen.

Das Knacken der Dielen trägt mich bis zum Kopf des Flurs. Ich bleibe an der Türschwelle des Zimmers zu meiner Rechten stehen. Es ist die Stille, die mich bremst. Der Raum gleicht dem Standbild eines Lebens. Das Bett auf Bambushölzern in leidenschaftlicher Schlaflosigkeit zerwühlt, über dem Boden verteilte Kleider, die in eilender Bewegung ihren Platz fanden und nun zwischen aufgeschlagenen Büchern zu einem Stillleben gestapelt verharren. Beginnend neben der Tür schreiben Fotos an tapetenlosen Wänden die Spur eines bewegten Lebens nieder. Der Holzschrank biegt sich unter der Last seiner Jahre, eine Sonnenblume aus Plastik hat den Kopf gegen die Fensterscheibe gedrückt, über ihr schwebt ein blauer Kolibri aus Glas. Ein süßlicher Geruch nach Vanille liegt in der Luft. Die Einrichtung ist spartanisch, ohne Farben. Sie lässt Raum für Geist und Bewegung ihrer Bewohner, lädt ein, zu verweilen. Ich schließe die Tür und betrete das andere Zimmer – das Kunstwerk einer pedantisch anmutenden Person. Linientreu zieht sich ihre Handschrift durch die rechten Winkel und offenbart sich in planvoller Anordnung der Möbel und Kargheit. Ich besitze nicht viele Sachen.

Unter der Glasplatte des Schreibtisches entdecke ich Caruso. Er blickt hoch und über seinen großen Augen eilen die grauen Haare seiner Augenbrauen hin und her, als er schuldbewusst meinem Blick ausweicht. Ich hocke mich auf den Boden neben ihn und greife in sein Fell. Es ist stumpf und leicht feucht. Vier Tage habe ich auf ihn gewartet. Manchmal saß ich stundenlang am Kopf des Flurs, den Rücken an die Wand gelehnt, die Hände um eine wärmende Tasse mit Kakao geschlossen, und fragte mich, ob er überhaupt wiederkommt. Dabei beobachtete ich die viereckige Klappe in unserer Wohnungstür, das scheppernde Geräusch von Plastik schon im Ohr. Zwei Jahre ist es her, dass Caruso bei uns eingezogen ist. Rebecca, meine damalige Mitbewohnerin, hatte den kleinen struppigen Hundekopf in der Katzenklappe entdeckt und sich zu Tode erschrocken. Ihr gellender Schrei schien in Carusos Ohren wie eine Einladung, seinen abgemagerten Körper noch ein Stückchen weiter durch das enge Quadrat zu schieben. Er war geblieben, Rebecca war gegangen.

Ich hatte ihn Caruso getauft, weil er nicht bellt, sondern langgezogene Töne von sich gibt, wie ein Opernsänger. Er ist treu, aber frei. Bleibt er mal etwas länger, wird er mir sehr vertraut, und ich fühle mich fast versucht, ihn liebevoll *Enrico* zu nennen. Doch meist verschwindet er rechtzeitig wieder und erspart uns beiden diese intime Last.

Der Abend ist frei von Gewicht. Mein Herz schlägt wieder in seinem ureigenen Takt. Ich sitze am offenen Fenster der Küche, die Pobacken auf das schmale Fensterbrett gepresst, blicke ich aus dem vierten Stock über das gegenüberliegende Haus, wo ich am Horizont noch die Spitze des Fernsehturms erkennen kann. Hinter mir werfen Kerzen die Schatten des Inventars an die Wand. Es ist ein spätsommerlicher Abend Anfang September, mein Lieblingsmonat. Er ist ein Zwischenkind, ein Wesen im Spalt zwischen zwei Extremen. Gesättigt mit süßen Sommererinnerungen trägt er uns der inneren Einkehr entgegen. Es ist, als würde man nach einem

Tag in der Großstadt mit dem Auto die Stadtgrenze überqueren, im Hintergrund das dumpfe Keifen der Fahrzeughupen, das allmählich verklingt, vor einem die leere Autobahn, deren Asphalt warm ist vom Tag und die schließlich unmerklich in eine Landstraße übergeht. Es ist nicht mehr hell und noch nicht dunkel. Alles erscheint langsamer, der Brustkorb hat mehr Raum, um sich zu heben und zu senken. Der Tag ist gelebt, aber nicht verebbt. Die Momente vergangen, aber nicht vergessen. Stunden, in denen keine Minute ungeboren blieb. Dieses Dazwischen lässt mich aufatmen, weil der Widerstand für alles geringer ist.

Das scharrende Geräusch des Schlüssels im Wohnungsschloss bringt mich zurück in die Schummrigkeit der Küche. Das Licht im Flur geht an und für einen Moment ist es, als würde jemand mitten in einem Theaterstück die Scheinwerfer anschalten und damit die Zuschauenden, die bis eben im Abgedunkelten wie Voyeure lauerten, aktiv in die Szenerie einbeziehen.

Madlen hat den Arm voller Kürbisse, groß wie Volleybälle. Ihr rundes Gesicht strahlt. »Ich mache uns Suppe, bis wir von innen leuchten.«

Kürbissuppe klingt nach Herbst, nach früher Dunkelheit, tobenden Blättern und beginnender Kälte. Es klingt nach einer Ahnung des Dazwischens, in dem ich bis eben noch verweilte. Nur dass Kürbissuppe näher am Horizont von Rückzug und Einkehr ist und weniger an den Sommerendgedanken.

»Tequila, was ist los?« Madlen legt die Kürbisse auf den Tisch und kneift in meine Wange.

Der Name haftet an mir wie ein schlecht riechendes Parfüm, seit ich versucht habe, einen unschönen Moment in einer Flasche Alkohol zu ertränken, und dabei in eine Art Koma gefallen bin. Ich hasse die Erinnerung daran. Ich hasse es, wenn man mich so nennt, und ich hasse es, wenn Madlen es in diesem bedeutungsschwangeren Tonfall sagt und mir dann in die Wange greift, als wäre mein Absturz ein Kinderstreich gewesen. Man hat mir damals den Magen auspumpen müssen! Und ich hasse diese Frage. Was soll schon los sein? Ich stehe morgens auf und gehe abends ins Bett. Dazwischen bin ich Sozialwissenschaftlerin. Zumindest auf dem Papier.

Madlen reicht mir einen der Kürbisse. Er passt kaum in meine Handfläche. Ich stelle mir vor, wie noch vor wenigen Stunden die rauen und rissigen Hände der Marktverkäuferin dieselben Stellen berührt haben, die ich jetzt berühre. Ich kann mir ihr Gesicht vorstellen, ihre Augen liegen tief, umrahmt von Lachfältchen. Sie muss eine glückliche Frau sein, bodenständig, voller Geschichten. Sie erzählt mir, wie sie vor Tagesanbruch aufgestanden ist, die reine Landluft inhalierte, während sie ihren kleinen Transporter beladen hat, um anschließend über lange, leere Straßen bis in die Stadt zu fahren, wo der Marktplatz noch unter kühlen Nebelschwaden lag, die erst nach und nach von den ankommenden Händlerinnen und Händlern verdrängt wurden. Wie sie ihre Stände füllten, die Landwirte und Holzschnitzerinnen, die Blumenverkäufer und Hühnerzüchterinnen, wie sie sich in laute Worte gekleidete Witze zuwarfen, unter Kolleginnen, unter Freunden, einer hatte Kaffee dabei, jemand anderes spendierte Zucker. Sie sprachen, tauschten sich aus, lachten, kamen an – im Tag, im Dasein. Sie hatten ein so einfaches Leben, dass es nichts anderes sein konnte als gut.

»Gibt es Neuigkeiten vom Amt?«

Ich schüttle den Kopf, zum einen, um die Frage zu verneinen, aber auch, weil ich verwundert bin darüber, dass Madlen sich das Datum gemerkt hat, an dem meine Krankschreibung ausläuft. Morgen in einer Woche.

»Die laden dich ein. In jedem Fall. Du bist jung, mit akademischem Background, dich füttern sie nicht lange durch.«

»Jung, schön und schlau«, fasse ich zusammen und halte mir einen Kürbis neben mein fahles Gesicht, als gelte es, den Schöneren von uns zu küren.

»Was ist mit deinem Plan B?«

Ich blicke in Madlens ausdruckslose Gesichtszüge. Sie würde eine gute Agentin abgeben. Sie wirkt filigran, zerbrechlich und naiv. Aber sie ist blitzgescheit und hat ein beinahe photographisches Gedächtnis. Meinen Plan B, doch noch eine akademische Karriere an der Universität anzustreben, habe ich auf einer Sommerparty in einem der zahlreichen Hinterhöfe Berlins umrissen. Ein Abend unter bunten Girlanden, mit Bier vom Späti, verkohltem Barbecue und lamentierenden Nachbarn, die aus dem Fenster drohten und viele Stunden später die letzten waren, die die Feier verließen – stockbetrunken und nicht wissend, was Seitenflügel und Quergebäude voneinander unterschied oder in welcher Etage sie wohnten. Es war unsere erste Begegnung. Madlen war über zwei Ecken eine Bekannte von Rebecca, die zu dem Zeitpunkt schon lange die Nase voll hatte. Von mir, der Wohnung, sich selbst – vor allem aber der Kombination aus all dem. Wir passten nicht zusammen, was ich spätestens an dem Tag verstanden hatte, als sie anfing, die Spinnen in unseren Zimmerecken totzuschlagen. Mit einer Ausgabe der *SUPERillu*. Ich glaube manchmal, dass Caruso die größere Reinkarnation der toten Spinnen ist. Mit der Hälfte an Beinen natürlich. Eine Art Racheengel, der Rebecca den Rest gab.

Die Party im Hinterhof war Rebeccas und meine letzte gemeinsame. Ich begleitete sie an diesem Abend, weil ich mich unruhig fühlte. Ich wollte lieber mit ihr zusammen sein als allein. Und sie wollte nicht solo dort aufkreuzen. Eigentlich war es typisch für unser Verhältnis. Was wir auch machten, es gab immer und von jeder Seite, einen Eigennutz. Selbst das Zusammenziehen war aus der Not geboren. Ich arbeitslos und mit aufgebrauchten Ersparnissen in einer viel zu teuren Wohnung, sie von ihrem Freund vor die Tür gesetzt. Es passte immer, es arrangierte sich stets so, dass wir beide trotz Antipathie einwilligen und sagen konnten: Ja, den Film gucken wir zusammen, diese Kosten teilen wir und auf dieser Party erscheinen wir gemeinsam. Unsere Unternehmungen waren ohne Ausnahme wie stillschweigende Vertragsvereinbarungen. Aber das Eis wurde dünner und das spürten wir beide. Und so stellte Rebecca mir Madlen vor – sicherlich ebenfalls aus Eigennutz, denn Madlen wohnte in einer unglücklichen Wohngemeinschaft mit Rebeccas bester Freundin, seit sie sich geweigert hatte, ihr Zimmer für die wohnungslose Rebecca zu räumen (die dann meine Annonce fand und zu mir zog).

»Currywurst?« Das war das Erste, was Madlen zu mir sagte, nachdem sie mich von oben bis unten gemustert hatte wie eine Türsteherin. Sie hätte auch sagen können: »Du kommst hier nicht rein« – wir wären trotzdem Schulter an Schulter am Feuer geendet. Ich nickte und wir verbrachten die ganze Nacht in der Nähe des Grills, der später zu einer Feuerschale umfunktioniert wurde und an dessen spärlicher Wärme wir uns aus dem Leben erzählten. Wir begannen mit unseren Berufen und endeten bei unseren Liebhabern, insofern war mein Plan B, an der Uni eigene Studien auf die Beine zu stellen oder vielleicht sogar nochmal zu promovieren, eines der ersten Dinge, die ich Madlen verriet. Dass sie sich jetzt, ein Jahr später, immer noch erinnerte, verwirrte mich, vor allem, weil ich selbst gerade erst am Nachmittag im *Libellule* wieder daran dachte. Aber es war aussichtslos. Ich hätte mich nicht langfristig mit dem Gedanken an den Muff der langen Flure anfreunden können, mit der Idee, zurückzukehren an die alten Pulte, an denen man sich nicht wirklich festhalten konnte, weil sie einen hölzernen Rand hatten, der so hoch war, dass man ihn mit kurzen Fingern nicht mühelos umfassen konnte, und weil das Holz schmerzhaft in meine Finger drückte, wenn ich mich an ihnen festklammerte. Vielmehr aber war es wohl die Tatsache, dass ich mich irgendwo festklammern musste, die mich davon abhielt, in die Lehre einzusteigen.

»Plan B ist gecancelt«, sage ich.

»Und was sagst du dem Amt?«

Ich zucke mit den Schultern und denke an Herrn Jürgens, meinen Arbeitsvermittler, den ich bisher nur von den gelbstichigen Briefen des Jobcenters kenne. Ich habe bis heute nicht durchschaut, ob er erleichtert oder genervt ist, jedes Mal, das ich ihm eine weitere Krankschreibung schicke. Der Tonfall seiner Schreiben hat sich nicht sehr geändert. Es sind Standardschreiben nach Baukastensystem, deren Sätze nicht zueinander passen und manchmal jeglicher Dramaturgie entbehren. Einmal sprachen wir am Telefon. Er hatte mir »formlos« mitteilen wollen, dass ich mit einer Untersuchung vom Amtsarzt rechnen müsste, wenn sich keine Besserung meines Gesundheitszustandes abzeichnen würde. Vielleicht war das seine Art, mir zu zeigen, wie genervt er inzwischen von meinem Fall war. Wie viele Krankschreibungen verträgt ein Leben? Wie viele davon seine Arbeitsmoral? Im Zweifel müsste ich es noch einmal darauf ankommen lassen.

»Gar nichts?«

»Du machst es dir etwas leicht, findest du nicht?«

Ich unterdrücke den Impuls, den Kürbis fallen zu lassen. Die Wände meiner Magengrube rücken schlagartig näher zusammen, als hätte ich einen Stein verschluckt.

»Du weißt, wie ich es meine.« Madlen tritt an mich heran und streicht mir eine blonde Strähne aus der Stirn. »Du musst kämpfen. Du darfst dich nicht entmutigen lassen, nicht lockerlassen.«

Sie riecht nach Vanille und kindlicher Unschuld. Ich denke an das zerwühlte Bett. »Wen habe ich da eigentlich heute Nacht verpasst?«

Ihr schmales Gesicht knautscht sich zu einem Grinsen zusammen. »Hoho. Mathias, ein unscheinbarer Kollege mit Geheimratsecken.« Ihr Blick verrät mir, dass der Schein täuscht. »Er trägt Passion in jeder Faser seines Körpers. Vier Stunden lang haben wir uns gegenseitig auseinandergenommen. Er hat sich in Nischen meines Körpers vergraben, die ich bis dahin gar nicht kannte. Wir hatten heute gemeinsam Schicht, das heißt, niemand hat unserer Verspätung die Unvernunft anmerken können, aber Vernunft – was ist das schon, wenn das Feuer der Leidenschaft die Zeit verbrennt wie trocken Holz? Ich sage dir, das war pure Kommunikation. Ich bin fast davongeschwommen, die Leidenschaft ist aus mir herausgeflossen, ich …«

»Madlen, bitte.«

Sie hält inne in der Bewegung und blickt gekränkt. »Was bist du denn so prüde?«

»Ich bin nicht prüde. Ich bin einsam.«

Sie hakt mich unter. »Mathias hat dich gesehen, heute Nacht. Als du nur mit Höschen bekleidet durch die Wohnung getappt bist. Ich glaube, er hätte nichts dagegen, wenn ...«

Ich unterbreche sie mit einer Geste, halte den Finger auf ihren Mund, befreie mich von ihrem Griff und verschwinde dann im Flur. Der Weg zu meinem Zimmer erscheint mir unendlich lang.

Als ich die Tür hinter mir geschlossen habe, lehne ich mich von innen dagegen und atme aus. Es gibt einen Ehrenkodex in unserer WG. Eine verschlossene Tür, durch die kein »Herein« erklingt, wird erst geöffnet, wenn bereits Blut unter ihr hervorquillt oder es brennt. Ich bin sicher – vor Madlen, ihrem Freigeist und den Schilderungen ihres leidenschaftlichen Lebens, das mir wie ein Farbnegativ meines eigenen erscheint.

Caruso hat sich auf dem Bett zu einer Filzkugel eingerollt und atmet gleichmäßig. Ich schließe die Augen und versuche, mir einen unscheinbaren Mann mit Geheimratsecken vorzustellen, sein Gewicht auf meinem Körper zu spüren und seinem Atem einen schnellen Rhythmus zu geben, während ich mir mit der Hand zwischen die Beine greife und die Unterhose zur Seite schiebe. Er hat mich gesehen. Heute Nacht, nachdem er mit ihr geschlafen hatte. Er hätte nichts dagegen ... Aber auch keine Argumente dafür ... Wenn es sein muss ... Ich lasse den Stoff wieder an seinen Platz gleiten und schließe die Beine. Es klingt wie ein Kompromiss, von dem am Ende niemand etwas hat.

Der Abend ist hereingebrochen und die Dämmerung macht sich daran, die Fassaden von außen in vertrauter Farbe zu streichen: dunkel. Ich setze mich nach draußen. Das hölzerne Knarren der Balkontür im Wind unterstreicht schmerzhaft die Stille in meinem Herzen. Ich bette den Hinterkopf an die Wand, bereit, zu warten, bis die Dunkelheit auch mich vollständig angemalt hat und ich zu einem Teil der Umgebung geworden bin, ein Chamäleon in meinem eigenen Leben. Ich versuche, die Luft auf den Armen zu spüren, aber die Berührungen streifen meine Wahrnehmung kaum noch.

Durch die Streben der Balkonbrüstung sehe ich hinunter auf die Straße, die in Schatten versinkt.

Als ich nachts durch die Wohnung geistere, finde ich die Suppe. Madlen hat mir einen Teller hingestellt, daneben steht ein ausgehöhlter Kürbis, hinter dessen ausgestanztem Gesicht ein Teelicht brennt. Darauf liegt ein Zettel: *Das ist Dark Donnie. Sein Vorfahr wanderte einst mit Jack O'Lantern durch die ewige Finsternis und spendete ihm Licht. Symbol für die ruhelosen Seelen dieser Welt. Lass es dir schmecken.*

Die Dunkelheit zieht sich irrtümlicherweise in den nächsten Tag hinein wie falsch aufgenommene Maschen beim Stricken. Das Schwarze hat im Weißen nichts verloren. Eigentlich. Aber Madlens genauso ehrliche wie achtlose Bemerkung war der Startschuss gewesen für eine Fahrt im unheilbringenden Gedankenkarussell. Ich merke es sofort, als ich die Augen aufschlage und in die Gesichter der Menschen blicke, die in meinem Leben mit Unverständnis auf mich und meine Launen reagiert haben. Wie manifestierte Erinnerungen sitzen sie geduldig um mein Bett herum, als hätten sie nur darauf gewartet, dass ich aufwache, um mich daran zu erinnern, was ich ja nicht vergessen soll. Dabei kenne ich ihre Botschaften auswendig. Sie haben sich in den Furchen meines Gehirns gesammelt, eingebrannt in die Synapsen, manifestieren sie sich mit jedem meiner Atemzüge erneut. Ich sehe die Lippenbewegungen in ihren Gesichtern und kann zu ihren sich bewegenden Mündern mitsprechen, während ich laut und deutlich sage, dass ich mich zusammenreißen und an all jene denken soll, denen es wirklich schlecht geht. Ich spreche ihre Vergleiche mit hungernden Kindern nach, mit Arbeitslosen und Krebskranken und mit den unzähligen Menschen, die weniger privilegiert aufgewachsen sind als ich oder die eine tödliche

Krankheit haben. Dazu lächle ich. Wie ich es immer tue. Denn zu etwas anderem habe ich keine Kraft. Ich hätte ihnen gern gesagt, dass ich nichts anderes tue, als mich zusammenzureißen, dass ich mich nicht gehenlasse, sondern jeden Abend im Spiegelbild die Nuancen Grau zähle, die dazugekommen sind, auf meine Wangenknochen klopfe und horche, ob es noch nach Fleisch klingt oder bereits hohl und dumpf. Dass ich mir sage, dass ich mich morgen weniger anstelle, sondern aufstehen und mich freuen werde, zu leben. Dass ich aufhöre, undankbar zu sein und zu grübeln, und wieder anfange, zu fühlen. Dass das Leben ein Geschenk ist. Dass ich privilegiert bin. Dass mein Leben doch gar nicht so schlecht ist. Dass ich ja nicht einmal das Problem benennen kann. Manchmal möchte ich ihnen einfach sagen, dass ich gern tausche. Mit den hungernden Kindern, den Krebskranken, den Beinamputierten und Armen dieser Welt. Ihr Leid ist greifbar. Anerkannt. Vor allem aber ist es real.

Ich schaffe es, mich auf meinen Körper zu konzentrieren und die Stimmen zum Schweigen zu bringen. Er fühlt sich massig an, aufgedunsen und unbeweglich. Eine unglaubliche Schwere drückt mich in die Matratze. Ich bin wie festgeschnallt und im Takt meines blassen Herzschlags werden die Riemen enger gezogen. Ich horche in mich hinein, stelle Fragen – und kriege keine Antworten. Und als ich Antworten fühle, habe ich die Fragen vergessen. Ich versuche, aufzustehen – und brauche eine gute Stunde, bis mir ein Grund dafür einfällt, der sich nicht diskutieren lässt: Ich muss pinkeln.

Der Spiegel im Bad zeigt mir das altbekannte, wässrige Antlitz. Graue Ringe um die Augen, ein leerer Blick. Ich spüre das kalte Wasser nicht, das ich mir wie eine heilende Creme ins Gesicht reibe. Ich müsste frühstücken, die Tageszeit verlangt es, aber ich finde keinen Appetit. Ich suche nach Caruso. Obwohl ich weiß, dass er nicht mehr da ist, schaue ich unter die Tische und flüstere seinen Namen, ahme seine langgezogenen Töne nach. Im Flur bleibe ich stehen und lausche dem Jetzt. Ich bin mir selbst fremd, stecke in meinem Körper fest.

Stillstand in der Lebensfabrik. Hier werden keine Säfte mehr produziert, keine Emotionen, keine Energien. Das Fließband steht still.

Das Klingeln des Telefons erscheint mir so fern, als beträfe es mich nicht. Ich zähle bis drei, dann zwinge ich mich zur Bewegung in Richtung Kommode, auf der das Display des Telefons in hellem Blau leuchtet. Die Nummer ist unterdrückt. Ein gutes Argument, nicht ranzugehen. Wer sich nicht zu erkennen gibt, muss nicht mit einer Antwort rechnen. Dieser Grund gefällt mir besser als die anderen, die ich sonst in petto habe: zu müde, nichts zu sagen, zu hungrig, zu schwach.

Der Anrufbeantworter springt an und Madlen erzählt den Anrufenden irgendeinen Wortwitz. Es piept und Herr Jürgens räuspert sich kurz und erklärt mir in langsamen Worten, dass die Krankschreibung ausläuft und er mir soeben postalisch einen Termin geschickt habe. In zehn Tagen. Um neun Uhr. »In meinem Büro«, ergänzt er noch. »Hier in Kreuzberg.« Schade, ich hätte ihm gern den Rest von Madlens Suppe angeboten.

Ich lasse mich an der Raufasertapete hinabgleiten und höre, wie mein Körper dumpf auf dem Boden aufkommt. Herr Jürgens. Seine Stimme klang so alterslos. Dynamisch, aber ohne nennbare Jahre. Wir kennen uns so lange und haben uns noch nie gesehen. Er ist sicher dick und gemütlich, hat sich beim Sprechen auf den AB die Nase gekratzt, nach dem Auflegen die Glatze, hat seine Stirn in Falten gelegt und vermutlich einen Vermerk in meiner elektronischen Akte gemacht. Für die Ewigkeit und alle, die nach ihm kommen und sich dafür interessieren, dass ich an diesem Septembermorgen nicht erreichbar war. Erreichbar. Erst vor ein paar Tagen hatten wir einen Anruf mit unterdrückter Nummer. Es ist wahrscheinlich sein zweiter Versuch. Sicherlich hat er auch schon den ersten notiert. Mein Herz pocht laut, als würde es ebenfalls versuchen, mich zu erreichen. Es bemüht sich. Und tut damit, was ich eigentlich selbst tun sollte. Als ich den Anflug der Panikattacke spüre, öffne ich die Schublade. Die Einweisung liegt gleich obenauf. Vielleicht ist es Zeit, Herrn Jürgens zu der Kopie eine

Erklärung zu schicken. Und dann lasse ich mich endlich einweisen. Aufgrund einer *rezidivierenden, depressiven Störung, gegenwärtig schwere Episode, ohne psychotische Symptome*, wie es einer meiner vielen Hausärzte auf den kleinen Zettel gedruckt hat. Oder mit meinen eigenen Worten ausgedrückt: wegen einer Überdosis Dunkelheit.

# 3

Ich habe das *Flatline* lange gemieden. Zu vertraut ist es mir, zu eng verknüpft mit einem Leben, das sich mehr und mehr meiner Kontrolle entzieht. Das *Flatline* ist ein ausgewiesener »Rauchverein«, bei dem man Mitglied sein muss, um ein Bier kaufen zu können. Ein Relikt aus den Anfängen des Rauchverbots, als Unklarheit im Gastgewerbe herrschte und man auf Nummer sicher gehen wollte. Alles für den Schein natürlich. Und zur Erhaltung des gelb-grauen Schleiers, der unter der Decke hängt, als gehörte er zum Inventar. Die »Vereinszeitung« wird auf Bierdeckeln und alten Kassenbons gedruckt, die sich in den Taschen von Klaus, Thom und Claudia finden, die ebenfalls zur Inneneinrichtung gehören und meist sehr verlässlich auf ihren alten Plätzen an der Theke verweilen, wenn ich hereinkomme, ganz so, als hätten sie sie nie verlassen. In denselben Klamotten, dieselbe Aura der Verlorenheit um sich und ein Grinsen auf den Lippen, das sich tapfer gegen das Offensichtliche stellt: Einer von ihnen wird der Nächste sein. Erst wenige Wochen zuvor brachte der Kiez den alten Otto Kern unter die Erde. Mit fünfundvierzig hörten seine Nieren auf, das Bier auszuspeien, das er täglich wie Wasser in sich hineingekippt hatte und das ihm schließlich das Leben nahm, das es ihm zuvor erst ermöglichte. Denn wenn Otto nicht getrunken hatte, war er unruhig, nervös und nicht lebensfähig gewesen. Was für andere der morgendliche Kaffee war für ihn sein Bier gewesen. Danach war er gelassen genug gewesen, dem Tag zu begegnen. Und sich selbst.

Bruno begrüßt mich mit der üblichen Feuchte und Kraft seines Handschlags. Bruno ist ein aufmerksamer Mann. Er weiß, was seine Gäste trinken – und er weiß, wann er ihnen eine weitere Bestellung verwehren muss. Und er nimmt den Unmut in Kauf, den er damit erzeugt, wissend, dass sich sein Beruf in dem Spalt zwischen dem eigenen Überleben und dem anderer situiert. Und auch wenn er vielleicht nicht der einzige Kneipier hier im Kiez ist, der sich dieser Verantwortung bewusst ist, so ist er doch der Einzige, der sich ihr stellt.

Und gerade Thom bekommt dies in regelmäßigen Abständen zu spüren. Er ist ein ergrauter Endvierziger mit Segelohren und murmelförmigen Augen. Seine rechte Hand zittert, wenn er zu viel getrunken hat. Oder nicht genug. Oder wenn er eine Frau sieht, die er begehrt. Dann kratzt er sich am Hinterkopf. Danach unter den Achseln.

»Na, Tequila.«

Der Kiez kennt keine Geheimnisse. Ich setze mich zu Thom an die Bar, einen Hocker zwischen uns freilassend.

»Na, Thom.«

»Wo haste dich herumjetrieben? Ick hab dich seit Otto nich' mehr jesehen.«

*Seit Otto.* Als wäre sein Tod das Ende einer Zeitrechnung. Oder ihr Beginn. Seit Otto. Seit Weihnachten. Alle Jahre wieder. Wer wird der Nächste?

Ich blicke ihn an. »Du hast genau vier Augenringe mehr, Thom.«

»Ehrlich?«

»Ja. Zwei auf jeder Seite.«

»Verdammt.« Er lacht und entblößt für einen unachtsamen Augenblick die Lücke in seiner vorderen Zahnfront. »Was machst'n du so?«

»Dasselbe wie du – nichts.«

»Oha, ick krieje Konkurrenz.« Er lacht wieder, schaut zu Bruno, sucht Bestätigung oder Beistand für seine schlechten Witze, doch Bruno ignoriert ihn und runzelt nur vielsagend die Stirn.

Ich bestelle einen Rotwein. Erst jetzt fällt mir auf, dass einer der Hocker leer im Raum steht wie ein aufmerkender Zeigefinger.

»Wo ist Claudi?«

»Mit'm Hund beim Tierarzt. Der hat Hodenkrebs. Dit muss man sich ma vorstell'n.«

Ich versuche, mir Hodenkrebs vorzustellen, scheitere aber. Iri ist eine Deutsche Dogge, die der zierlichen Claudi fast bis zum Hals reicht. Sein Gemächt sind zwei große, pralle Kugeln, die ihm das Gehen schwer machen und ihn von hinten wie einen animalischen Macho daherkommen lassen. Von vorne sieht er aus wie eine watschelnde Ente.

Bruno breitet eine Tageszeitung vor uns aus. Ohne hinzublicken, tippt er auf einen kleinen Artikel im unteren Drittel der Zeitung. »Da steht es. Jeder vierte Hund entwickelt im Laufe seines Lebens einen Tumor. Krebs ist die häufigste Todesursache bei Hunden!«

»Is' teuer, so 'ne Behandlung für Tiere.« Klaus' gekrümmter Rücken unter dem Flanellhemd vibriert leicht, als er spricht. Wir wissen alle, dass Claudi kaum ihre Miete zahlen kann.

»Ach, was.« Thoms Stimme hat das unangenehme Übermaß an Lautstärke, das Klaus fehlt. »Dit zahlt Hagen doch aussa Portokasse.«

»Wie wäre es mit einem Bier weniger pro Tag? Das Geld, das du dann sparst, gibst du Claudi.«

Brunos Blick durchbohrt Thom. Doch der schnauft nur abwertend.

Es ist nicht lange her, da hatte Thom wohl noch einen Job und hat nicht schlecht verdient. So genau weiß es niemand. Es sind die Auslassungen im Detail, die das Zusammenleben im Kiez erst möglich machen, das kleine Päckchen, das jeder mit sich herumträgt, verborgen vor den Blicken der anderen. Zu tief gehende Fragen überhört man, winkt ab oder wirft Wörter in den Raum, die scheinbar keine Antwort schuldig bleiben, aber doch alles verschweigen. Wie *Jobsuche*. Das ist wie ein Status hier im Kiez, der keiner weiteren Erklärung bedarf. In normalen Kreisen ist man *verheiratet* oder *in Scheidung*. Was genau man sucht oder von wem man sich trennt, ist nicht immer von Relevanz. Man weiß etwas voneinander, soviel wie nötig eben, rahmengebende Informationen, die wie Wegweiser durch das persönliche Dickicht des Anderen sind. Ansonsten ist es der Boden der Gewohnheiten, an dem sich das Kiezleben orientiert. Daran, dass Bruno erst mittags öffnet und am Mittwoch Dartabend ist. Dann werden die drei quadratischen Tische unter den Fenstern zur Seite geschoben und Bruno zeichnet mit Kreide einen Strich auf den Holzboden. Und kurz darauf sind sie alle da: Thom und Klaus, Claudi mit Iri und Larissa, ihre Freundin. Fridolin und Miller kommen vom Boxi herüber und dem Sieger gibt Bruno zwei Getränke aus – ein alkoholisches und ein nicht-alkoholisches zum Nachspülen. Samstags läuft Bundesliga im Fernseher über dem Tresen und sonntags ist die Stimmung gedrückt. Wenn Hertha verloren hat oder aus anderen Gründen. Und manchmal auch, obwohl Hertha gewonnen hat, vielleicht, weil sie in letzter Zeit ziemlich oft verlieren und weil trotz eines Sieges die Gewohnheiten hier das untrügliche Indiz dafür sind, dass das Gefüge noch Halt hat – auch, wenn man dafür gedrückter Stimmung sein muss.

Ich nippe an Klaus' Glas.

»Dünnbier.« Sein Wort für alkoholfrei.

Er lächelt und blickt mich an. Klaus' Augen sind grau. Im Kontrast zu seinem weißen Haar wirken sie bestechend.

»Gut, Klaus.«

Ich lächle und für einen zu langen Augenblick klebt mein Blick an seinem. Doch Klaus senkt schnell die Augen, dann den Kopf und schiebt ihn ganz nahe an eine Zeitung heran, die vor ihm auf dem Tisch liegt. Nur noch wenige Zentimeter trennen ihn von der Tischfläche. Mit zittrigen Händen wühlt er zwischen den Seiten, leckt sich zwischendrin den Finger, um zu blättern, und trennt dann unter großen Mühen einen Teil von seinem Rest.

»Diese Woche geht es ins walisische Anglesey«, sagt er und reicht mir den Reiseteil. Er lacht und um seinen Mund bilden sich Falten.

Ich stecke die Zeitung in meinen Hosenbund und lasse den Pullover darübergleiten. Mein Blick fällt auf die verspiegelte

Rückwand hinter der Theke. Ich war mal attraktiv, denke ich, dann rettet mich das vertraute Knistern neben mir vor weiteren Überlegungen. Einmal im Monat bekommt Klaus einen Brief von seinem Freund aus Amerika. Der Freund schreibt auf Luftpapier, diesem dünnen Relikt aus einer Zeit vor dieser, als Luftpost noch etwas Besonderes war. Und deshalb teuer. Als es noch keine E-Mails gab und sich Alter und Generationen noch mehr durch ihre politischen Ansichten unterschieden als durch den Weg, über den sie kommunizierten. Bruno dreht den Fernseher leiser.

»*Klaus, mein treuer Freund*«, liest Klaus neben mir vor. »*Gedankenschwere durchzieht meine Tage. So lange habe ich nicht mehr geliebt – romantisch, denn auch Freundschaft ist Liebe. Liebe, dieses Gefühl, auf das wir Anspruch erheben, als wäre es ein naturgegebenes Grundrecht. Und vielleicht ist das ja auch so. Warum aber projiziert der Mensch dann auf die Liebe wie auf eine Bilanz: Ist sie nicht ausgeglichen, geht er auf die Barrikaden. Und bemisst der partnerschaftlichen Liebe nur dann einen Wert bei, wenn genug von der Liebe auf ihn selbst abfällt, auf ihn, der er sich auf einen Sockel gehoben hat, wo er sich erhofft, gesehen zu werden, erhofft, geliebt zu werden. Dass vor dem Nehmen das Geben steht, ganz so, wie es die Geschichte jeder Bilanz ist, wird ignoriert. Und wenn alle immer nur geliebt werden wollen, wer liebt dann noch? Egoismus und Selbstlosigkeit. Wie oft fallen diese Worte im Zusammenhang mit Liebe? Und wie fragwürdig doch der verwendete Kontext ist. Wer liebt noch um der Liebe willen? Ist die Liebe nicht zu einem Akt der Selbstbestätigung verkommen? Wir werden darüber reflektieren. Sei mit guten Gedanken bedacht.*«

»Oh, die Liebe.«

Thom prostet uns zu und die Sinnentleertheit seiner Worte kaschiert entweder eine Tragik in der Liebe, die wir nie erfahren werden, oder aber ist nichts weiter als die Antwort auf eine Frage, die ihm einfach niemand stellen soll. Ein Mechanismus vorauseilender Abwehr. Thom ist einer dieser Menschen, die immer da waren und den Anschein erwecken, als blieben sie es auch immer. Jeder kennt ihn und seine Geschichte, auch wenn nie darüber gesprochen wird – alle wissen Bescheid. Thom ist Mitte der Sechziger in Kleinmachnow geboren und aufgewachsen. Weder seine Kindheit noch seine Jugend waren besonders Aufsehen erregend, erst als die Machenschaften der Stasi mehr und mehr bekannt wurden und die Nachbarn seiner Familie einer nach dem anderen auf mysteriöse Weise verschwanden, begann er, Fragen zu stellen, und entwickelte sich zu einem harschen Kritiker des sozialistischen Regimes. Er liebte die Grundwerte des Sozialismus: Zusammenhalt, Gleichheit und Gerechtigkeit – aber er plädierte für die Freiheit, sich für oder gegen etwas entscheiden zu dürfen. Dort, wo Ideen mit Zwang durchgesetzt und Menschen mit Druck kleingehalten werden, fühlt Thom sich nicht zu Hause. Auf einer konspirativen Sitzung wurde er von der Stasi inhaftiert. Wie lange er in Haft saß, weiß niemand, auch nicht, ob er auspackte oder aller psychischen und physischen Folter standhielt. Aber man sagt, dass das Feuer in seinen Augen erloschen war, als er die Schwelle des Stasigefängnisses Hohenschönhausen Mitte der Achtziger als freier Mann überschritt, freigekauft vom Westen. Die Geheimnisse seiner Haftzeit teilt er nur mit dem Alkohol. Zwei Entzüge hat er bereits gemacht. Zweimal ist er gescheitert und einigte sich schließlich mit sich selbst auf ein Maß, das ihm zugleich hilft und schadet, das ihn aber vor allem nicht umbringt. Ob es Thoms Leben verändert hätte, wenn es Liebe gegeben hätte? Egoistische oder selbstlose?

»Das ist alles?« Bruno kräuselt die Stirn. »Keine Grußformel?«

»Doch. *Lukas* steht noch darunter.«

»Na, immerhin.« Thom hebt erneut sein Glas. Aber Bruno schüttelt beinahe unmerklich den Kopf. Und es lässt sich schwer erahnen, ob die beiden Gesten in einem Zusammenhang miteinander stehen oder sich unabhängig voneinander auf den Brief beziehen.

Es ist die Ambivalenz, die mich heute spaltet. Das Gehaltvolle von Lukas' Worten, das sich über so viele Kilometer von

Amerika bis zu uns nach Berlin gekämpft hat, um sich in einer verrauchten Kneipe in Friedrichshain einem unwürdigen Publikum zu präsentieren. Es ist, als spräche der Künstler vor einem fast leeren Saal, in dem die wenigen Zuschauer abgelenkt sind. Ist der Vorhang einmal geöffnet, dann gibt es für ihn kein Zurück mehr. Dann verlangen die Menschen Zeitvertreib und Zerstreuung, selbst wenn sie nicht hinhören und nicht hinsehen. Selbst wenn sie es nicht zu würdigen wissen oder überhaupt nicht in der Lage sind, es zu honorieren. Klaus' Art, die Briefe vorzulesen, ist alles andere als eine akzeptable Performance, das mag wohl stimmen, aber er ist nur der Bote, der Respekt muss der Botschaft selbst gelten. Denn jedes von Lukas' Worten hat seinen Platz – und kein anderer ist denkbar.

Wie ein Fremdenführer geleitet Lukas uns durch seine Gedanken, öffnet Türen zu ganzen Welten und überlässt uns durch die Kürze seiner Zeilen die Entscheidung, hindurchzugehen oder davor zu verweilen und das Mögliche aus der Ferne zu betrachten. Im Grunde tut er genau das, was wir alle tagtäglich im Umgang mit anderen tun. Was immer wir tun, wann immer wir es tun und mit wem oder in wessen Gesellschaft – es sind Türen, die wir öffnen, Spuren, die wir legen. Wegweiser in unser Innerstes – oder davon weg. Und wir wählen genau, wann wir welche Tür öffnen und wen wir zum Eintreten einladen. Denn was am Ende des Tages zählt, ist, dass der Kompromiss funktioniert, zu dessen Konditionen wir alle gemeinsam in dieser Welt leben. Das Einvernehmen darüber, was von uns in dieser Welt einen Platz erhält und was nicht. Dieser Kompromiss hat viele Namen. Wir bezeichnen ihn als gesellschaftlichen Konsens, Konvention, Usus, Etikette, Zivilität oder auch Anstand, Höflichkeit oder ganz schlicht Normalität. Aber er ist nichts anderes als der kleinste, gemeinsame Nenner vieler Seelen. Das, was wir zumuten, was wir glauben, das andere tragen können – oder was sie uns signalisieren, das sie hören und sehen wollen. Und jedes Zuviel wird als störend im Gesamtgefüge wahrgenommen, als mögliche Bedrohung einer fragilen Stabilität, die sich Gesellschaft nennt und doch von der Veränderung lebt, weil sie im selben Atemzug auch eine Zivilisation ist, die sich verändern *muss*, um sich wieder und wieder an die Bedingungen der Umwelt anzupassen. Innerhalb ihres Konstrukts aus Normen und Gesetzen rollt ein jeder von uns als kleine Seelenkugel, angefüllt mit allem Bunten, Kuriosen und bizarrem Denkbaren, das ein Leben nur so bieten kann, das aber nicht dafür bestimmt ist, jemals das Licht der Welt zu erblicken. Und so verschlüsseln wir unser Ich, codieren die Botschaften, die wir aussenden, auf eine Art, die es uns jederzeit ermöglicht, im wertenden Auge der Konventionalität unschuldig zu tun oder es sogar zu sein. Lukas' Code ist die Poesie, seine Verschlüsselung ist offensichtlich und umso schwerer zu knacken. Er wandelt auf meisterhafte Art auf diesem schmalen Grat zwischen innen und außen. Ob Lukas weiß, dass sein Freund seine Briefe vorliest? Ich frage mich, ob es ihm recht ist und ob er anders schreiben würde, wenn er es wüsste, oder ob er anders schreibt, *weil* er es weiß? Hier im *Flatline* hat er mit der Poesie eine Linie überschritten. Die Konsequenzen werden nicht spürbar sein, denn dazu sind wir alle viel zu sehr mit der Codierung unseres eigenen Lebens beschäftigt. Bruno widmet sich mit immer gleichen Gesten seinen Gläsern – einstudierter Alltag oder Übersprunghandlung? Thom kratzt sich an allen zugänglichen Körperstellen – Neurodermitis oder Nervosität? Klaus weicht Blicken aus und versteckt sich hinter den Worten anderer. Und ich? Ich umschlinge meinen Rotwein wie einen Rettungsring, aus dem in jedem Augenblick die Luft zu weichen droht.

Der Moment, der mich unweigerlich ereilt, wenn ich die Distanz zwischen mir und den anderen und damit zwischen mir und dem Leben spüre, kündigt sich an wie immer: Meine Zehen hören auf, ein Lebenssignal zu senden. Es fühlt sich ähnlich an wie abgestorbene Füße in Zeiten großer Kälte, wenn ich zu lange durch Friedrichshain gelaufen bin. Ich habe das letzten Winter festgestellt, als ich nach einem ausufernden Spaziergang zu Hause Schuhe und Strümpfe abstreifte. Zwei meiner Zehen waren farblos geworden. Sie hatten jeglichen Rotschimmer verloren und spielten farblich in ein gelbliches Blass hinüber. Ich habe sie berührt und nichts gespürt außer einer schweren Kälte. Auch als ich an ihnen rubbelte und sie in der Wanne abwechselnd unter kaltes und heißes Wasser hielt, veränderte sich nichts. Im Gegenteil. Sie wurden komplett weiß und tauten erst nach einer guten Stunde auf, was höllisch wehtat. Es ist dasselbe Gefühl wie jetzt, nur weiß ich, dass meine Zehen fleischig-rot sind, wenn ich hier an Ort und Stelle meine Füße entblößen und nachschauen würde. Es beruhigt mich auf eine beunruhigende Art und ändert doch nichts. Das Gefühl kriecht unaufhaltsam durch meinen Körper. Dabei arbeitet es sich nicht von den Zehen aus nach oben, wie es die einfache Kälte tut, sondern ist wie ein Kribbeln, das aus allen Himmelsrichtungen meiner Gliedmaßen ins Innerste strebt: von den Fingern aus, ab dem höchsten Punkt meines Scheitels und durch meinen Schritt – und eben von unten, von meinen Füßen. Der Platz, der mir selbst in meinem Körper bleibt, wird knapper und knapper, bis mich das Kribbeln, das eine Spur aus Nicht-Gefühlen hinter sich herzieht wie Schneckenschleim, schließlich auf meinen Kern reduziert hat. Und ich weiß, dass ich unbedingt und um jeden Preis verhindern muss, dass es so weit kommt. Denn ist mein Ich erst mal von Gefühllosigkeit umzingelt und auf die Größe einer Murmel geschrumpft, wird es schlagartig dunkel.

»Gibt es in deinem Leben jemanden?«

Klaus sagt es unmerklich, die Unterlippe an den Rand seines Glases gepresst und ohne mich anzusehen. Ich starre geradeaus. Die Person im Spiegel hinter der Theke öffnet und schließt den Mund, aber es kommt kein Ton heraus. Sie mag Anfang dreißig sein, sieht aber deutlich älter aus. Vielleicht liegt es an den Schatten um ihre Augen oder an der wächsernen Haut, die beinahe faltenlos ist. Ihre Pupillen öffnen und weiten sich abwechselnd wie die Linse einer Kamera. *Sag was*, möchte ich ihr zurufen. Aber sie kann mich schon nicht mehr hören. Das Kribbeln ist schlagartig überall und es wird nicht lange dauern, bis jeder um mich herum den Schwindel bemerkt. Dass ich so tue, als wäre ich da, obwohl ich gerade meine tatsächliche Größe erreicht habe: die einer Murmel.

»Ach, was, wozu? Ich bin glücklich, wie es ist«, sage ich und komponiere arglose Worte zu einer fröhlichen Tonalität.

Ich schaffe es gerade noch, Klaus flüchtig am Arm zu berühren und ihm zuzuzwinkern, ehe meine Mundwinkel erschlaffen und die Übelkeit sich zu einer Panikattacke aufbäumt. Ich reiche Bruno zehn Euro, sage *stimmt so* und winke übermütig in die Runde. Als ich an der Tür bin, werde ich kurzatmig, vor der Tür dann kopflos. Erst eile ich, dann renne ich, stoße die Haustür auf, die ich beim Hinausgehen mit einem alten Lappen vor dem Zuschlagen gesichert habe, nehme mehrere Stufen auf einmal und würge panisch irgendwie den Schlüssel ins Schloss unserer Wohnungstür. Es ist noch immer zweimal abgeschlossen, Madlen ist nicht da, und so sinke ich hinter der Tür zu Boden, lege mich auf den Rücken und während ich mit den Händen auf meinen Unterbauch drücke und mit dem Atem versuche, die Bauchdecke gegen den Widerstand nach oben zu pressen, werden die Atemzüge länger und ich ruhiger. Ich drehe das Gesicht zur Seite und schiebe mit der Nase die Katzenklappe zur Seite. Der kühle Luftstrom ist spürbar. Ich kann ihn fühlen. Ich bin wieder da.

Den harten Alkohol habe ich mir eigentlich abgewöhnt. Ich habe mal jemanden kennengelernt, der die Dunkelheit nur verlassen konnte, indem er sie auf einer Welle Hochprozentigem durchritt wie ein gehetzter Erlkönig. Er wechselte schließlich von der Psychiatrie direkt in die Suchtklinik. Wann immer ich mir seine Geschichte in Erinnerung rufe, singt Grönemeyer in meinem Kopf: *Gelallte Schwüre in rot-blauem Licht, vierzigprozentiges Gleichgewicht*. Und ich sehe sofort wieder genau diese rot-blauen Blitze, die zwischen den Baumkronen am Boxi zirkulierten, und spüre, wie mich Menschen an Händen und Armen packen und vom Boden heben und wie ich in dem Moment innerlich loslasse und falle – in die gefühlte Unendlichkeit hinein. Ich wachte erst wieder auf, nachdem man mir den

Magen auspumpte und meine Venen mit Kochsalzlösung flutete. Und an den aschfahlen Gesichtern, die um mein Bett herumstanden, konnte ich ablesen, dass mein Erwachen keine Frage der Zeit, sondern des Glückes war. Doch heute habe ich das Gefühl, er könnte hilfreich sein, *mein Sanitäter in der Not, mein Fallschirm und mein Rettungsboot*, der alte Verführer. Gut, dass wir uns kennen. Gut, dass ich weiß, dass er nie hält, was er verspricht. Mit zittriger Hand ertaste ich den Reiseteil der Zeitung in meinem Hosenbund und schließe die Augen.

Anglesey ist genauso, wie ich es mir vorgestellt habe. Flach und grün wie die Grundierung einer impressionistischen Malerei, bevor der Maler sich und seine Gedanken mit zartem Pinselstrich manifestiert. Hier endlich gönne ich mir einen Whisky. Hier kann mir der Alkohol nichts anhaben, und so habe ich mir gleich eine ganze Flasche mitgenommen. Es ist der kleine Spalt Verantwortungslosigkeit, den ich mir in meinem Job erlaube. Ich tue es, weil ich weiß, dass sie auf mich angewiesen sind. Zwei Jahre nun schon hüten der Leuchtturm und ich die Nordküste von South Stack auf Holy Island, was ein Teil von Anglesey ist. Unser Licht geleitet die Schiffe sicher an die Küste von Holyhead. Niemand nach Toni hat es bisher so lange ausgehalten wie ich. Beinahe angefleht hatte man mich damals, dass ich doch noch verweilen möge. Ich hatte sie nicht spüren lassen, dass es genau das war, was ich wollte, und streng genommen sogar das war, warum ich hergekommen war – um zu bleiben. Für sie war ich die Muschelsammlerin aus Deutschland. Die schlaue Wissenschaftlerin mit den roten Haaren, die den ganzen Tag die Küstenstriche auf und ab lief, mit gesenktem Kopf, den Blick auf das Gestein vor ihren Füßen gerichtet, um sich ab und an zu bücken und gedankenverloren die Felsen und Steine zu berühren. Die, die Stunden in der Hocke verbringen und auf einen Punkt starren kann, als hielte sie geheime Zwiesprache mit einem unsichtbaren Gegenüber. Alle zehn Meter in ihr Notizbuch schreibend, eine zufällig erscheinende Route ablaufend, von Nord nach Süd und zurück, immer auf der schmalen Linie zwischen Wasser und Land. Nicht Fisch, nicht Fleisch.

Dass Toni starb, war eine Tragödie, die mich aber nicht persönlich betraf. Fünfundfünfzig Jahre hatte er den Leuchtturm bewohnt. Fünfundfünfzig Jahre lang hatte niemand darüber nachdenken wollen, dass es auch eine Zeit nach ihm geben würde. Dass er tot war, bemerkten die Fischer, die nachts die Netze auslegten und die Unregelmäßigkeit im zuverlässigsten Leuchtfeuer Wales' entzifferten. Toni starb in seiner kleinen Koje mit dem klammen Bettzeug, er war einfach eingeschlafen und hatte Anglesey sich selbst überlassen. Die Ortschaft erstarrte, denn der Platz, den er freimachte, war derart mit Geschichte und Mythos belegt, dass es schier unmöglich zu sein schien, einen Nachfolgenden zu ernennen. Einige versuchten sich an dem Job. Vorübergehend und aus der Not heraus und überhaupt – hier hält man zusammen. Aber das Leben eines Leuchtturmwärters ist nicht für jeden geeignet. Selbst dann nicht, wenn man hier aufgewachsen ist und nichts anderes kennt als die Launen des Wetters und das Salz, das nachts durch die Wände der walisischen Mauern dringt, unter die Bettdecken kriecht und sich in jede einzelne Pore legt, als wäre dies sein angestammter Platz. Meine Anfrage hatte zunächst Misstrauen ausgelöst, war in ein Nachdenken übergegangen und schließlich in walisische Begeisterung umgeschwenkt, man sagte mir, *es sei denkbar*, dass ich den Job übernehme. Und so bin ich kurz darauf in den kleinen Leuchtturm gezogen, ließ mich in die Arbeit einweisen und fand recht schnell Gefallen an diesem Ort und der Tätigkeit. Am Tag schlafe ich oder mache meine Runden am Strand, wo ich Salzluft atme und den Spuren der Eiszeit folge, die sich als glatt geschliffene Felsplatten darstellen oder als charakteristische Kratzer in den Steinen. Abends schleiche ich mich manchmal mit einer Flasche abgefülltem irischen Lebenswasser an die Küste. Ich trinke natürlich keine ganze Flasche, aber ich trinke ein bisschen, blicke zur Abwechslung mal gen Horizont und schicke schöne Grüße an all die alternativen Lebensentwürfe, denen ich entkommen bin, weil ich meinen Urlaub einfach auf unbestimmte Zeit verlängert und Wales als neue Heimat auserkoren habe. In der Nacht überwache ich das Leuchtfeuer und schreibe an meiner Dissertation über die Bewegungen der Eismassen der letzten Kaltzeit, versuche, nachzuzeichnen, wie oft und in welche Richtungen sich der Weichsel-Glazial, dieser Gletscher, groß wie ein Kontinent, vor mehr als 20 000 Jahren über die kleine Insel im Nordwesten Europas geschoben hat. Angleseys Gesteine sind überzogen mit diesen Zeugnissen roher Naturgewalt. Auf ihren Spuren zu wandeln, ist, als träte man durch ein Tor in eine andere Zeit. Regelmäßig telefoniere ich mit meinem Doktorvater in Deutschland. Ich nenne ihn nur noch die »nächtliche Stimme«, weil unsere Gespräche meist nicht vor Mitternacht beginnen aber immer vor dem Morgengrauen enden, denn dann steige ich die krummen Holzstufen empor und schalte den Leuchtturm aus. Zuerst besprechen wir meine Beobachtungen, ich schicke ihm die neuen Fotos und Skizzen und schnell verlieren wir uns in hitzigen Debatten über die meteorologischen Unterschiede zwischen der Westküste Wales' und der Mitte Deutschlands oder über die aktuellen Veröffentlichungen unserer Kolleginnen und Kollegen der Geologie. Ich habe ein so einfaches Leben, dass es nichts anderes sein kann als gut.

Als ich die Augen öffne, ist die Murmel verschwunden. Die beängstigende Enge in der Brust ist verschwunden, mein Herz klopft stoisch und langsam, als hätte ich nur ein kleines Nickerchen gemacht. Ich liege noch immer auf dem Boden und ein leises Frösteln überzieht meine Haut. Die zähe Dunkelheit hat sich zurückgezogen. Ich spüre noch nicht die Finger und nicht die Unterschenkel und Zehen, aber ich kann wieder denken, habe das Gefühl, dass mir mehr zusteht als nur die Mitte meines Körpers. Dann fällt mir der Lappen in der Tür ein. Ich habe es kommen sehen. Ich habe Vorkehrungen getroffen für einen schnellen und reibungslosen Abgang. Warum bin ich überhaupt hinuntergegangen, wenn ich doch wusste, dass ich gar nicht standhalten würde, nicht mir selbst, nicht den Geschichten um mich herum? Mein unwürdiger Abtritt, mein Lächeln nicht glaubhaft und ich selbst bis in die letzte Phase lächerlich und schmachvoll. Ich erinnere mich nicht an die Reaktionen von Klaus oder Thom. Bruno wird wie immer gewesen sein – die von Handtuch umhüllte Hand in einem Bierglas oder die Daumen in die vorderen Taschen seiner Jeans gehakt. Aber ich weiß, wie Thom ist, sobald jemand den Raum verlassen hat. Dann gibt er sein Statement ab, meist vernichtend, andere abwertend, was ihm selbst vielleicht mehr Wert verleiht. Dass Miller auch nicht schlauer werde oder Fridolin zugenommen habe. Dass Claudi wieder durchgevögelt aussehe. Und Tequila? Was wird er gesagt haben, nachdem ich auf eine einfache Frage hin so offensichtlich verstört abgehauen war? Dass ich sozial inkompatibel sei? Bemitleidenswert? Kapriziös? Spinnert?

Es ist nicht einmal schlimm, dass er so denkt. Er hat ja recht. So wie all die anderen, deren Meinung ich mich mit gestreckten Schultern und einem Lächeln entziehe, weil ich ihrer Wahrheit nichts entgegenzusetzen habe: Ich bin privilegiert, weiß und westlich aufgewachsen, jung, fantastisch ausgebildet, lebe im friedlichen Zentraleuropa, einem Fleckchen Erde, auf dem wir alles im Überfluss haben: Nahrung, Sicherheit und freie Liebe. Aber ich konzentriere mich auf das Einzige, das sich nicht im Späti um die Ecke erwerben lässt: Licht. Ich könnte alles tun in dieser Welt – und scheitere bereits daran, morgens aufzustehen. Was hat das Leben doch alles zu bieten! Und ich? Als wäre es ein ödes Mensch-ärgere-dich-nicht-Spiel, mühe ich mich vorwärts und muss gefühlt doch ständig von vorne anfangen. Nein, ich kann Thom nicht dafür verurteilen, dass er hinter meinem Rücken die Wahrheit anspricht. Was mich kränkt, ist die Tatsache, dass sogar ein gebrochener Geist wie er meine Unfähigkeit, zu leben, bemängeln muss. Und es ist der beste Beweis dafür, dass ich nicht nur unfähig bin, einen Alltag zu meistern, sondern sogar unfähig, einen gemeisterten Alltag vorzuspielen. Was hat mich dieses Mal verraten? Vielleicht ist meine Fröhlichkeit eine Nuance zu grell und sind meine Mundwinkel eine Spur zu hoch gewesen? Oder vielleicht habe ich zu viel Trinkgeld gegeben, angesichts der Tatsache, dass ich arbeitslos bin, was jeder wissen muss, der mich zu allen möglichen und unmöglichen Uhrzeiten bei Bruno und im Kiez gesehen hat.

Mein Kopf schmerzt. Ich weiß, dass ich das hier nicht tun darf, dass ich diesen sezierenden Gedanken keinen Raum geben darf, weil genau sie es sind, die meinen Zustand lenken. Ich weiß das alles. Aber mein Hang zur Reflexion ist pathologisch und mein Handlungsspielraum begrenzt. Die Panikattacke hat meine Ressourcen verschlungen. Ich schaffe es auf die Toilette, in die Küche und dann auf den Balkon, wo ich mit überkreuzten Beinen im Rahmen der Tür sitze. Es ist bereits dunkel. Jeden Tag ein bisschen früher. Im italienischen *Ristorante* gegenüber erlöschen die Lichterketten an der Markise, die fast bis über den Bordstein auf die Straße reicht. Fabio, der Inhaber, fegt den Bürgersteig und ich höre ihn leise summen. Ich versuche, die Melodie zu erahnen, aber alles, was zu mir in den zweiten Stock dringt, ist ein unzuverlässiger Rhythmus hinter ein paar fast getroffenen Tönen. Ich wippe dazu mit dem Kopf, in der einen Hand einen Cognac, den ich nicht trinke, in der anderen eine Zigarette, die ungeraucht verglimmt. Beide sind in der Lage, meine Stimmung umzukippen. Ich darf nicht nachgeben. Nicht der schweren und dunklen Seite, die mich in ihren Schlund zieht, nicht der leichten und hellen Seite, die mich so hoch hebt, dass ich mir alle Knochen breche im Fall, der so sicher kommt wie der nächste Tag. Ich gebe mir Mühe, nicht zu denken, aber das ist so absurd, weil genau dieser imperative Vorsatz schon ein Gedanke ist. Die verflixte Sache mit dem rosa Elefanten. *Es denkt mich*, und alles, was ich tun kann, ist, mich in mein Schicksal zu ergeben. Mein Alltag ist ein Drahtseilakt über einem bodenlosen Abgrund. Ein unbedachter Schritt nach links und die Dunkelheit packt mich. Ein falscher Schritt nach rechts und ich falle wie ein Stein. Ein einziger Gedanke kann alles aus dem Gleichgewicht bringen. Ein Schritt nach dem anderen. Nicht nach unten sehen. Und nicht zur Seite fallen. Es denkt mich. Es leitet mich. Und ich will darauf vertrauen, dass ich es schaffen kann, denselben Grad an Virtuosität zu erreichen wie eine Seiltänzerin in der Manege.

# 4

Eine Woche nach meiner Abifeier waren wir aufgebrochen. Zu viert hatten wir das Leben gepackt und uns auf seinen Rücken geschwungen. Wir waren nach Portugal gereist und hatten einen Monat zwischen Cocktails und Sonnenuntergängen verbracht, die Nächte zelebriert und die Tage am Strand verschlafen. Abends hatten wir unsere sandigen Körper mit Quark eingerieben, um die roten Stellen zu beruhigen, und waren dann wieder in die Unendlichkeit hinausgezogen, hatten getanzt und gesungen, überzeugt davon, dass das Leben nur aus einem Moment besteht – diesem. Wir hatten die Zeit gedehnt und alles in ihren Hohlkörper gefüllt, was wir wollten. Wir hatten nie um Erlaubnis gefragt. Niemanden. Und wir waren nie auf den Gedanken gekommen, dass die Gefahr bestünde, dass sich etwas ändern könne.

Nach vier Wochen waren wir satt und angefixt gewesen. Wir hatten den Heiligen Gral gewollt, auf den wir unsere ganze Jugend über hingearbeitet hatten, wir hatten das gewollt, was man Eigenständigkeit nennt. Ich war als Einzige aus meiner Heimatstadt ins viele hundert Kilometer entfernte Berlin gegangen. Es hatte mich danach gedürstet, diese verrückte Welt zu verstehen und zu verändern, ich hatte davon geträumt, Anwältin zu werden oder Kriminologin, vielleicht Bewährungshelferin. In jedem Fall wollte ich die Welt besser zurücklassen, als ich sie vorgefunden hatte. Berlins Geschichte war jung gewesen, die Nachbeben seiner politischen und menschlichen Zerrüttung noch nicht verklungen. Hier dominierte die Gier nach Leben und trieb die Menschen schneller und weiter vorwärts als sonst irgendwo und es war klar, dass sich dies in ihren Lebensgeschichten widerspiegelte, in ihren Ängsten und in ihrem Handeln und somit auch in Ausmaß und Form der Kriminalität. Mich hatten nicht die kleinen Krater ländlicher Kavaliersdelikte interessiert, ich hatte in die tiefen Abgründe schauen wollen. Mich hätte kein bequemes Leben in einem Vorstadtgefängnis oder die Routine eines kriminellen Kleinstadtmilieus gereizt. Ich hatte etwas bewegen, in den großen Töpfen der Starkriminologinnen und Juristen rühren und mich nicht mit der Dekoration von Tellerrändern zufriedengeben wollen. Und so war ich dem magischen Ruf Berlins gefolgt, und es war mir egal gewesen, dass ich es alleine getan hatte.

Meine erste Anlaufstelle war das Studentenwohnheim gewesen. Hier hatte ich mir für zwei Semester eine kleine Zwei-Zimmer-Parzelle mit Suzanne geteilt. Suzanne war Austauschstudentin aus Frankreich, war gute 1,80 m groß, hatte blondes Haar, das schnurgerade von ihrem Kopf herabfiel, und trug enge Bluejeans, die sich an den Oberschenkeln in Falten legten. Um den Hals hing eine lange, roséfarbene Kette aus Akoyaperlen, die in ihrem wallenden Dekolleté verschwand. Sie hatte Kulturwissenschaften mit einem Stipendium des französischen Militärs studiert, bei dem sie zuvor ihre Ausbildung als Kampfpilotin absolviert hatte. Ich liebte ihre stereotype Widersprüchlichkeit, die mich immer aufs Härteste mit meinen Konditionierungen und Vorurteilen konfrontiert hatte. Sie war clever und furchtlos, aber überfordert mit der Frage, wohin mit den langen blonden Haaren, die sie aus dem Duschabfluss gesammelt hatte. Suzanne nicht einordnen zu können und es dennoch zu tun, war mir ein wunderbarer Zeitvertreib und eine erste Reflexionsstufe auf meinem Weg zum Interesse für Philosophie geworden. Weil die alltäglichen Beobachtungen sich fließend eingefädelt hatten in die Themen meines Studiums, wie zum Beispiel die Entwicklung sozialer Strukturen im internationalen Vergleich oder die Geschichte der Gesellschaftstheorie, und von da schließlich in die großen Fragen über Leben und Sein und damit in die philosophischen Theorien gemündet hatten. Die Gedankensprünge waren so klein, waren so gangbar, dass sogar jemand wie ich, mit ungeübten und tollpatschigen assoziativen Beinen, sie geschafft hatte. Ich hatte es geliebt, dass sich durch mein Studium die einzelnen Etappen unserer Zivilisation mundgerecht vor mir aufgereiht hatten – die Bildung verzehrfertig vor mir, ich hatte nur zugreifen müssen. Ich hatte Philosophie im Nebenfach belegt und so viele Jurakurse wie möglich besucht. Wie besessen hatte ich anfänglich jeden Tag von morgens bis abends in der Uni verbracht. Bereits im ersten Semester hatte ich die unausweichliche Konfrontation mit mir selbst gespürt.

Da war zum einen mein Wissensdurst gewesen, etwas, das mich wenig überrascht hatte, weil ich schon immer ein sehr neugieriger Mensch gewesen war. Und schließlich war ich deshalb ja auch studieren gegangen. Manchmal, wenn ich nach einem langen Tag in der Bibliothek die leeren Gänge des Studentenwohnheims entlanggeschlurft war, hatte ich Suzanne getroffen, die auf dem Weg zu einer Uni-Party gewesen war. Und hin und wieder hatte ich mich überreden lassen, mitzukommen, dann waren wir zu ihren Freundinnen zum Vorglühen gegangen und hatten getrunken, als gäbe es kein Morgen. Aber egal, wie groß mein Kater gewesen war, am nächsten Tag hatte ich wieder in der Bibliothek gesessen und mich in Fragestellungen über globale Ressourcenkonflikte, Theorien zur Friedens- und Konfliktforschung und Methoden der empirischen Sozialforschung vertieft. Manchmal hatte ich jemanden zu einem unverbindlichen Kaffee oder einem noch unverbindlicheren Getränk getroffen. Ich hatte Affären mit Studierenden aus höheren Semestern gehabt, kurze Geschichten, die namenlos geblieben waren, oder mittelfristige, die ich beendet hatte, bevor es dramatisch werden konnte. Einmal hatte ich ein Verhältnis mit einem Gastdozenten begonnen, der mich genauso unverhohlen von oben bis unten gemustert hatte wie ich ihn. Er hatte mich auf einen Sherry eingeladen. Und allein die Tatsache, mit einem Sherry verführen zu wollen, hatte mir gefallen. Hatte jemand zu viel gewollt – zu viel Freundschaft, zu viel Körperlichkeit oder sogar Liebe –, war ich unmerklich von der Bildfläche verschwunden und wieder hinter meinen Büchern untergetaucht.

So wie bei Suzanne. Immer öfter hatte ich ihre Einladungen abgelehnt. Immer öfter hatte ich Vorwände gefunden, am Abend zu Hause zu bleiben. Da hatte es plötzlich noch diesen anderen Teil in mir gegeben, mit dem ich mich konfrontiert gesehen hatte. Und er hatte mich verwirrt. Denn obwohl ich ihn gerade erst entdeckt hatte, war er mir auf unheimliche Weise vertraut. Er war wie ein Schatten, der stets über allem lag, eine Art soziophobische Option, eine misanthropische Vorahnung. Es hatte damit begonnen, dass sich meine Füße am Morgen schwerer angefühlt hatten. Ich hatte es auf den Luxus freier Zeiteinteilung geschoben und das sich daran anschließende Kribbeln auf zu wenig Bewegung und hatte etwas mehr Volleyball gespielt. Die Dumpfheit, die sich in meine Wahrnehmung geschlichen hatte, hatte ich dem Stress vor Prüfungen und während Seminararbeiten zugerechnet. Wenn die Kopfschmerzen schlimmer geworden waren, war ich zu Hause geblieben. Ich hatte Gründe und Erklärungen gefunden und mich weiter auf mein Studium konzentriert. Suzanne hatte noch ein paar Mal gefragt, ob ich mitkäme, dann war sie verstummt, schließlich ausgezogen. Ihr Zimmer im Wohnheim hatte eine Erasmus-Studentin bekommen, die ich kaum gesehen hatte. Ich war zufrieden damit gewesen, dass wir uns morgens und abends freundlich zugenickt und ansonsten beide unser Ding gemacht hatten. Tiefer und tiefer war ich eingetaucht in die Flut an Wissen, hatte mich mehr und mehr in den Seiten der Bücher verloren und den Kopf nur kurzzeitig gehoben, um den Blick an die Lippen meiner Dozentinnen und Dozenten zu heften. Und so hatte ich nicht gesehen, dass um mich herum nicht nur gelernt, sondern auch gefeiert, getrunken und geliebt worden war. Dass man Freundschaften geschlossen hatte, die über das Kaffeetrinken, Feiern und die Affären hinausgegangen waren, dass man zusammen abgehangen, so wie Suzanne und ihre Freundinnen, oder gemeinsam Ausstellungen und Konzerte besucht hatte, übers Wochenende ins Umland oder an den See gefahren war und verrückte oder schöne oder schön verrückte Projekte realisiert hatte. Zum Vergnügen. Um Bindungen zu kreieren und Erinnerungen zu schaffen, wo ich nur Wissen anhäufte.

Dass irgendetwas an mir anders gewesen war als das Normal um mich herum, war mir aufgefallen, als es am Anfang des zweiten Semesters um eine größere Projektarbeit gegangen war, zu der wir uns in Arbeitsgruppen zusammenfinden sollten. Als ich gemerkt hatte, dass die Professorin keine Anstalten gemacht hatte, uns einzuteilen, wie es bisher immer passiert war, sondern wir uns selbst absprechen mussten, hatte ich mich umgeschaut und war erstarrt. Ich hatte das Gefühl gehabt, das erste Mal bewusst meine Mitstudierenden anzuschauen. Ihre Gesichter waren mir bekannt gewesen, aber nicht vertraut. Regungslos hatte ich zugesehen, wie sich die Gruppen innerhalb von wenigen ausgetauschten Sätzen und Gesten, manchmal nur Blicken, gefunden hatten und die Aufgaben untereinander verteilt worden waren. Mein Blut war langsamer geflossen, mein Herz hatte ausgesetzt und innerlich war ich kleiner und kleiner geworden, bis ich in meinem eigenen Körper verschwunden war wie in einem viel zu großen, leeren Saal. Dort hatte ich gesessen, klein und unauffällig, und mich betrachtet, wie ich zwischen diesen jungen Menschen saß und mich an einem Kugelschreiber festklammerte. Es war das erste Mal gewesen, dass ich mich von meinem Körper abspaltete und die Welt um mich herum beobachtete, als säße ich in einem alten Holzverschlag und würde unbemerkt durch ein Astloch spähen. Es war das erste Mal gewesen, dass ich nicht anders konnte, als mir einzugestehen, dass ich anders war und dass mein Verhalten und meine Sicht auf die Welt nicht so selbstverständlich waren, wie ich gedacht hatte. Schlimmer noch: dass beides auf einmal einen Anspruch auf Raum geltend gemacht hatte, den es vorher nicht gehabt hatte. Ich hatte verstanden, dass ich keinen Anschluss gehabt und dass ich ihn nie gewollt und sogar um jeden Preis vermieden hatte. Und ich hatte nicht die geringste Ahnung gehabt, warum. Viel schmerzvoller aber war die Feststellung gewesen, dass auch niemand den Kontakt mit mir gewollt hatte. Es war so einfach gewesen, sich zu isolieren. Ich hatte keine Freunde gehabt. Ich war eine Randfigur gewesen. Und manchmal glaube ich, das muss der Moment gewesen sein, als ich bemerkt hatte, dass das Licht erste Risse bekam.

# 5

Es gibt Tage, die sind leicht wie ein kühler Lufthauch. Da schlage ich die Augen auf und spüre direkt das Leben in mir. Mein Körper scheint gewichtslos, ich stehe auf und bin sofort da, präsent in mir selbst, im Hier und Jetzt. Nacht und Tag schieben sich so mühelos ineinander, als würde man zwei verschiedenfarbige Schablonen übereinanderlegen und gekleidet in diese dritte, viel schönere Farbe, die dadurch entsteht, die Bettdecke zurückschlagen. Ich gehe in die Küche, wo die Handgriffe sich von allein machen. Der Wasserkocher scheint schon angeschaltet, noch bevor ich die Schwelle der Tür passiert habe, die Kaffeekanne füllt sich wie von Zauberhand mit Pulver, daneben steht bereits eine Tasse und die erste Scheibe Brot ist geschnitten. Und noch während ich Käse und Marmelade aus dem Schrank hole, fülle ich das kochende Wasser mit einem Zischen in den gläsernen Bauch der Kanne. Alles ist wie ein gluckernder Fluss, in dem ich treibe. Ich stehe aufrecht, fühle, wie das Leben mich vorwärtsdrängt, in den Tag hinein. Ich bin mehr Wasser als Fisch. Ich bin der Fluss, ich bin die Strömung. Ich höre das innere Lachen und spüre diese prickelnde Vorfreude auf die kommenden Stunden mit all ihren Überraschungen.

Meist aber sind die Tage wie dieser Sonntag, der Tag, nachdem ich so unrühmlich die *Flatliner* Szenerie verlassen habe. Dann klebt das Leben wie ein großer Pott Teer, durch den ich wate. Ich öffne die Augen und sehe die Gedanken am Bettrand stehen. Ich bekomme augenblicklich Beklemmungen, fühle mich, als hätte man meine Eingeweide mit schneidenden Seilen gestrafft, und mein Körper ist so schwer, als wäre er mit Steinen gefüllt. Ich komme nur mit Mühe aus dem Bett. Jeder Schritt kostet enorme Kraft, mein Arm lässt sich kaum heben und fällt wie tot zurück an meine Seite. Ich scheitere an der Frage darüber, ob ich zuerst zur Toilette gehen oder erst

Wasser aufsetzen soll. Die kleinsten Aufgaben türmen sich in meinem Kopf wie Stolpersteine auf einem Weg. Der Fluss des Lebens ist zu starr, zu kühl, fast gefroren. Er spielt mit mir und unerwartete Strömungen reißen die hauchdünne Eisschicht auf und werfen mich umher wie vermodertes Treibholz. Der Tag zerbricht schließlich an der Entscheidung, aus welcher Tasse ich meinen Kaffee trinken soll, von dem ich gar nicht weiß, ob ich ihn überhaupt trinken will. Schwarz-brauner Kaffee in schwarz-brauner Tasse, weil es die gleiche Farbe ist, oder aus einer beigefarbenen Tasse, weil es einen Kontrast bildet? Wie wichtig ist das für das Gefühl, das ich habe, wenn ich ihn trinke, oder für die Augenblicke, in denen ich ihn nicht trinke, nämlich dann, wenn ich die Tasse nur anschaue oder die Hände darumlege? Wie beeinflusst diese Entscheidung den Tag? Wenn ich ihre Gewichtung für mein Leben an der Unmöglichkeit messe, eine Entscheidung zu treffen, so muss ich mir eingestehen, dass diese Frage weltbewegend erscheint. Sie ist so schwer zu lösen, dass ich schließlich zurück ins Bett gehe, mit einem Kloß in der Brust und dem Gefühl, auf der ganzen Linie versagt zu haben. Schon allein deshalb, weil ich weiß, wie absurd die Gedanken sind. Und weil ich sie dennoch denke.

Aus Madlens Zimmer kommt der obligatorische Liebesgesang. Mein Körper ist schwach. Ist es Brunos Rotwein, der sich in ihm gesetzt hat? Ich habe mich ihm anvertraut und er ist mir in den Rücken gefallen. Mathias gibt ein sonores Schnarren von sich, das sich in knabenhafte Höhen dreht. Ich halte mir die Ohren zu und schließe die Augen. Tief innen empfangen mich Klaus' Worte. Wie schmerzende Blitze durchzucken sie die rötliche Leinwand hinter meinen Augenlidern. Die Stimme des alten Mannes war zittriger als sonst, einen Hauch zerbrechlicher und entrückter als an den Samstagen der Vergangenheit. *Wer liebt noch um der Liebe willen?*

Klaus' Freund hatte keine Antwort, und ich weiß es auch nicht. Die Liebe hat mich verlassen. Sie hat sich von mir abgewandt, und zwar schon vor so langer Zeit, dass ich bald zweistelliges Jubiläum feiern kann. Aber es ist okay. Ich bin ihr dankbar, war sie es doch, die damals meinen Fall im Studium verlangsamte, so dass der Aufschlag nicht aus großer Höhe geschah. Ich trudelte eher hinein in die Dunkelheit und ich würde so weit gehen, zu sagen, dass die Liebe an meiner Seite mir den Fall sogar versüßte. Die Verlockung der Ablenkung. Die Kunst des Ausblendens. Hätte ich ahnen können, auf welche Pfade ich zusteuerte? Vielleicht. Aber nur mit großer Anstrengung. Ich denke dabei an die drei Affen: nichts sehen, nichts sagen, nichts hören. Ich hielt mir die Augen zwar nicht zu, doch ich blickte weg, ignorierte die Zeichen. Ich bat auch nicht um Hilfe, denn was ich ignoriere, über das kann ich auch nicht sprechen. Und die warnenden Worte und Fragen anderer, die vielleicht hier und da mal an mich gerichtet wurden, ließ ich unerwidert, die Hände auf die Ohren gepresst, stur wie ein affiges Kind. Es kann nicht sein, was nicht sein darf.

*Freundschaft ist auch Liebe.* Kürbissuppe ist es in jedem Fall. Madlen ist seit langer Zeit die erste Person, die sich traut, etwas zu sagen. Und es zu wiederholen. Die nicht wegschaut, aber auch nicht mit mir in den Abgrund stürzt. Vielleicht hänge ich deshalb so an ihr. Sie sagte mal, sie hätte es an meiner pergamentenen Haut gesehen. Dieses durchscheinende Grau, das nur Depressive tragen. Wie ein Wasserzeichen über der geschundenen Seele. Das Corporate Design der Dunkelheit. Ich habe keine Ahnung, woher sie das hat, aber es stimmt. Ich meine, das Wort Dunkelheit kommt ja nicht von ungefähr. Sie knipst einem das Licht aus, aber eben nicht ganz. Dein Schein wird schwach und schwächer, glimmt irgendwo in deinem Inneren und du wandelst durch die Welt wie eine 3-Watt-Glühbirne mit Wackelkontakt kurz vor dem Abnippeln. Schein-tot in einem lebendigen Körper. Der erste Mensch, den ich deshalb aufsuchte, fragte mich, wann sie losging, die *Traurigkeit*. Er war ein junger Wissenschaftler im Karohemd. Irgend so eine Vertrauensperson oder ein Psychologiestudent. Ich habe es vergessen. Er wirkte fahrig, sein Haar war ungekämmt und ich glaube, es sollte so, und sein Blick glitt nervös umher. Inzwischen weiß ich, dass Menschen nicht gern *Depressi-*

*on* sagen. Das Wort ist stark und die meisten wollen mir keine Vorlage geben, mich weiter *hängenzulassen* oder gar eine medizinische Diagnose und damit offizielle Rechtfertigung dafür zu haben, dass mein Leben stillsteht. Vielleicht aber ist das Wort auch einfach nur so abgenutzt wie ein modischer Trend aus der Vorsaison, den man unmöglich noch tragen kann.

Wie auch immer. Keine der beiden Möglichkeiten hat dazu geführt, dass jemand versteht, worum es geht. Wie auch? Ich verstehe es ja selbst nicht einmal. Die Grenzen zwischen Verstimmung und Erkrankung erscheinen so fließend, der Spielraum der Interpretation so großzügig, dass inflationäres Treiben herrscht – der zweite Mensch, den ich deshalb aufsuchte (ein ältlicher Hausarzt gegen Ende meines Studiums), brauchte genau drei Minuten, um eine Diagnose auf ein Stück Papier zu kritzeln, das er mit einer goldenen Büroklammer an ein Rezept für ein Psychopharmakon heftete. Diese scheinbare Korrektheit in offensichtlicher Eile widerte mich an. Sollte es nicht besser werden, könnte ich wieder vorsprechen. Vor der Tür bekam ich einen Heulkrampf. Ich fühlte mich abgefertigt, stigmatisiert und in keiner Weise verstanden. Drei Minuten für etwas, das mein Leben beherrschte. Alles daran war falsch. Und so schmiss ich das Rezept weg und spreche seitdem von der Dunkelheit. Oder Schwere. Ich hänge poetische Worte an einen Zustand wie Schmuck an einen entwurzelten Weihnachtsbaum. Ich schmücke das Stigma, tanze am offenen Grab. Und ich finde, das ist ein Akt der Selbstliebe. Diese Erkenntnis ist es, die es mir ermöglicht, Aktivität in meinen Körper zu bekommen. *Selbstliebe.* Manchmal gelingt es mir tatsächlich. Dann stehe ich auf, die Gliedmaßen sind weniger schwer, es ist fast, als bewegte sie der Körper von allein, dort, wo ich ihn sonst beinahe in die vor mir liegenden Stunden schiebe, zurück ins Leben presse. Dann schwebe ich durch den Tag, werde übermütig, besuche Ausstellungen, lese Stellenanzeigen und kontaktiere Menschen, die wahrscheinlich dachten, ich sei längst tot, und bereue es wenig später, wenn sie anfangen, sich wieder regelmäßig zu melden. Ich tue all das, von dem ich das Gefühl habe, dass es doch ganz einfach ist, all das, von dem ich denke, dass ich ein Recht hätte, es zu tun. Aber das Leben ist so nicht. Mein Leben ist so nicht. Mein Recht ist eben nur eines auf dem Papier. Oder eine Lightversion seiner selbst. Die Ahnung dessen, was sein könnte. Und manchmal reicht das auch. So wie heute: Spazieren gehen, das schaffe ich. Der Herbst steht vor der Tür, der Winter wird unweigerlich kommen, es ist die Jahreszeit, wenn sich das innere und das äußere Licht auf eine gefährliche Weise angleichen. Menschen machen keinen Winterschlaf, aber einige von ihnen verfallen in eine Art Winterstarre. Ich bin einer dieser Menschen und da ich weiß, dass Vitamin D mein Freund ist, halte ich es wie die Eichhörnchen: Ich sammle davon so viel, wie ich kann, bevor die Langsamkeit der vierten Jahreszeit mich handlungsunfähig macht.

Friedrichshain hat sich in den letzten vierundzwanzig Stunden nicht signifikant verändert. Die Müllabfuhr ist da gewesen, denn der große Container auf der gegenüberliegenden Straßenseite, aus dem vor ein paar Tagen noch die gebrochenen Beine eines Gartenstuhls schauten, ist nicht mehr da. Fabio steht an der Ecke vor seinem Bistro und raucht. Er nickt mit dem Kopf zu mir herüber, ich winke kurz und wende mich dann ab, um die andere Richtung einzuschlagen, was aber bedeutet, dass ich am *Flatline* vorbei muss. Es ist halb zehn, die Chancen stehen also gut, dass Bruno noch gar nicht unten ist. Für alle Fälle halte ich ein Lächeln im Anschlag und verbrauche es an einen Nachbarn, von dem ich nur das Gesicht kenne. Die Rollos vom *Flatline* sind heruntergelassen. Und so starte ich meine Runde, diesen Weg, den ich auch schlafwandelnd ohne größere Risiken für Leib und Leben zurücklegen könnte.

Am Boxi sehe ich Miller und Fridolin, die gerade am Dealen sind. Sie verkaufen Gras nach Augenmaß, was sie ihrem Gegenüber eilig in Zellophan wickeln und mit der rechten Hand zustecken, während sie mit der linken das Scheinchen an sich nehmen. Andernorts bekommt man fein säuberlich abgewogene und abgepackte Tütchen. Aber nicht hier am Boxi, bei den beiden naiven Chaoten.

Über die Wühlischstraße gelange ich in die Knorrpromenade. Ich versuche, mir mein Leben wie ein Computerspiel vorzustellen, in dessen Grafik ich mich mit Leichtigkeit zurechtfinde. In den verschiedenen Leveln muss ich gegen die unterschiedlichsten Gesichter Friedrichshains antreten, die manchmal so unerwartet hinter einer Hausecke hervorspringen, dass die Situation sich nur noch mit den Fähigkeiten überstehen lässt, die man in anderen Leveln erworben hat. Das können aufgeschnappte Gerüchte sein, mit denen man sich den Gegner auf Abstand hält, oder die raffinierte Wortwahl eines gut platzierten Smalltalks, der über die eigene Unzulänglichkeit hinwegtäuscht. Es sind meist rhetorische Fertigkeiten, die mich durch ein Level bringen. Manchmal muss ich auch jemanden anfassen, ihn umarmen oder einen Arm tätscheln. In der Knorrpromenade – diese hundertsechzig Meter Kopfsteinpflaster, die eine Reihe verträumter Fassaden hinter gusseisernen Zäunen säumt – treffe ich meist nur auf unbekannte Gesichter, die sich nicht für mich interessieren oder durch mich hindurchsehen. Es sind überwiegend Menschen mit Kinderwagen oder Bio-Einkaufstüten, mit Materialien aus dem Baumarkt unter dem Arm oder einem Eis in der Hand. Menschen, die telefonieren und das Drumherum nicht wahrnehmen oder Kopfhörer in den Ohren tragen und es nicht wahrnehmen wollen. Hier kenne ich niemanden und niemand kennt mich, und anders als in meinem eigenen Kiez wird es hier auch keine Schnittpunkte geben. Die Welt hier scheint so unaufgeregt, die Menschen so gleichgeartet und ausgeglichen. Das Leben plätschert in der Knorrpromenade dahin wie ein knöcheltiefer Gebirgsbach.

Ich setze mich auf die steinerne Umzäunung eines kleinen Vorgartens und verschnaufe. Die knirschende Anspannung, die den ersten Teil meines Weges geprägt hat, ist von mir abgebröckelt. Wenn ich die Augen schließe, kann ich Berlin atmen hören. Die alte Lady atmet Leben: das sonore Brummen der Autos in der Wühlischstraße, das wilde Kreischen von Raben und das Gurren der Tauben. Töne und Wortfetzen einer bewegten Stadt. Ich nehme die hellen Stimmen von Kindern wahr, das Klingeln von Hundeleinen und das Rascheln von Hosenbeinen, die an mir vorbeigehen. Fragmente eines Telefongesprächs, ein Huschen im Gras hinter mir, den eigenen Atem, der durch meinen erstaunt geöffneten Mund ein- und ausströmt.

Die Erde hat schon so viel Leben gesehen. So viele Menschen, die mühsam alles erlernt haben, vom Laufen über das Sprechen bis hin zur Anhäufung von Wissen. Menschen, in denen Hoffnung reifte und die ihren ganzen Lebensweg über mit Erwartungen kämpften. Menschen, die liebten und litten und glaubten, dass mit einem gebrochenen Herzen auch das Leben aus ihnen herausströmen und enden würde. Aber das tat es nicht. Nie. Und irgendwann starben ihre Körper und sie hinterließen ihre individuellen Spuren im Treiben der Welt, die einen tiefere, die anderen weniger tiefe. Und mit jedem neuen Leben, das geboren wird, verblassen diese Spuren mehr und mehr. Ich bin unbedeutend. So, wie es alle vor mir waren und alle nach mir sein werden.

Wir als Menschen halten uns für die Krone der Schöpfung und als Individuen für den schönsten Zacken mit dem teuersten Juwel daran. Aber am Ende treten wir ab, alle gleich, egal, für wie wichtig und bedeutsam wir uns zu Lebzeiten hielten. Und die einzigen Spuren, die wirklich zählen, sind die, die wir in anderen hinterlassen. Das, was wir in ihnen gesät haben und was weiterlebt, so lange, wie diese Menschen leben. Im besten Fall geben auch sie ein Stück davon weiter, aber das, was wir ursprünglich hinterließen, verwässert mehr und mehr, trennt sich weiter und weiter von unserem eigenen Ich und wird zunehmend zur Blüte desjenigen, der es weiterträgt. Wir haben darauf keinen Anspruch, kein Monopol, kein Patent. Ja, wir können unsere Abdrücke hinterlassen, aber es gibt keine Garantie auf Unsterblichkeit, denn das, was in Literatur bewahrt oder in Bildern festgehalten wird, ist nur die Momentaufnahme eines Bruchteils, es ist die Interpretation eines Mediums, die Oberfläche einer unergründlichen Existenz, die untrennbar mit dem Kommen und Gehen verbunden ist, das wir Leben nennen. Alles ist ein Teil davon, wertfrei und unbedeutend, eine Wellenbewegung, von der auch die Dunkelheit wiederum nur ein Teil ist. Sie kommt. Immer wieder. Und sie geht auch immer wieder. Vielleicht ist die Dunkelheit in mir nichts weiter als ein Teil dieses kollektiven Atems des Lebens. Licht und frische Luft füllen die Lungen und Dunkelheit und Verbrauchtes verlassen sie wieder. Hier in der Knorrpromenade, deren Lebensatem dem meinen so unähnlich ist, habe ich das Gefühl, dass es möglich ist – ein anderes Leben. Ich atme tief ein und stelle mir vor, dass es weniger Dreck und Gift gibt, die es auszuatmen gilt, und dass ich einfach die Luft anhalten kann, immer dann, wenn meine Lungen aufgebläht sind und in ihnen das pure, unverbrauchte Leben steht.

Der Weg zurück ist ein Spaziergang – in beiden Wortsinnen. Ich fühle mich wieder anwesend in mir selbst, meine Seele ist wie ein Baby, das satt und zufrieden am Daumen nuckelt und sich selbst genügt. Lediglich feine Haarrisse in der Oberfläche meiner Präsenz lassen ahnen, dass es darunter vielleicht weniger stabil ist, als es den Anschein hat. Ich steuere das *Flatline* an. Ich weiß, dass ich nur eine Rolle spiele, als ich beinahe lässig am Rahmen der Eingangstür klopfe und ein unverfängliches »Hallo« in die geöffnete Tür werfe.

Bruno lächelt, als er mich sieht, und ich bemühe mich, die Interpretationen seiner Gesichtszüge in den Hintergrund zu drängen. Letztlich ist nichts passiert gestern. Ich bin einfach schnell gegangen. Zu schnell natürlich. Zu auffällig. Zu schuldig. Und ich tue es auch jetzt wieder. Denn noch ehe Bruno seinem Lächeln den Anfang einer Konversation hinterherschicken kann, falle ich ihm in das unausgesprochene Wort: »Ich muss weiter, wollte nur 'nen schönen Tag wünschen.«

»Kiezspaziergang?«, fragt Bruno noch und ich nicke, verlasse rückwärts die Szenerie und zwinkere ihm zu.

Unverfänglich und feige. Aber ich habe es getan. Ich habe mich konfrontiert. Und manchmal ist das trotz anschließender Kapitulation alles, was man von einer Schlacht erwarten kann.

Madlen küsst mich zur Begrüßung auf die Stirn. »Du bist so rosig im Gesicht«, sagt sie und man könnte es auch als Vorwurf verstehen, dass ich heute mein vertrautes Grau nicht trage.

Sie hat Kaffee gekocht, zwei Tassen stehen bereit. Mathias' Schuhe sind weg, nur im Bad hängt noch der Geruch seines Duschgels – kühl, distanziert. Irgendwas mit Gletschern auf anthrazitfarbener Flasche. Ich tauche mein Gesicht in das eisigste Wasser, das der Hahn hergibt. Alles, was mich fühlen lässt, ist als positiv zu bewerten: Kälte, Hitze, Schmerz, Drama, Schlafentzug. Letzteres wird sogar als therapeutisches Mittel eingesetzt. Die anderen Varianten sind Ableitungen daraus, die ich in den dunkelsten Nuancen der Nacht für mich entdeckt habe, weil sie instinktiv der einzige Exit waren, den ich fand, wenn es im Tal nicht tiefer ging. Nur einmal bin ich noch weiter gegangen und habe mir das komplette Gesicht zerkratzt, dass ich noch wochenlang blutige Krusten mit mir herumtrug. Wie paralysiert hatte ich gekratzt und gekratzt und hatte erst aufhören können, als ich die kleinen, pochenden Wunden fühlte, die sich über mein ganzes Gesicht verteilten. Ich wollte etwas spüren. Irgendetwas. Denn das Unerträglichste ist diese emotionale Totenstarre. Und je tiefer das Tal ist, in dem ich stecke, desto extremer muss das Gefühl sein, damit ich es wahrnehme.

Ich habe oft gelesen, dass Menschen mit psychischen Erkrankungen *sich selbst* spüren wollen. Ich habe nie einen Zugang zu dieser Formulierung bekommen. Mich selbst kann ich spüren, ich weiß, dass ich da bin. Und genau das treibt mich in den Wahnsinn. Es ist, als würde ich in einem winzigen Gefängnis in meinem Inneren vor einer Wand stehen, hinter der das Leben stattfindet. Die Mauern des Gefängnisses sind nicht aus Stein, vielmehr sind sie aus einem wenig schallisolierenden Holz. Sie berühren meine Stirn, die Oberarme, das

Gesäß. Und dahinter höre ich das Leben, greifbar nah und doch zu fern. Hinter diesen Wänden sind meine Emotionen und Gefühle, alles das, was das Leben lebenswert macht. Ich kann mich nicht rühren, ich bin zu Teilnahmslosigkeit verdammt, ein Stück Leib in einem verschlossenen Schrank. Und was mich so unendlich quält, ist das Bewusstsein über diesen Zustand. Ich weiß, dass ich in diesem Körper stecke, ich weiß, dass ich nichts fühle, und ich weiß auch, dass das nicht richtig ist. Und erst, wenn ich mich schlage oder mir die Finger verbrühe, lockt das eine Reaktion aus mir hervor. Und darum geht es mir. Ich will, dass es mich *emotional* berührt, eingekerkert und bewegungsunfähig zu sein, nicht nur körperlich. Dass es mich *kümmert*. Und das geschieht eben nicht, wenn mich jemand in den Arm nimmt oder mir über die Wange streicht. Das passiert höchstens, wenn er mich so doll drückt, dass ich keine Luft mehr bekomme, oder mir in die Wange beißt, dass Blut an seinen Zähnen klebt.

Die emotionale Dunkelheit wird oft mit einem Gefühl »wie tot« beschrieben. Niemand weiß, wie sich *tot* anfühlt, und so führt es vielleicht zu Missverständnissen. Für mich ist es eher die Abwesenheit eines Überlebenstriebes. Jeder weiß, was es heißt, überleben zu wollen, fast jeder hat schon mal Todesangst oder zumindest Panik gehabt. Knapp von einem vorbeifahrenden Auto verfehlt zu werden, auf einem hohen Berg am Abhang ins Straucheln zu geraten oder abends auf dem Weg nach Hause von zwielichtigen Gestalten verfolgt zu werden – es sind Momente, in denen sich der Trieb einschaltet, zu überleben. Depression bedeutet genau die Abwesenheit desselben: Es ist mir egal, ob ich von dem Auto überfahren werde oder den Berg hinabfalle oder zerstückelt in der Kühltruhe eines Fremden ende. Überleben ist kein Gebot mehr, kein Instinkt, kein Bedürfnis. Zieht es mich zu den Extremen, ist es also nichts weniger als der Versuch eines Aufweckens dieses Überlebenstriebs. Das meine ich mit *spüren*.

Manchmal ertappe ich mich dabei, dass ich mich quäle, obwohl es nicht nötig wäre. So wie jetzt mit dem eisigen Wasser –

Methoden, die ich für mich entdeckt und zu einer notwendigen Routine erhoben habe. Die Gewohnheit des Überlebens.

Madlen hat die Tasse bis zum Rand aufgefüllt. Ein großer Pott dampfendes Glück. Kaffee oder Suppe von Madlen ist nicht wie Kaffee oder Suppe von irgendjemandem. Sie füllt die Geste mit Wertigkeit. Ich beuge meinen Kopf zum Tisch und schlürfe den Kaffee ab, so dass ich ihn gefahrlos anheben kann, ohne, dass etwas überschwappt.

»Das Tempelhofer Feld soll bebaut werden. Ich höre jetzt schon die Investoren mit dem Geld in der Tasche klimpern. Luxuswohnungen für reiche Wichser wollen sie bauen. Natürlich. Bloß keine Sozialwohnungen. Nicht, dass die Hartzis noch nen guten Ausblick haben.« Madlen tippt auf den *Tagesspiegel*, der gedrittelt um einen Artikel herum gefaltet ist. *Wohnungen für das Tempelhofer Feld – Senat präsentiert Pläne.*

Ich überfliege die Zeilen. Fünfzig Hektar will der Senat bebauen – natürlich nur am äußeren Rand des Felds, das tue doch schließlich keinem weh, wird einer der Offiziellen zitiert, und Wohnraum in Berlin sei immerhin knapp. Die Gegner sehen das anders: Wie eine Schlinge zöge sich das Band mit den Jahren enger und fester um die Berliner Freiheit, denn wo erst ein Fundament gegossen würde, flösse der Zement auch in getrocknetem Zustand weiter. Ich schlucke. Die Möglichkeit, in Berlin eine Häuserfront nach der anderen zu passieren, Reihe um Reihe der dichtgebauten Blocks abzuschreiten, einmal um die Ecke zu biegen und sich drei mal zwei Kilometer vom nächsten Stück Berlin entfernt zu sehen, ist so einzigartig, dass mich der Gedanke, dies könnte eines Tages vorbei sein, frösteln lässt.

»Wieso machen die das?«

»Weil es Idioten sind. Kapitalistische Arschschweine.«

Wenn meine Freundin besonders wütend ist, reichen ihr die bekannten und abgenutzten Schimpfwörter nicht mehr aus und sie erfindet neue Kraftausdrücke. Was es so lustig macht, ist die Tatsache, dass sie es nicht einmal bemerkt, bis ihre Wortkombinationen so unaussprechlich oder absurd werden, dass sie selbst darüber stolpert. *Kackkakerlake. Hohle Schrumpfscheiße. Wabbelige Wichswurst*. Auch die beiden *sch* in *Arschschweine* kriegt sie nicht ohne ein Zischen über die Lippen.

Madlen starrt mich an. Nachdruck umrahmt ihre Iris, in der sich die Pupillen erregt weiten und verengen. »Raffst du's, Tequila? Unser Feld! Unsere Freiheit!«

Und ich beginne, es zu raffen. Unser Feld. Dieser Sommermorgen am Anfang unserer Freundschaft. Madlen, der Zaun und ich. Wir liefen endlos lange an dem Maschendraht entlang, der den alten Flughafen umzäunte, ohne eine Ahnung zu haben, wie wir hineinkommen konnten. In unseren Körpern vibrierte noch der Beat dieses britischen DJs, der im Berghain aufgelegt hatte. Unsere Kehlen waren rau vom Disconebel und den Zigaretten, die wir geraucht hatten, der Alkohol schwappte durch unser Blut und in den Kleidern und Haaren klebten Bier und Schweiß. Gegen drei Uhr hatten wir beschlossen, den Sonnenaufgang auf dem Tempelhofer Feld anzuschauen, und so waren wir mit U- und S-Bahn zum Feld gefahren, wo hinter dem Horizont bereits langsam eine rötliche Verfärbung aufstieg. Schließlich näherten wir uns dem Drehkreuz an der Nordseite und sahen drei Jungs, die das blockierte Kreuz als Trittleiter nutzten, um nach draußen zu gelangen. Madlen war betrunken und in Form an diesem Abend, ich nur betrunken. Und doch hatte ich das Gefühl, aus der Zeit gefallen zu sein. Oder vielmehr: in sie zurück.

Schon bis zu diesem Zeitpunkt war die Nacht mit Madlen wie ein Flashback in die Zeit meiner Jugend und später der zweiten Studienhälfte gewesen. Ich tanzte mich frei und trank mich frei und war wieder um die zwanzig. Und als Madlen die Jungs am Drehkreuz fragte, wie man so ignorant dem Leben gegenüber sein und dem Tempelhofer Feld kurz vor Sonnenaufgang den Rücken kehren konnte, wusste ich, dass die Nacht noch lange nicht alle Karten gespielt hatte. Und Madlen schon gar nicht.

Wir kletterten gemeinsam mit den Jungs wieder zurück aufs Feld, nervös, in Eile und kichernd, weil wir von Weitem die Security mit ihren Taschenlampen kommen sahen, und versteckten uns anschließend im Gebüsch nebenan, die Bäuche flach auf dem Boden, die Nasen in den Dreck gedrückt. Diese Minuten, die wir uns dort unter Büschen aneinandergezwängten, vereint durch den verbindenden und unbändig gewordenen Wunsch, unentdeckt zu bleiben, schafften augenblicklich Nähe zu den drei Fremden. Ich roch das Aftershave eines der Jungs, der ganz eng an mich gepresst gemeinsam mit mir den Atem anhielt, spürte die Härchen seiner Arme an meinen, den Stoff seiner Jeans an meinen nackten Beinen und hatte das Gefühl, ich könnte seine Wünsche, Ängste und Hoffnungen riechen, wenn ich die Nase in seine Halsbeuge pressen würde, die nur wenige Zentimeter von meinem Gesicht entfernt war. Wir bauten Nähe auf in einer Geschwindigkeit, wie es nur jungen Menschen möglich ist.

Ich bin sicher, je älter man wird, desto seltener werden diese Momente und umso unvorstellbarer muss es erscheinen, mit wildfremden Menschen Erinnerungen zu schaffen, in einem Tempo, das schon an Ungehörigkeit grenzt. Je weiter die Jahre voranschreiten, desto kleiner wird der Raum an Möglichkeiten, denn entrissen von der Zeit sind doch die Freunde unseres Lebens irgendwann benannt, die Partnerinnen gewählt und wir haben unseren Platz eingenommen, an dem wir so feststecken, als hätten wir zu lange gen Horizont geschaut, während der Rand des Ozeans unbemerkt den Sand unter unseren Füßen wegspülte, bis wir schließlich knöcheltief im schlickigen Ufer verankert sind. Und mit jeder Welle, mit jedem Jahr, das vergeht, wird es schwerer, sich wieder zu befreien. Nicht auszudenken, wir würden albern oder unberechenbar und vom Weg abweichen – und das in der Mitte des Lebens.

Und als ich da nun in einem Berliner Gebüsch lag und mit meiner Freundin und drei unbekannten Jungs um unser Recht auf einen Sonnenaufgang kämpfte, als wäre es das letzte Abendmahl vor einem sicheren Tod, dachte ich, dass jede Altersdekade mit einem leisen Abschied einhergeht – ein Abschied von Jugend, von Schönheit, von einem Recht auf Lernen, auf Lieben, auf neue Freundschaften, auf Neuerfindung. Das ganze Leben wie ein Ringen um Möglichkeiten, an dessen Ende ein Betrug steht. Zeit und Alter bringen uns um unser Leben. So oder so. Und noch während ich mich fragte, um welchen Abschnitt wir eigentlich schon längst zu ringen begonnen hatten, ohne uns darüber bewusst zu sein, drehte der Junge neben mir seinen Kopf zu mir und küsste mich. Und hätte ich nicht gerade diese fatalistisch getränkten Gedanken über Vergänglichkeit gehabt und Wehmut mein Bewusstsein durchzogen, ich hätte ihn weggestoßen, ihn wahrscheinlich im Affekt beschimpft, so dass die Security auf uns aufmerksam geworden wäre und uns durch das Drehkreuz hinauskomplimentiert hätte. Ich hätte ihn zurückgewiesen und nie erfahren, welches Potenzial in diesem Moment gelegen hatte, hätte nie erfahren, dass eine fremde Zunge und rauchgetränkter Speichel ein Gefühl von Unsterblichkeit und Relativität gegenüber aller Schwere hervorrufen konnten. Aber von dieser Woge aus Wehmut getragen, erwiderte ich seinen Kuss, und als die Security ihre Runde in westlicher Richtung am Zaun entlang fortsetzte, lachten wir gemeinsam über unsere Stoßgebete, die in Form wieder hörbaren Ein- und Ausatmens aus uns herausplatzten. Es war ein Moment friedlichen Staunens, als wir nur kurz darauf zu fünft, nebeneinander aufgereiht wie Findlinge am Wegesrand, die Schönheit der aufsteigenden Sonne betrachteten, die einen neuen Tag über Berlin einläutete.

Dies war der gewichtigste Kuss, den ich je hatte. Der *Schicksalskuss*, wie Madlen ihn nannte, als ich ihr später auf dem Heimweg sagte, wie knapp wir an einer Verfehlung zeitlicher Abläufe vorbeigeschlittert waren.

»Lässt sich die Bebauung verhindern?« Madlen hat nur auf diese Frage gewartet.

Sie hat sich bereits der Bürgerinitiative angeschlossen, die auch im Artikel erwähnt wird und mitten in der Durchführung eines Bürgerbegehrens ist. Es gibt in Berlin ein berechtigtes Interesse an der Entscheidungsgewalt über das Tempelhofer Feld. Und das soll diese Initiative beweisen. Sieben Prozent aller stimmberechtigten Berlinerinnen und Berliner müssen eine gültige Unterschrift leisten – dann gibt es einen Volksentscheid über den Gesetzesentwurf des Senats.

»Alle lieben das Feld, Tequila. Alle. Es ist absolut sicher, dass wir dieses Bürgerbegehren stemmen und wir endlich mal klar und deutlich sagen können, dass wir die Schnauze voll davon haben, dass man Berlins magische Plätze auf dem Immobilienmarkt anbietet wie getrocknete Feigen kurz vor dem Ablaufdatum.«

Ich frage mich, ob getrocknete Feigen überhaupt ein Ablaufdatum haben, schließlich dient das Trocknen doch der Haltbarkeit, aber meine Gedanken gehen in Madlens Redeschwall unter.

»Wir müssen Unterschriften sammeln. Mindestens 174 117. Wir gehen davon aus, dass um die zwanzig Prozent der Stimmen ungültig sein werden – fehlende Angaben, falsche oder doppelte Unterschriften, nicht stimmberechtigt oder sonst was. Also schlagen wir die drauf. 210 000 Stimmen bis Ende nächsten Monats.« Sie drückt mir einen Stapel Unterschriftenlisten auf einem Klemmbrett in die Hand.

»Nee«, sage ich.

»Oh, doch.«

Es sind Momente wie diese, in denen ich die Mühelosigkeit einer Tätigkeit in der einen Welt als die Undenkbarkeit verkaufen muss, die sie in der anderen ist. Momente wie diese, die meine Welt teilen wie Kontinentalplatten, die im Zeitraffer auseinanderdriften und drohen, mich, die ich breitbeinig über ihnen stehe, in der Mitte zu zerreißen. Momente, in denen ich erkenne, wie es wirklich um mich steht. Dann nämlich, wenn meine Freundin mir mit leuchtenden Augen erzählt, wie wir in den wenigen Wochen, die noch bleiben, diese über 200 000 Unterschriften sammeln werden, einfach indem wir, mit Kaffee und Wodka bewaffnet, rund um die Uhr an allen möglichen Hotspots Berlins stehen und den Menschen von der Ungeheuerlichkeit erzählen werden, die unserem Feld widerfahren soll. Weil sie angesichts unserer Leidenschaft und Überzeugungskraft gar nicht anders können, als zu unterschreiben, weil niemand das wollen wird, dass man uns die Freiheit nimmt – und sei es auch nur die Freiheit, mitten in der Großstadt in vier Richtungen auf eine Skyline oder einen Horizont blicken zu können. Wenn Madlens Stimme sich überschlägt bei der Vorstellung, wie wir nicht nur die erforderlichen Unterschriften sammeln, sondern das Soll um ein Vielfaches übersteigen werden, einfach, weil wir es können, weil wir es *wollen*, wie sie meinen Arm packt, mich anlacht und ihr Glimmen für einen Moment auf mich überspringt, weil sie recht hat und weil wir etwas tun müssen, privilegiert sind, es tun zu *können,* und weil Handeln immer besser ist als Warten. Niemand tut die Dinge, wenn wir sie nicht tun.

Wir glauben einfach keinen leeren Worthülsen aus der Politik mehr, die nur Ablenkungsmanöver sind, sondern sind parallel vorbereitet – für den Fall der Fälle, dass politisches Kalkül und kühler Lobbyismus sich mal wieder gegenseitig den Hof machen. Wie ich es aufsauge, ihr Glimmen, und einstimmen will in ihre Pläne und ihr Kriegsgeheul und erkenne, dass das Glimmen dann in meinem eisigen Innern den plötzlichen Tod stirbt, erdrosselt von der Angst, die aus der Tiefe hervorspringt, allein bei dem Gedanken daran, mit einer Liste auf der Straße zu stehen, Aufmerksamkeit zu erregen und Gegenwind zu provozieren.

Das, ja, das sind die Momente, in denen ich weiß, wie es um mich gestellt ist. Weil dann nichts zusammenpasst, weil Verstand und Ängste diskutieren, obwohl keiner von ihnen die Sprache des anderen spricht. Weil wollen und können schon zu lange nichts mehr miteinander zu tun haben. Ich weiß, dass es kein Akt ist – nein, kein Akt sein *sollte* –, mich an die Straße zu stellen und Leute um ihre Unterschrift zu bitten für eine

Sache, die wahrscheinlich nicht einmal groß polarisiert, weil sie auf den ersten Blick weder eine links- noch eine rechtsorientierte politische Basis hat. Auf dem Feld tummeln sich Menschen aller Gesinnung. Es ist kein Akt, es sollte kein Akt sein, aber ich bin schlicht und einfach nicht dazu imstande.

»Ich kann das nicht«, sage ich zu Madlen.

Und um mich nicht mit ihrem Unverständnis konfrontiert zu sehen, greife ich voraus und versuche, ihr eine Antwort zu geben auf die Frage, die sie nicht gestellt hat, die aber schon so viele vor ihr gestellt haben. *Wo ist das Problem?*

»Mir wird übel bei dem Gedanken daran, Madlen. Ich kann nicht Leute anquatschen, die nicht angequatscht werden wollen, die denken, dass ich ihnen etwas verkaufen, ihnen an die Geldbörse oder an die Moral will. Das muss man können, das muss man wollen. Ich meine, ja, ich will das. Ich will auch nicht, dass sie dort bauen, aber ich habe das Gefühl, das alles ist viel größer als ich, das übersteigt einfach meine Fähigkeiten. Menschen in den Weg springen, ihnen in die Augen schauen, sie erst mal mit Persönlichkeit überzeugen – das ist es doch, was man macht. Erst dann kommen die Argumente, die Propaganda für eine Sache. Ich könnte mich ja nicht einmal selbst davon überzeugen. Ich soll extrovertiert, aufgeschlossen sein und selbstbewusst, wenn ich ignoriert, angepöbelt oder in Grund und Boden argumentiert werde. Allein bei der Vorstellung, das zu tun, fühle ich mich, als sollte ich mich jetzt dazu entscheiden, meiner eigenen Hinrichtung beizuwohnen.«

»Kein Mensch wird dich anpöbeln oder in Grund und Boden argumentieren. Die Faktenlage ist ja nun eindeutig – die können ihren Scheiß überall bauen, Berlin hat genug Freiflächen. Wir kämpfen um den Erhalt von Freiheit – für alle. Die haben ja auch was davon. Es ist ja nun nicht so, dass ich dich darum bitte, dich mit dem *Wachtturm* dort hinzustellen.«

Da ist sie wieder. Die Relativierung der Dinge, diese kleine Schlucht zwischen mir und den Menschen, die nicht ich sind, die nicht erleben, was ich erlebe. Die mir ihre Hand reichen und nicht sehen, dass da dieser Abgrund ist, über den ihr ausgestreckter Arm nun einmal nicht herüberreicht. Diese besten Intentionen von liebenden Freunden, das Anbieten von Optionen, die aus ihrer Sicht so klar vor mir zu liegen scheinen wie die Brille, die man sucht und schließlich auf der eigenen Nase findet. Und während sie mir diese simple Lösung präsentieren, lachen sie dieses Lachen, das man Naiven entgegenwirft, die einfach nicht an das Naheliegendste gedacht haben. Doch das Problem ist in meiner Welt entstanden und die Antwort in ihrer. Aber das sieht niemand, und so ist für sie die Gleichung so schlicht wie die Lösung, die nach ihrer Logik daraus entspringen muss: *Ich* bin das Problem. *Ich* muss mich so oder so verhalten, dann wird das schon.

Ein Quäntchen Wahrheit steckt natürlich darin – am Ende verantwortlich für mein Leben bin ich allein. Und was ist, wenn sie noch ein Quäntchen mehr recht haben? Immerhin ist ihre Perspektive auch eine Perspektive auf dieselbe Sache. Denn distanziere ich mich von mir und meiner Wahrnehmung, trete ich einen Schritt nach draußen, weg von mir und dem individuellen Erleben, dann sehe ich, dass es gar nichts gibt, das meinen Zustand rechtfertigt. Wir befinden uns nicht im Krieg, nicht in einem Dritte-Welt-Land, ich bin zwar arbeitslos, aber nicht allein gelassen, kann in einer schönen Wohnung in Friedrichshain wohnen, diese ganzen Privilegien, die ich nie vergesse, aber die mir alle ins Gesicht blicken und schreien: *Du bist das Problem. Das Dunkel ist nur in dir. Hier draußen ist es hell. Siehst du das nicht? Die Hölle, das bist du.* Und es stimmt. Ich gehe nicht durch die Hölle. Ich bin die Hölle. Aber liegt nicht genau darin die Unlösbarkeit? Wenn die Hölle in dir existiert, nur durch dich existiert und nur durch dich ihre Nahrung findet, dann ist es, als müsste man, um Besserung zu erlangen, den Ast absägen, auf dem man sitzt, im blinden Vertrauen darauf, dass einem noch im Fall Flügel wachsen werden.

»Vorschlag«, sagt Madlen und greift nach meiner Hand, als könnte ich schon bei dem Wort davonlaufen. »Wir gehen zusammen. Du tust nichts, du hältst die Listen, lächelst und reichst mir eine neue, wenn die alte Liste voll ist – und ich sage dir, das geht rasend schnell, du wirst außer Atem sein. Du bist sozusagen meine Assistentin, meine atemlose Assistentin.« Und ihre Hand mit der weichen Haut, die auf meiner liegt, ist so beruhigend wie die schöne Vorstellung, dass daran ein Arm hängen könnte, der eben doch lang genug ist, dass er mich erreicht. Ihre Hand ist warm und glühend, wie das Plädoyer, das Madlen gehalten hat – eine glühende Fürsprache, einen kleinen Schritt zu machen. Wenn ich das Problem bin, dann bin ich auch die Einzige, die es ändern kann. Und wenn ich es nicht schaffe, dann kann es niemand schaffen.

»Okay«, sage ich leise. Und nicke noch ein paar Mal, hoffend, dass ich meine zögernde Entschlossenheit auf diese Weise zum Schweigen bringen kann.

Den Tag verbringen wir miteinander. Wir trinken einen zweiten Kaffee, Madlen gibt Kardamom dazu und es schmeckt nach Winter. Sie erzählt mir von ihrem Job in einem medizinischen Labor, den unnatürlichen Bedingungen, unter denen sie arbeiten muss, und wie sehr sie in den Wintermonaten darunter leidet, manchmal über Tage kein Licht zu sehen. Ich lache, sage, dass ich es ihr mit Handkuss gebe, falls sie an meinem Leben interessiert sein sollte, das zwar ebenso lichtlos ist, dafür aber durch und durch real. Und Madlen jubelt begeistert auf, wir tauschen die Bademäntel, ich setze mir ihre Brille auf, stecke mir das Haar hinter die Ohren, wie sie es immer tut, und während ich mit lässig gespreizten Beinen davon erzähle, dass der Geruch nach Desinfektionsmittel das neue Eau de Toilette ist, das nicht nur auf Mathias wie ein Aphrodisiakum wirkt, hockt sie in der Ecke unserer Küchenbank, wippt vielsagend mit den Augenbrauen, setzt einen geheimnisvollen Blick auf und behauptet, sie hätte sich in Thom verknallt.

Madlen hat frei und obwohl sie einen Tag im Fitnessstudio geplant hat, hangeln wir uns Hand in Hand von einem Moment zum nächsten, bis sie erleichtert feststellt, dass sich das Aufbrechen nun auch nicht mehr lohnt. Wir putzen die Wohnung, hören dabei Soul und Blues und schwingen Hüften und Lappen im Einklang. Wir singen und ich versuche, die Zeitlosigkeit zu konservieren. Später sitzen wir auf meinem Bett neben der geöffneten Balkontür und Madlen reicht mir eine ihrer Selbstgedrehten. Draußen fällt der Regen in langen Strichen vom Himmel, die Umrisse von Fabios *Ristorante* lassen sich nur erahnen. In mir pocht Zuversicht, auch wenn ich mich bemühe, diesen raren, so lieblichen Takt zu überhören. Oder ihn als selbstverständlich zu nehmen, wenigstens für einen Augenblick. Morgen habe ich den Termin mit Herrn Jürgens. Alles wird gut. Und wenn nicht, ist auch nichts anders als gestern. Aber jetzt gerade bin ich hier. Nur hier. Und an meine Schulter angelehnt, diese wunderbare Freundin, die ein sprudelnder Quell aus Energie und Inspiration ist und die Großherzigkeit hat, mich mit vollen Händen davon trinken zu lassen. Warum ist es mit Madlen so einfach und mit anderen Menschen so beängstigend? Ist soziales Leben wie ein Muskel, der schrumpfen kann, wenn man ihn nicht benutzt? Oder wie eine Kondition, die nachlässt, wenn man nicht mehr trainiert? Madlen versteht nicht meine Dunkelheit, doch sie verurteilt mich auch nicht dafür. Sie sieht, dass ich nicht laufen kann, aber anstatt auf ihren gesunden Beinen davonzueilen, reicht sie mir eine Krücke und erzählt von dem Horizont, auf den wir uns in meinem Tempo zubewegen.

Stunden später halte ich noch immer den erloschenen Zigarettenstummel mit den Rändern von Madlens Lippenstift in der Hand. Es ist längst dunkel geworden, nur schemenhaft erkenne ich die Umrisse meines Zimmers, diese überschaubare Skyline einer kleinen Welt. Vor den Fenstern hängt die schwere und feuchte Luft, der Tag hat an Geschwindigkeit verloren, rollt langsam aus, auf den Straßen ist niemand mehr zu hören. Auch Friedrichshain schläft manchmal. Neben mir liegt Madlen, zusammengerollt wie ein Shrimp. Ich höre ihren Atem, seit Stunden lausche ich dem gleichmäßigen und sonoren

Schnarren, das aus ihrer Kehle dringt. Ich habe mir vorgestellt, dass ihr sanftes Schnarchen der Motor eines kleinen Schiffes ist, mit dem wir über die Weltmeere schippern. Hier gibt es keine gesellschaftlichen Abläufe, in die man sich fügen muss, um mitzukommen, keine überfordernden Interaktionen und keine Dunkelheit, die bedrohlich wäre. Hier gibt es nur Madlen und mich und eine Zeit, die nicht von Relevanz ist, weil sie so weit dehnbar erscheint, wie unser Blick uns trägt, hier, vor der Kulisse eines beständigen Himmels.

Irgendwann werde auch ich müde, eine genüssliche Schwere ergreift mich, aber das ungewohnte Geräusch eines Atems neben mir holt mich immer wieder zurück. Ich überlege, Madlen zu wecken und mein Bett wieder für mich zu beanspruchen, entscheide mich dann aber dagegen. Es ist nur ein spielerischer Moment gewesen, aber selbst die kurze Vorstellung, jemand anderes zu sein als ich selbst, hat sich so leicht angefühlt, dass ich davon noch etwas kosten will. In Madlens Bademantel gewickelt tappe ich leise über den Flur in das Zimmer gegenüber. Ich schlage die Bettdecke zurück und atme den Duft nach Vanille, Desinfektionsmittel und Selbstvertrauen. Heute Nacht bin ich befreit von mir selbst, heute Nacht schlafe ich in der liebesgetränkten Koje, über mir die Weite eines sternenklaren Himmels und unter dem Bug das Plätschern eines Ozeans, der nur uns gehört – mir, Madlen, und meiner Freundin Tequila.

# 6

Oft frage ich mich, ob es etwas geändert hätte, wenn man mir im Laufe meiner frühen Sozialisierung und spätestens am Ende der Schule gesagt hätte, dass Freiheit und Unbeschwertheit nicht die Grundtöne eines Lebensliedes sind. Dass es keinen Anspruch auf Sorglosigkeit und Leichtigkeit gibt und dass der Punkt im Leben kommt, an dem die »jugendliche Unbeschwertheit« und der Schutz des eigenen Umfelds aufgebraucht sind und man für alles, was danach an Zufriedenheit und Glück kommt, einen Preis zu zahlen hat.

Vielleicht hätte es mir geholfen, zu wissen, dass fast alles entweder Mühen oder Bemühen kostet und jedes Scheitern auf einmal Folgen nach sich zieht, die man selbst tragen muss. Die sozialen Konstrukte, die man kennenlernt, spiegeln nicht die sozialen Konstrukte wider, die man kannte. Es gibt einen Clash an Perspektiven und die Personen und Strukturen, die einen schützten, verteidigten und entschuldigten, werden weniger, die Lektionen anspruchsvoller und die Fehlertoleranz geringer. Die Leichtigkeit nimmt ab und die Existenzangst zu. Und nur kurz darauf stößt man mit zu viel Ich auf zu viel Du, mit zu wenig Theorie auf zu viel Praxis. Man wird mit etwas konfrontiert, das sich Selbstbehauptung nennt und das stattfindet in einer Zukunft, für die man hätte vorsorgen müssen, als wäre es ein herannahendes Unwetter. *Zukunft* – dieses Konstrukt, an das man in jungen Jahren nur marginale Gedanken verschwendet und in dem ja alles möglich ist, das aber erst stattfindet, wenn man erwachsen ist, was man aber ja nie plant, zu werden. Und doch passiert es einfach. Schleichend. Und wenn man nicht aufpasst, dann strauchelt man. Der eine früher, die andere später. Aber irgendwann ist er vorbei, der systemische Welpenschutz. Und dreht man sich um nach einem besseren Gestern, dann muss man feststellen: Es gab Anzeichen dafür, ob man gut vorbereitet war oder nicht.

Das ganze Leben war eine einzige Vorbereitung auf den Moment des Scheiterns an der Schwelle zur Konfrontation mit der Welt. Das will aber niemand sehen, der seine Jugend liebt.

Das Erlebnis im Seminarraum war mein Moment der nostalgischen Wehmut gewesen. An diesem Tag hatte sich diese eine Tür geöffnet, die ich bereits mein ganzes Leben lang wahrgenommen hatte, ohne ihr wirklich Bedeutung zuzuschreiben. An diesem Tag, als ich festgestellt hatte, dass ich niemandem nahestand und umgekehrt, hatte ich mich fragend nach meinem Leben umgedreht wie ein ängstliches Kind auf dem Spielplatz nach seinen Eltern. Und ich hatte erkannt, dass dieser präsente Schatten hinter der Tür keinesfalls ein neues Phänomen meiner Persönlichkeit war, sondern vielmehr wie ein tiefsitzender Splitter in meinem Finger, mit dem ich schon jahrelang gelebt, an dessen Präsenz ich mich aber gewöhnt hatte und der sich nun auf einmal entzündete.

Ich hatte meinen Körper verlassen und mein Leben mit Abstand betrachtet. Und ich hatte die verdammten Zeichen gesehen, die wie Spuren durch mein ganzes Leben liefen: die Momente kindlicher Melancholie im Kreise meiner Familie, wenn wir zusammen aßen oder Feste feierten, oder wenn ich andere Kinder im Kindergarten beobachtete. Ich hatte auf mein Leben geblickt und im Hintergrund meiner alltäglichen Szenerie diese einen Spalt breit geöffnete Tür gesehen. Überall. Mal hatte ich direkt davor gesessen und sie in meine Spiele als Kind integriert, mal hatte ich an ihrem Rahmen gelehnt, erschöpft und sinnentleert, und die Welt nicht verstanden, die mich nicht verstand. Für alle um mich herum war meine Pubertät unscheinbar und komplikationslos verlaufen. Aber in meinem Inneren hatte ich mit Emotionen zu kämpfen wie unerklärlicher Trauer, Wut und Verzweiflung. Sogar gegen Ende meiner Schulzeit, als ich mit gierigen Händen nach dem Leben gegriffen hatte, hatte die Tür den Takt zu einer Unterhaltung geklappert oder leise geknarrt, wenn ich das Haus verließ. Ganz sicher aber hatten ihre Angeln gequietscht, als ich nach meiner Portugalreise mit zwei Koffern in Berlin angekommen war. Kurz darauf war die altvertraute Schwere in meine Füße zurückgekehrt und mein Körper war hohl und dumpf geworden. Und doch hatte sich dieser Schatten hinter der Tür bisher so selbstverständlich in das Bild meines Lebens integriert, dass ich mich nie gefragt habe, was wohl hinter dieser Tür sein mochte. Die Tür war nie geschlossen gewesen, und jetzt erkannte ich, dass ich bereits mein Leben lang einen fröstelnden Windhauch gespürt hatte, der aus dem Türspalt gedrungen war, meinen Nacken gestreift und ein Unwohlsein erzeugt hatte, fast wie eine Vorahnung. Aber ich hatte dieser Tür so wenig bewusst oder erstaunt Beachtung geschenkt wie meinen Armen und Beinen oder der Tatsache, dass ich sprechen kann. Dinge, die einem erst auffallen, wenn sie fehlen – oder wenn man feststellt, dass andere sie nicht haben. Oder wenn sie mutieren oder sich nicht mehr so verhalten wie zuvor. Oder wenn man auf einmal in der Lage ist, sie wahrzunehmen und die richtigen Fragen zu stellen.

Wie an diesem Tag im Seminarraum, als die Tür sich schließlich geöffnet hatte. Ganz so, als hätte der wispernde Atem der Erkenntnis sie gestreift und in Bewegung gebracht. *Sieh hin. Sieh genau hin.* Und seitdem hatte sie sich jeden Tag ein Stückchen mehr geöffnet.

Als das Seminar zu Ende gewesen war, hatte ich meine erste Panikattacke bekommen. Völlig handlungsunfähig hatte ich mitangesehen, wie sich um mich herum die Arbeitsgruppen formiert hatten, hatte von außerhalb meines Körpers dem Schauspiel beigewohnt wie einem schlecht inszenierten Theaterstück, in dem ich eine Rolle hätte spielen sollen, aber keinen Text bekommen hatte. Ich hatte noch auf der Bühne gesessen, als alle um mich herum abgetreten waren. An der Tür hatte sich die Dozentin noch einmal umgedreht. »Sie schließen dann die Fenster, wenn Sie gehen?«, hatte sie gefragt.

Ich hatte genickt, sie war gegangen, der Vorhang gefallen. Und da hatte ich auf meinem Stuhl gesessen, festgenagelt von einem einzigen Gedanken und unfähig, ihm zu entrinnen: *Das ist mein Leben. Das ist es. Ich bin so. Ich bin diese Randfigur, die stumme Statistin meines eigenen Lebens. Und ich habe nichts dagegen getan.*

Die Angst war nur kurz darauf gekommen. Eine Verkettung psychisch-physiologischer Prozesse: Die erschreckende Erkenntnis, die ich gerade gewonnen hatte, hatte für eine saftige Ausschüttung an Stresshormonen gesorgt, was wiederum meinen Puls erst erhöht, dann zum Rasen gebracht und schließlich meinen Atem verkürzt hatte. Ich hatte das Pochen meiner Halsschlagader gespürt, als mein Herz mit kräftigen Schlägen den Sauerstoff durch meinen Körper gejagt hatte. Ich hatte das Gefühl gehabt, zu ersticken. Dann hatte die Panik eingesetzt.

Was mich heute in solchen Situationen wieder runterbringt, ist das Wissen um den Teufelskreis der Angst: Der Sympathikus meines autonomen Nervensystems sieht die Gefahr, aber ordnet sie nicht ein. Er spult sein Programm ab und tut damit, was er tun muss: Er bereitet mich auf die einzigen beiden Szenarien vor, die mein Leben retten würden – Kampf oder Flucht. Aber damals hatte ich das nicht gewusst und alles, was ich gesehen hatte, war das steigende Wasser um mich herum und das Gefühl, nie schwimmen gelernt zu haben. Ich hatte gesehen, dass ich von Panik ergriffen worden war, aber ich hatte keine Ahnung gehabt, warum. Ich hatte Angst gehabt, obwohl es nichts gegeben hatte, wovor ich mich hätte fürchten musste – ich hatte allein in einem Seminarraum an der Uni gesessen, es hatte hier niemanden gegeben, außer mich selbst. Und meine Schlussfolgerung daraus war genauso simpel wie fatal gewesen: Es war meine eigene Unzulänglichkeit gewesen, vor der ich mich gefürchtet hatte, mein Anderssein, das so unangenehm gewesen war, dass ich aus meinem Körper herausgetreten und Abstand zu mir selbst genommen hatte. So wie alle anderen. Ich selbst hatte mich ein Leben lang verkannt. Wie hätte es anderen anders gehen sollen? Oder schlimmer noch: Sie hatten diesen Schatten gesehen, den ich selbst nicht wahrgenommen hatte. Ich hatte nicht in diese Gesellschaft gepasst, etwas mit mir hatte nicht gestimmt und deshalb hatte man mich gemieden.

Es war wie ein Samen gewesen, der an diesem Tag gekeimt und in den Wochen darauf viele kleine Triebe gebildet hatte. Ich hatte kämpfen wollen, aber ich hatte gegen mich selbst gekämpft. Es hatte damit begonnen, dass ich die Jura-Vorlesungen gemieden hatte. Ich hatte mir gesagt, dass zwei Nebenfächer etwas zu ambitioniert waren und ich mich lieber reduzieren sollte. Die Jura-Studierenden waren auch keine Menschen gewesen, mit denen mich besonders viel verbunden hatte, falls es also wieder zu einer Projektarbeit käme, könnte ich mir diese Enttäuschung gleich ersparen. Ich hatte auch überhaupt kein Jura gebraucht. Ich hatte inzwischen mehr zur Bewährungshelferin als zur Anwältin tendiert. Die Zeit, die ich frei hätte, wäre besser investiert, wenn ich mir angewöhnte, Kontakte in meinem eigenen Studienumfeld zu suchen.

So war ich also früh zu den Veranstaltungen gekommen, in der Hoffnung, vor Beginn der Vorlesung mit jemandem ins Gespräch zu kommen. Ich hatte mich an die Wand vor den Seminarräumen gestellt – und war dort erstarrt. Ich hatte den Gesprächsfetzen um mich herum gelauscht, dem gedämpften Gemurmel, das – zerrissen von gelegentlich zu hohen Tönen oder lauten Lachern, von inhaltsleeren Phrasen oder politischem Einheitsbrei – mir eher eine Lust auf meditativen Rückzug gemacht hatte, denn auf Teilhabe. Ich hatte mich in Überheblichkeit gerettet und war für mich geblieben.

Ich hatte meine Freunde aus der Schule angerufen. Jauchzend vor Freude über das Wiederhören hatten wir uns Fotos geschickt, fleißig unsere Aktivitäten im Social Media kommentiert, und ich hatte an meiner Entscheidung gezweifelt, jemals nach Berlin gegangen zu sein. Doch irgendwann waren die gemeinsam erlebten Geschichten erzählt, sie hatten noch ein paar Gespräche lang funktioniert, dann waren die Lacher über die alten Anekdoten erstorben, und die neuen, die jeder von uns erzählt hatte, waren wie ein Hörensagen, wie Spoiler auf Filme, die keiner von uns zu sehen plante. Sie hatten sich verändert. Ich hatte mich verändert.

Und so hatte ich mich wieder früh vor den Hörsälen gefunden, lächelnd in den Gängen, ungezwungen in der Cafeteria und heulend auf dem Nachhauseweg, wo ich mich anschließend tagelang in meiner Wohnung verkrochen hatte. Je mehr ich Anschluss gesucht hatte, desto weniger hatte ich ihn gefunden. Ich hatte begonnen, imaginäre Gespräche zu führen. Zuerst mit Dingen, dann mit mir selbst und schließlich mit meinen Mitstudierenden. Ich hatte sie vor meinem Spiegel konfrontiert, mal mit mir, mal mit ihrer Abneigung zu mir. In keinem der Fälle waren die Gespräche für mich gut ausgegangen. Ich hatte mir vorgestellt, was sie in mir gesehen hatten, und es hatte mir nicht gefallen. Ich hatte sie immer mehr verstanden und mich immer weniger.

Dann hatte ich schließlich aufgehört, Volleyball zu spielen. Es war ein Mannschaftssport und wenn mich die Situation eines hatte lehren wollen, dann sicher, dass ich keine Teamplayerin war. Ich war fleißig geblieben, zu meinen Vorlesungen und Seminaren gegangen, hatte die Aufgaben gemacht, die Texte gelesen und recherchiert, aber ich hatte mehr und mehr das Gefühl bekommen, mit einem alten Fahrrad einen steilen Berg hinaufzufahren. Würde ich zu treten aufhören, würde ich in rasanter Fahrt den Berg rückwärts wieder hinabrollen. Also hatte ich mich bemüht, mich abgestrampelt, aber die Leidenschaft, mit der ich mein Studium begonnen hatte, war mehr und mehr überlagert worden von der Anstrengung, die mich all das kostete, und von der Frage, warum mir das Leben so schwerfiel. Ich hatte gedacht, wenn ich es herausfände, könnte ich es auch ändern, könnte ich mein Leben ändern, diese Tür zuschlagen, dazugehören, in den Schutz der Masse treten und vor mir selbst in Sicherheit sein. Und so hatte ich mich auf die Suche nach der Gesamtheit meiner Existenz gemacht, nach der Antwort auf die alles überschattende Frage: Was bin ich?

Ich hatte nach und nach die Anzahl meiner Seminare reduziert, bis nur noch die Pflichtseminare und -scheine übrig gewesen waren. Aus dem Vorlesungsverzeichnis hatte ich dann beinahe willkürlich Vorlesungen und Seminare gesucht, deren Titel oder Beschreibungen mich angesprungen hatten wie Fixpunkte, an denen ich einen Moment meine Orientierung ausrichten konnte. Sie trugen Titel wie *Urbane Transformationen*, *Ordnungen des Rechts: Wahrheit, Macht, Medien* oder *Soziale Konstruktion von Zugehörigkeit* und ich war zu ihnen gestrebt wie eine Mücke von einem Licht zum nächsten, bereit, mich zu verbrennen, immer auf der Suche nach einer Existenzberechtigung, die paradoxer nicht sein konnte: Ich war eingetaucht in die Welt des Theoretischen, hatte mich Gedankenkonstrukten ergeben, die komplex genug waren, um mich darin zu verlieren.

Mehr und mehr hatte ich einer Art Spielerin geglichen, die verzweifelt ihre ganze Hoffnung auf den nächsten Geheimtipp setzt, erst auf das eine, dann auf das andere Pferd wettet und deren Kapital mit jeder Niederlage weiter zur Neige geht: Meine Konzentration war gesunken, ich war fahrig in Ausdruck und Gestik geworden, hatte das Duschen vergessen, manchmal das Essen, und stattdessen Stunden damit verbracht, zu reflektieren und einen Punkt im Nirgendwo zu fixieren, bis mir die Augäpfel brannten und mir schwindlig wurde. Hatte ich morgens in den Spiegel geschaut, in mein von Augenringen und tiefen Furchen gezeichnetes Gesicht, hatte ich mich gefragt, wie viele Häute ein Mensch abstreifen konnte, bevor er entblößt wäre. Ich hatte mich mit Vorwürfen und Anschuldigungen beladen, die ich dann in die Uni getragen hatte, wo ich in den Seminaren Argumente und Ansichten gesammelt hatte, um mich am Abend vor mir selbst zu verteidigen. Anschließend hatte ich die Nacht in einer Art absurdem Waffenstillstand mit mir verbracht, bevor es am nächsten Morgen von vorne losgegangen war.

Der Lauf meines Lebens war stagniert, mein Studium war kein vertikales Konstrukt an Scheinen mehr gewesen, das es abzuarbeiten galt, um einen definierten Fixpunkt zu erreichen, sondern eine horizontale Gleichung, die nie aufgehen konnte, weil ich ihr ständig neue Unbekannte hinzufügte.

# 7

Der ausgetretene Holzboden im *Libellule* knarrt, als ich hinter der Türschwelle verharre und das Gewicht von einem Fuß auf den anderen verlagere. Mein Platz am Fenster in der Ecke ist besetzt. Ein Pärchen hat sich dort häuslich eingerichtet, die Leiber wie zwei balzende Schlangen ineinander verschlungen, verschiedene Kleidungsstücke liegen wie die Hüllen abgestreifter Häute über den Sesseln um sie herum. Ich lächle. Ihr Glück berührt mich.

Gernot trägt ein Tablett mit Croissants an mir vorbei und zwinkert mir zu. Doch das bedeutet nichts, denn Gernot hat einen nervösen Tick. Er zwinkert ständig, und ich mache mir manchmal einen Spaß, dahinter ein gewisses Muster entschlüsseln zu wollen.

Ich setze mich an den Tisch mit dem Sofa, das sich an der Wand zwischen dem Durchgang zum hinteren Raum und dem Durchgang zu den Toiletten befindet. Das Polster ist alt und ich spüre die Sprungfedern an meinen Pobacken wie die Hände eines erregten Liebhabers.

Gernot tritt an meinen Tisch. Ich bestelle einen grünen Tee mit Milch.

»Seit ich denken kann, verdichte ich meinen Tee mit Milch«, hat Herr Jürgens gesagt. Verschleiern. Vernebeln. Verdichten. Dichter machen. Dicht. Konsistent. Gehaltvoll. Ich beschließe, es ihm von nun an gleichzutun.

»Es ist nicht üblich«, war der erste Satz, den Herr Jürgens zu mir sagte. Ich hatte mich durch die erdrückende Atmosphäre der Eingangshalle des Jobcenters gearbeitet und war durchs Treppenhaus in den zweiten Stock gelaufen. Die Flure waren lang und sahen alle gleich aus. Labyrinth der Bedürftigkeit, und mich beschlich die Ahnung, dass genau das der Sinn war: sich verlieren, um in nacktem und unsortiertem Zustand keinen Fokus mehr auf eine einstudierte Rolle zu haben.

Ich befand mich immerhin im Land der Schmarotzer, das Jobcenter ein *klassenübergreifendes Schmierentheater*, so las ich es neulich irgendwo.

Er ließ mich nicht lange warten. »Hallo«, sagte er und bat mich in sein kleines Büro. »Es ist nicht üblich«, sagte er dann und verschwand in einem kleinen Nebenraum. Schließlich kam er mit einem Tablett wieder, auf dem zwei Tassen, eine kleine Zuckerdose und eine gläserne Kanne standen, aus der die verknoteten Bänder mehrerer Teebeutel hingen.

»Wir verköstigen unsere Kunden normalerweise nicht, aber wir sollten darauf anstoßen, dass wir uns endlich kennenlernen.« Aus einer Schreibtischschublade holte er ein Tetrapack mit haltbarer Milch hervor. Ich versuchte, auszumachen, ob seine Stimme Ironie enthielt, sarkastische Untertöne, die mich aufs Glatteis lenken, mich vorführen sollten. Aber was immer die Rolle war, die er einstudiert hatte, er spielte sie gut.

Die Glatze, die ich ihm auf den Kopf gedichtet hatte, hielt Herr Jürgens unter einer braunen Glatthaarfrisur verborgen, er trug ein braunes Cord-Sakko über einem hellen Rollkragenpulli und auch seine Dickheit, die ich aus seiner tiefen Stimme geschlossen hatte, beschränkte sich allein auf einen Streich meiner klischeebehafteten Vorstellungskraft.

»Sie haben einen interessanten Beruf gewählt. Erzählen Sie mir etwas von sich.« Er schob mir die Schale mit Würfelzucker rüber und musterte mich dabei.

Ich war wie paralysiert, sicher, dass die Zuckerwürfel ein geheimer Test waren. Dass es »nicht üblich« war, machte es nicht besser. Nur Menschen wie ich wurden getestet. Menschen, die phantomisch rüberkommen. Und die einen interessanten Beruf gewählt haben. *Gewählt*. Nicht einfach nur *haben*. Und dennoch nicht arbeiten. Anhand der Würfelzucker erhoffte man sich, Aufschluss über meine Persönlichkeit zu bekommen, mit einem Griff, mit *meinem* Griff, zu entschlüsseln, warum die Situation war, wie sie war. Nahm ich den vorderen, der sich mir beinahe schon platziert wirkend entgegenreckte, hieß das vielleicht, dass ich stets den bequemsten Weg bevorzugte, vielleicht sogar faul war. Einen der hinteren Würfel zu nehmen, konnte bedeuten, dass ich mich überschätzte und von Dingen träumte, die nicht erreichbar waren, ein Würfel aus der Mitte war vielleicht ein Zeichen für das Schließen fadenscheiniger Kompromisse, dafür, dass ich vorgab, etwas zu sein, was ich nicht war. Dann war mir zum Glück eingefallen, dass ich gar keinen Zucker im Tee mochte.

Und dann entdeckte ich Monet. Er hing als lavendelfarbener Druck über Herrn Jürgens Schreibtisch. »Monet«, sagte ich. Und Herr Jürgens strahlte und hatte auch nur je ein Hauch Anspannung über unserer Situation gelegen, so fiel er im Nu zu Boden, wie ein gelöster Vorhang, und enttarnte unser Setting als das einfache Treffen zweier Menschen, die scheinbar aus so unterschiedlichen Kontexten kommen, dass es erst Umstand und Umständlichkeit der Bürokratie waren, die sie in einem Moment zufällig enttarnter Gemeinsamkeit vereinte.

»Ich habe Malerei studiert und später Sonderschulpädagogik.« Er flüsterte es beinahe, aber das verschmitzte Lächeln in seinem Mundwinkel war der dezente Hinweis, dass wir – obwohl wir auf zwei verschiedenen Seiten des Tisches saßen – am Ende des Tages nicht viel voreinander zu befürchten hatten.

Eine Stunde sprachen wir miteinander, wobei Herr Jürgens mehr sprach als ich, aber er machte auch seinen Job, erklärte mir, dass sich Rechte und Pflichten aus der Eingliederungsvereinbarung ergaben, die wir heute gemeinsam unterschreiben würden, sie sei wie eine Art Vertrag zu verstehen und am einfachsten begreifbar, indem ich mir vorstellte, das Jobcenter sei mein Arbeitgeber, und überhaupt, was es mit der Krankschreibung auf sich habe. Und ich zögerte, dachte an Madlen und die anderen, spürte das Vibrieren der Kontinentalplatten unter mir und gleichzeitig die Wärme der Teetasse zwischen meinen Händen. Der sichere Boden der kulturellen Riten.

Und so wagte ich es. Dies war meine Hölle und so entschied ich selbst, wann es Zeit war, das Feuer zu schüren, ein

Scheit Holz nachzulegen und jemanden dazuzubitten, um mir Gesellschaft zu leisten.

»Depressionen«, sagte ich, griff wahllos in die Schale und warf ein Stück Würfelzucker in meinen Tee.

»Ah, ja.« Er nickte. »Ja. Ja.« Er nahm ein Stück Zucker aus der Mitte, platzierte es auf dem Löffel und tauchte es wenige Millimeter in die Oberfläche des Tees. »In Behandlung?«

»Nicht mehr.«

»Wo möchten Sie in fünf Jahren sein?«

Ich weiß nicht, ob Herr Jürgens eher der Typ gutmütiger Hund im Porzellanladen oder aber ein sehr talentierter Pädagoge ist, in jedem Fall verlor ich für einen Moment die Fassung. Zwischen Würfelzucker und grünen Teeblättern stellte er en passant die Frage, die – war ich ehrlich – meine ganze Wahrnehmung prägte.

Jeden Tag betrachtete ich mich im Spiegel der Zeit und wie eine Künstlerin ihr Werk begutachtete ich, was ich dort sah, und verglich es mit dem Entwurf, den ich mir irgendwann in meinem Kopf zurechtgelegt hatte. Und die Antwort zerstörte mich jedes Mal aufs Neue. Denn je länger ich das Bild im Spiegel betrachtete, desto mehr Unterschiede zu meiner Ursprungsidee von mir selbst entdeckte ich, merkte, wie die Zeit verging und das Bild nicht schöner wurde, egal, wie sehr ich retuschierte und nachbesserte. Und doch war ich nie darauf gekommen, dass ich den alten Entwurf auch einfach ad acta legen und eine neue Skizze erstellen könnte, eine, die den Konditionen und Bedingungen, unter denen ich an meinem Lebensbild malte, gerecht wurde. Wie will man ein Aquarell malen, wenn man nur Kohlestifte hat?

Ich ließ meine Maske fallen und sie zerbrach in meinem Schoß und erst als meine Tränen auf ihre Scherben fielen, merkte ich, dass ich überhaupt eine getragen hatte. Herr Jürgens hatte mir Tee nachgegossen und Honig aus der Schublade gezaubert. Er war verständig, er war freundschaftlich, er war mehr Sonderpädagoge als Arbeitsvermittler. Aber er wahrte zu jeder Zeit professionelle Distanz und nachdem meine Tränen versiegt waren, kehrte er wieder zurück zu dem Grund, der ihn und mich überhaupt zusammengeführt hatte – meine Rückkehr ins Berufsleben.

Wir müssten nichts überstürzen, erst mal solle ich zusehen, dass ich ein stabiles Fundament in mir baue, weitere professionelle Hilfe sei dabei sicher anzuraten – und hier streute er diplomatisch noch einmal den Hinweis auf den Amtsarzt ein –, und er gab mir ein paar schief geschnittene Flyer mit Nummern und Web-Adressen. *Zurück ins Leben, Selbsthilfegruppe Depressionen, Wege aus der Depression, Zentrum für Depression und psychische Erkrankungen.* Ich faltete die Flyer mehrmals und quetschte sie in mein Portemonnaie. Ich solle in drei Wochen wiederkommen, um ihm von meinen Fortschritten zu berichten, und in dem Rhythmus würden wir bleiben und ich könne schon einmal darüber nachdenken, ob und wie ich mir eine Rückkehr in meinen Beruf vorstellen könne und was an Starthilfe vom Jobcenter noch hilfreich sein könnte, er denke hier an Fortbildungen oder Weiterbildungen, und warum ich den Job damals ergriffen habe, ja, darüber solle ich bis zu unserem nächsten Termin mal nachdenken. Das helfe bestimmt. So ein spannender Beruf. Wirklich, sehr spannend.

Als ich nach dem Gespräch auf die Straße trat, fühlte sich die Luft seicht an, ich wollte es nicht strapazieren, aber ich hatte das Gefühl, dass die Farben um mich herum kräftiger waren, die Verläufe gewagter und die Kontraste greifbarer. Die Tränen hatten die verkrustete Farblosigkeit meiner Seele aufgeweicht und aus mir herausgespült. Ich flog ins *Libellule*, Wärme und Vertrautheit ersehnend. Im Bauch ein Gefühl von Glück. Es konnte auch Hunger sein. Gernot bringt ein Glas Salzstangen. So wie immer. Und vielleicht ist dieses »so wie immer« die Wurzel all meines Übels. Riten als Überlebensstrategie, in der das »Über« und die »Strategie« eine größere Rolle spielen als das Leben. Vielleicht ist es Zeit, hin und wieder Unkraut im eigenen Leben zu jäten, sich die Augen zu reiben und erneut hinzuschauen, die Grenzen zu weiten, das Herz anders zu justieren. Ich brauchte nicht lange über die Frage von Herrn Jürgens nachzudenken. Ich hatte meinen Job aus Leidenschaft gewählt. Aus Ehrgeiz, aber auch aus verletztem Stolz, denn für ein Jurastudium waren meine Noten zu schlecht. Und so hatte ich beschlossen, die Welt von Recht und Gesetz eben durch eine andere Tür zu entern. Ich wollte etwas verändern in der Gesellschaft, die ich als so tiefgreifend ungerecht und zynisch empfand, und ich war damals der absoluten Überzeugung gewesen, dass sich das nur vom Sockel aus tun ließe, von dem Punkt aus, der Menschen auffangen müsste, die durchs soziale Raster fallen. Ich hatte das gesellschaftliche Fundament stabilisieren wollen, so wie Herr Jürgen das meine, und darauf dann aufbauen. Schritt für Schritt, aber mit einer klaren Vision.

Der Mann im alten Sessel am kleinen Fenster passt genau in die Sitzkuhle. Er berührt nicht das Polster, nicht rechts und nicht links. Er passt genau in diesen Rahmen und ich würde ihn am liebsten fragen, ob er heute da ist, wo er sich vor dreizehn Jahren hingewünscht hat. Er unterhält sich angeregt mit seinem Gegenüber, sein Handgelenk schreibt beim Gestikulieren liegende Achten in die Luft und das Licht, dieses milde Spätsommerlicht fällt durch ungeputzte Fenster von hinten auf sein Profil. Für einen Moment durchzuckt mich die Ahnung, dass dieser Mann nicht dort ist, wo er hatte sein wollen. Dass er etwas anderes wollte, so wie ich, so wie wir, und noch ehe ich diesen Gedanken fassen kann, der so vertraut und so beängstigend zugleich scheint, schiebt sich eine Wolke vor die Sonne, mit dem Licht ändert sich die Stimmung, der Mann dreht den Kopf und ich erstarre. Er sieht ihm ähnlich, aber es ist nicht möglich. Ich blicke weg, signalisiere Gernot, dass ich zahlen will. Als ich auf die Straße trete, habe ich noch immer Gänsehaut.

Madlen hat mir eine Nachricht mit ihrem Standort geschickt. Sie steht in der Revaler Straße, wo die Leute aufs RAW-Gelände gehen, um im Biergarten zwischen den alten

Bäumen einen der letzten warmen Abende auszukosten oder bei *Barney* einen veganen Burger zu essen. Unter dem einen Arm trägt sie ihr Klemmbrett mit den Listen, unter der anderen Schulter einen Jutebeutel von Amnesty International. Die Inbrunst ihrer Stimme ist schon von Weitem zu hören. Ich mache mich mit einem kurzen Winken bemerkbar und setze mich auf einen Findling in der Nähe. Madlen spricht mit einem jungen Mann im dunklen Lodenmantel, unter dem Beine in Anzughosen hervorschauen. Er überragt meine Freundin beinahe um zwei Köpfe und doch sieht er klein aus neben ihr, die sie in hellen, hoch lodernden Flammen steht, besessen von dem Gedanken, unser Feld zu retten.

Wie sie so dasteht in ihren Stiefeln und die Pläne des Berliner Senats darlegt, Hand und Mörtel an das Tempelhofer Feld anlegen zu wollen, die Ungeheuerlichkeit dieses Vorhabens erläutert, so einen Plan überhaupt zu entwickeln, hinter dem Rücken der Bürgerinnen und Bürger dieses Heiligtum Berliner Geschichte antasten zu wollen, das so viel mehr ist als ein alter Flughafen, bedaure ich den Senat, der mit ihr eine leidenschaftliche Kämpferin gegen sich aufgebracht hat. Ihre Rede ist feurig, ihre Argumente sind kurz, knapp und nachvollziehbar. Ich beobachte sie eine ganze Weile von meinem sicheren Platz auf dem großen Stein aus, den Rücken gegen das Backsteingebäude des *Badehauses* gelehnt. Sie spricht sicher mit zwanzig Menschen, aber bei jedem klingt sie, als wäre er der erste, den sie heute anspricht. Ihre Energie ist ungebrochen, ihre Aura unwiderstehlich. Sicher ist ihr gutes Aussehen auch eine Hilfe, um Aufmerksamkeit zu erregen, aber warum diese Waffe nicht einmal für einen guten Zweck gegen die einsetzen, die sie über die Jahre geschärft haben – die Männer, die meinen, eine Frau wäre nur so wertvoll wie ihr Aussehen makellos, und damit auch die Wahrnehmung all der Männer geprägt haben, die nach ihnen kamen und ihre Wahrnehmung vielleicht anders justiert hätten, wenn man sie vorher gefragt hätte.

In einem hat Madlen aber natürlich recht: Das Thema ist auf ihrer Seite, das Feld hat eine große Lobby und quasi jede

Person, die man auf der Straße dazu befragen würde, würde sich wahrscheinlich positiv dazu äußern. Eine Erkenntnis, die sie sich im Laufe des Nachmittags auch als Taktik zunutze macht. Sie sagte nie *Hallo* oder *Haben Sie vielleicht eine Minute Zeit?* Sie begann zunächst mit: »Sind Sie damit einverstanden, dass das Tempelhofer Feld mit Luxuswohnungen zugebaut wird?« – und da das eine geschlossene Frage war und nicht so gut funktionierte, ging sie später über zu den beiden offenen Fragen: »Was war Ihr schönstes Erlebnis auf dem Tempelhofer Feld?« und: »Was glauben Sie, wie viele Sonnenuntergänge Sie noch auf dem Tempelhofer Feld erleben werden?«

Die letzte Frage war natürlich besonders tricky, weil sie zuerst an den eigenen Tod denken ließ, was auch viele peinlich berührte, bis Madlen ihnen klarmachte, dass das Feld wohl noch vor ihnen sterben würde. Und schon waren sie gefangen in der Konversation.

Nach eineinhalb Stunden kommt Madlen zu mir rüber, den Rock voller Staub, die Augen müde, aber glänzend. Sie schiebt ihren kleinen Po neben mich auf den Stein und küsst mich auf die Wange.

»Du bist für mich das beste Beispiel, dass eine Revolution mit dem Charisma ihrer Anführerin steht und fällt«, sage ich.

»So ein Quatsch. Bei uns gibt es keine Anführerin.«

»Keine definierte.«

»Wir haben Argumente, Tequila. Und die Liebe auf unserer Seite.«

Ich hebe meine kritische Augenbraue.

»Die Liebe zur Freiheit. Das Tempelhofer Feld ist wie ein Tor in die Weite, durch das man gehen kann – mitten in der Stadt. Ein anderer Orbit, die Simulation einer anderen Welt, die du kurz besuchst, ohne lange reisen zu müssen. Wer das Feld betritt, lässt das Gewicht der Stadt hinter sich und wird schwerelos. So wie man im Sommer sein überhitztes Gesicht in kaltes Wasser taucht. Die Menschen lieben ihre Freiheit.

Und sie werden sie verteidigen. Ich bin nur die Überbringerin der Information.«

»Wie viele Unterschriften hast du?«

Sie überschlägt kurz die Blätter in ihrer Tasche. »Ungefähr 30. Du siehst, alleine würde ich das nie schaffen. Samstag ist wieder das Treffen unserer Arbeitsgruppe. Komm doch mit!«

»Samstags bin ich bei Bruno.«

Madlen verdreht die Augen. Sie hat schon oft versucht, mich samstags aus dem *Flatline* zu locken. Aber es ist die Sternstunde meiner Woche. Ein guter Rotwein, die Bundesliga im Hintergrund, Bruno, Klaus und Thom, manchmal Claudi. Ich komme immer erst zur zweiten Halbzeit. Ich mag Fußball, aber ich finde eineinhalb Stunden zu lang. Bei großen Turnieren ist das etwas anderes, die Motivation ist eine andere, aber die Bundesliga ist schnöder Berufsalltag für die Profis, gerade nach dem ersten Drittel der Saison merkt man es an ihrer Motivation: Verlieren sie an einem Tag, können sie es in den nächsten Spielen wieder wettmachen – und das schlägt sich in der Trägheit nieder, mit der sie spielen. Es geht nicht um alles. Erst wenn alles auf dem Spiel steht, wird auch alles gegeben.

Bruno dreht den Fernseher nur laut, wenn Spiele von Hertha übertragen werden. Dann sitzen wir in einer Reihe am Tresen, Thom, Klaus und ich, Bruno fuhrwerkt hinter der Theke herum, ab und zu lehnt er sich mit dem Gesäß an die Arbeitsplatte und schaut kurz zu. Aber es dauert nie lange, dann wendet er sich wieder ab und beschäftigt sich mit Gläsern, Flaschen oder Putzlappen. Manchmal blättert er auch in irgendwelchen Prospekten und Katalogen. Dabei tippt er mit dem Finger den Rhythmus einer Melodie, die nur er hört.

Später, wenn Klaus sein Dünnbier bestellt hat und Bruno eine Runde Kurze ausgibt, dann holt der alte Mann seine Zeitung raus, zwischen deren Blättern er den blauen Umschlag mit dem Brief seines Freundes aufbewahrt. Er faltet wie immer den Mittelteil mit dem Reisedossier und gibt ihn mir. Mal mit einem Kommentar, mal mit einem Augenzwinkern. Und ab und zu klopft er mir dabei freundschaftlich auf die Schulter. Dann weiß ich, er versteht mich. Und während er die Zeilen seines Freundes vorliest, werfe ich einen versteckten Blick in den Reiseteil und schaue, wohin ich in dieser Woche reisen kann. Klaus' Stimme trägt mich dazu in einem langsamen Tempo in die Gedanken seines fernen Freundes hinaus. Am Abend lebe ich dann ein alternatives Leben zu diesem.

Es ist der Moment der Woche, der mich mit mir selbst versöhnt, weil ich dann alles sein kann und alles tun kann. Hier sitzen zu können, jeden Samstag in verlässlicher Wiederkehr, ist der größte Erfolg meiner letzten Jahre. Der zweitgrößte Erfolg ist der, dass ich das denken kann, ohne mich dafür zu verachten, dass ich nichts Nennenswerteres auf die Beine gestellt habe als das Ritual eines Kneipenbesuchs am Samstagabend, bei dem ich auf dieselben Menschen treffe, dasselbe bestelle und dasselbe höre. Das *Flatline* ist der Ort, an dem ich das erste Mal über die Schwelle hinaustreten konnte, heraus aus der Dunkelheit meines Inneren, und der über die schützenden Wände meiner kleinen Wohnung hinausgeht. Hier habe ich wieder angefangen, ein wenig außerhalb von mir selbst zu existieren, es ist wie der Ort einer kleinen Geburt im Außen, der ersten nach vielen Jahren Einsamkeit. Ich habe das nicht vergessen. Und deshalb komme ich jeden Samstag wieder. Daran ändert auch das Tempelhofer Feld nichts. Das *Flatline* ist meine Freiheit.

»Erzähl von Jürgens«, sagt Madlen neben mir. Und ich erzähle ihr.

Dass Herr Jürgens anders aussah, als ich ihn mir vorgestellt habe. Dass er nett war, viel erzählte und die Bürokratie des Jobcenters eigentlich nur den einen Zweck haben kann, sich selbst als Institution ad absurdum führen zu wollen. Anders könne ich es mir nicht erklären. Ich erzähle Madlen davon, dass Herr Jürgens verständig war und mich nicht drängt und ich irgendwann auch eine Fortbildung machen könne.

Madlen nickt anerkennend. »Wow«, sagt sie. »Ich hätte gedacht, der kickt dich hochkant raus mit 'nem Stapel Auflagen und jeder Menge Psychoterror, wie bei Taki und Sue.«

Taki und Sue leben seit Jahren vom Jobcenter und sehen auch keine Vorteile darin, das zu ändern. Sue sagte mal, dass sie die Grundsicherung als das bedingungslose Grundeinkommen sehe, das uns allen zusteht. Und Taki hat derart viele Vorstrafen, dass er wahrscheinlich nicht einmal einen Job bekäme, wenn er einen wollte: Unruhestiftung, Körperverletzung und Hausfriedensbruch. Beide wollen sich nicht wieder in den »Arbeitsmarkt eingliedern« lassen, wie es in der Sprache von Herrn Jürgens heißt. Zumal für Taki ganz oben auf der Liste der Kampf gegen die Gentrifizierung steht.

»Wie hast du ihn bezirzt? Ich meine, dein Charme ist nicht gerade legendär.« Madlen lacht laut.

»Wie man in den Wald ruft …« Ich versuche, mit ihr mitzulachen, aber mein Lachen bleibt hohl. Ich ziehe meine Mundwinkel nach oben, meine Kehle gibt einen scheppernden Laut von sich, aber ich habe einen Kloß im Hals, der mein Lachen zu einer affektierten Anstrengungsübung werden lässt.

Schmerzhaft erkenne ich, dass ich gerade wieder die beste Rolle meines Lebens spiele: mich selbst. Und in Gedanken gehe ich an den kleinen Türen vorbei, die ich mir durch die Schilderung meines Termins mit Herrn Jürgens offengelassen habe. Ich habe Madlen die wichtigsten Fakten erzählt. Aber die wahre Bedeutung der Geschichte steckt hinter den Fakten.

Sie findet sich in dem Tee, den er mir eingeschenkt hat, hallt wider in dem Moment des Schweigens, als ich von der Depression erzählt habe, und wird sichtbar in seinen Worten über meine Zukunft, eine Vision, nach der er mich gefragt hat, als hätte er mich auf der Straße angesprochen und die Uhrzeit wissen wollen. Die wahre Bedeutung des Gesprächs ist fühlbar an der Dicke meines Portemonnaies mit den gefalteten Flyern, spiegelt sich im Rhythmus dreiwöchiger Termine und im Ausdruck des Mitgefühls in Herrn Jürgens Augen, als er mir zum Abschied die Hand gab. Mitgefühl. *Nicht üblich.*

Ja, die Bedeutung findet sich in den Auslassungen der Geschichte. Kleine Türen, durch die ich ungesehen entkommen kann, falls ich es doch nicht schaffe, weil drei Wochen ein zu kurzer Zeitraum sind oder ich keine Antwort auf die Frage nach meiner Vision habe. Oder beides. Dann werde ich die Krankschreibung verlängern. Und zur Not gibt es ja auch noch den gelben Zettel in meiner Schublade. Die Aussparungen in meiner Erzählung sind mein doppelter Boden. In mir glüht noch immer die Freude, die ich spürte, als ich ins *Libellule* flog. Ein kleines Glühen, das ein wenig Licht spendet, gerade so viel, dass es mein eigenes Gemüt erhellt. Es reicht nicht für Madlen oder jemand anderen. Ich habe alles Recht der Welt, es zu schützen. Heute gilt nur eines: dass es nicht Tee und Honig waren, die mir Herr Jürgens gereicht hat, sondern etwas viel Wertvolleres - eine Hand.

»Wo siehst du dich in dreizehn Jahren, Madlen?«

Die Arme untergehakt gehen wir zurück nach Hause. Es war ein guter Tag. Für uns beide. Ich werde das erste Mal seit Monaten wieder durchschlafen. Und auch das letzte Mal. Aber das ahne ich nicht, als wir im Gleichschritt die Treppen in den zweiten Stock springen.

# 8

Das Gute daran, eine Randfigur zu sein und damit abseits der Masse zu stehen, ist, dass man irgendwann unweigerlich auf andere Randfiguren trifft. Freaks und Normalos können sich immer nur im Rahmen abgesteckter Konditionierungen und Regelungen umeinander bewegen – aber selten miteinander und nie jenseits dieses gemeinsamen Konsens. Sie sprechen nicht dieselbe Sprache, noch leben sie dieselbe Kultur. Ist man einmal an einem dieser Punkte, die jenseits des kulturellen Einvernehmens liegen, wird es leichter mit den anderen (da sie weiter weg sind), aber schwieriger mit sich selbst (da man auf sich selbst zurückgeworfen ist). Das ist der Punkt, an dem man empfänglich wird für andere herumstreunende Randfiguren.

Es war Herbst gewesen, draußen war es trüber und nasser geworden und ich war auf das Ende des zweiten Semesters zugesteuert. Die Tage waren kürzer geworden und die Schwere hatte überwogen – jeden Tag ein Stückchen mehr. Und als ich beinahe am Grund meiner Selbst aufgeschlagen war, war ich auf Adrian und Dennis getroffen. Ganz unspektakulär zwischen Sigmund Freud, Judith Butler und Michel Foucault im Seminar *Psychoanalyse und Kriminologie*. Ich hatte nur kurz gehadert, es wirklich zu besuchen, zu unsicher war ich ob des psychoanalytischen Teils und des Ausmaßes möglicher Konfrontation mit mir selbst gewesen, die vielleicht ein Frontalaufprall zu viel sein könnte, weil die Gedanken und Ideen, die in diesem Kontext geboren würden, mir mehr schaden als helfen könnten. Aber nach genau dieser Konfrontation hatte ich ja eigentlich gesucht und es versprach zusätzlich, eine derart interessante Schnittstelle zwischen der Philosophie und dem Gebiet der Bewährungshilfe zu werden, die trotz aller Zweifel noch immer als kleines, optionales Lämpchen am Rand meiner Wahrnehmung geglimmt hatte, dass ich mich schließlich überwunden hatte.

An diesem Tag war ich müde gewesen, ich hatte schlecht geschlafen, mein Schädel hatte rotiert und ich Mühe gehabt, der Diskussion zu folgen, die sich um das Recht und die Möglichkeiten des Individuums auf Resozialisierung in die Gesellschaft gedreht hatte. Ich hatte begonnen, mir vorzustellen, was aus mir geworden wäre, wenn ich im Zweiten Weltkrieg groß geworden wäre, wie meine Großmutter. Wenn wir von Bombenalarm zu Bombenalarm gelebt hätten. Von einer Mahlzeit zur nächsten. Mit einer ständig schwelenden Angst, die unsere Gedanken verklärte, wie die Rauchschwaden die Luft um uns herum. Was wäre aus mir und meinen Gedanken in so einer existenziell anderen Situation geworden? Wäre ich überhaupt jemals in diese Zwischenräume der Gesellschaft gefallen?

Ich hatte mich gerade in das wüsteste Kriegsszenario hineingedacht, war mit einem kleinen Kind auf dem Arm und Panik in den Gliedern durch brennende Straßen und zertrümmerte Hausruinen gerannt und hatte die Flugbomber, die im Sturzflug auf uns herabsausten, verflucht, als ich eine Stimme hatte sagen hören: »Es gibt keine Täter. Nur Opfer.«

Es war das provokante Beben dieser Stimme gewesen, diese Unmittelbarkeit der Aussage, die meine innere und die äußere Welt so treffend verbunden hatte, die mich wieder hellwach gemacht und zurück ins Berlin des 21. Jahrhundert geholt hatte. Adrian hatte sich zurückgelehnt auf seinem Stuhl, die Unterarme auf dem Tisch vor sich verschränkt, und gewirkt wie ein Teenager auf Konfrontationskurs. Alles an seinem Körper war angespannt gewesen, seine Nackenmuskeln hatten gebebt und seine Kieferknochen geknackt. Ja, er hatte die verbale Kollision gewollt, das war offensichtlich gewesen. Das Wort *Resozialisierung* allein heuchle die Möglichkeit auf eine Rückkehr in ein System vor, in dem viele noch nicht einmal vor ihrer Straftat einen Platz gehabt hätten. Vor dem Gesetz seien nicht alle gleich. Es begünstige die Vermögenden und benachteilige diejenigen, die nichts oder wenig haben. Irgendeiner war ihm zur Seite gesprungen. Dass Unfreiheit noch nie eine Lösung gewesen sei. Dass äußere Enge innere Enge nach sich ziehe und dem Implodieren ein Explodieren folgen müsse. Dass der Kreislauf unendlich sei. Natürlich unnatürlich.

Das prompte und logische Gegenargument: der Schutz der Gesellschaft.

Nein, Gesellschaft sei ein produzierendes System, wenn man alle Täter wegsperrte, dann wüchsen neue nach. Es sei sogar ein reproduzierendes System, weil es wieder hervorbringe, was es auszurotten suchte.

Das sei doch nur die Spitze. Das Konstrukt gehe viel tiefer. Ein universelles Gleichgewicht aus Gut und Böse, hell und dunkel, das der Mensch mit Gesetzen und Moral empfindlich störe.

Zu spirituell.

Nicht spirituell genug.

Und mittendrin Adrian, der nicht einmal versucht hatte, seinen Ärger zurückzuhalten. Er hatte hitzig debattiert, in einer meinen Mitstudierenden ungewohnten Weise, dass den anderen die Lust am Debattieren vergangen war. Weil er provoziert und polarisiert hatte, weil er die Diskussion tiefer hatte führen wollen als jeder andere von ihnen und weil ihn die diskursive Einfallslosigkeit unserer Mitstudierenden derart rasend gemacht hatte, dass er schließlich rücksichtslos geworden war und niemanden mehr hatte ausreden lassen. Als dann noch jemand das betagt-konservative Argument gebracht hatte, dass kriminelle Menschen krank seien und ihr Recht verwirkt hätten, aktiv an der Gesellschaft teilzunehmen, und Schutz und Strafe gleichberechtigte Ziele seien, hatte er sich umgeschaut und gesagt: »Die Menschen wären gesünder, wenn die Gesellschaft nicht so krank wäre. Diskursive Räume wie dieser hier könnten den Grundstein legen für Heilung und Veränderung. Aber ihr begnügt euch mit den alten, ausgedienten Grundrissen, die schon existieren und aus denen bisher nur Irrenanstalten und Gefängnisse erwachsen sind.«

Er hatte einen analogen Shitstorm für seine angebliche Überheblichkeit geerntet.

Ich verstand ihn. Es war klar, dass hier zwei Dinge vermischt worden waren. Zum einen die Ursache von Kriminalität, zum anderen der Umgang mit ihr. Man schmiss beides in einen Topf, einfach weil Ursache und Wirkung so eng beieinanderlagen, dass sich Henne und Ei nicht chronologisch ordnen ließen. Und weil es eine ewig währende Diskussion war, eine, die beinahe schon zu einem Gesellschaftssport geworden war. Wann immer ein Straftäter entlassen worden war, sammelten sich Nachbarn und Bekannte vor der Zeitung, dem Radio, dem Internet oder dem Handy und begannen beim kriminellen Urknall im Paradies Eden, um am Ende festzustellen, dass wieder einmal nur zwei Lager übrigblieben: diejenigen, die einen besonders geschwollenen moralischen Zeigefinger hatten, und jene, die versuchten, die Komplexität hinter einem Prinzip zu erfassen, dessen geschichtliche Mauern selbst dick waren wie Gefängniswände. Das Prinzip von Sinn und Zweck der Strafe und ihrer Konsequenz, der Überwachung. Ob Verschärfung des Waffengesetzes oder verstärkte Überwachung von Zügen, Bahnhöfen und anderen öffentlichen Plätzen oder aber die Todesstrafe – es wurden munter Ursache, Folge und Prävention von Kriminalität vermischt, und schlimmer noch: Zeitepochen. Denn die Bestrafung hatte nicht in jeder Zeitära denselben Zweck. Aber Hauptsache, man hatte eine Meinung. Hauptsache, man konnte sich emporheben an der Unzulänglichkeit anderer.

Als der Dozent die Diskussion wieder in geregeltere Kreise dirigiert hatte, in denen sie dann unaufgeregt ihrem Ende entgegengezirkelt war, hatte Adrian sich unbemerkt daraus zurückgezogen. Den Rest der Zeit hatte er versunken auf seinem Sitz verbracht, die Augen immer wieder auf einen Fixpunkt richtend, und wenn er sich an diesem sattgesehen hatte, einen neuen suchend.

Innerlich hatte ich lächeln müssen. Ich kannte es, dieses Feuer, das sich an einem Thema entfachte und genauso schnell wieder erlöschen konnte, wenn statt stattlichen Baumstümpfen mit der Zeit nur noch Zweige und feuchte Äste nachgelegt wurden. Ich kannte auch dieses Gefühl danach, wenn die Diskussion zu schnell beendet wurde, wenn es keine Mitstreitenden gab, keine Verbündeten, oder wenn die Diskussion unerwarteterweise so tief ging, dass man nicht genug Luft geholt hatte, um bis zum Grund durchzuhalten – oder umgekehrt so flach war, dass man sich einfach unterfordert fühlte. Adrian hatte mich an die Anfangszeit meines Studiums erinnert, als ich noch wie ein Schwamm aufgesogen hatte, was mir an Wissenshappen im Schlaraffenland der Bildung in den Mund geflogen war, um des Wissens willen, nicht um mich selbst am Leben zu erhalten. Er hatte mich an mich erinnert, bevor sich der Schatten durch den Türspalt gezwängt hatte. Und in dem Moment hatte ich gewusst, dass wir Freunde werden mussten.

Ich hatte ihn ein paar Tage später in der Bibliothek zwischen den Büchern von *Eil* bis *Gri* getroffen. Als ich in den Gang eingebogen war, war mein erster Impuls Flucht gewesen; das Wissen um meine soziale Unzulänglichkeit hatte mir mit aller Macht ins Ohr geschrien, dass ich es verbocken würde. Aber ich hatte gehandelt, noch bevor der Saboteur in meinem Inneren seine Botschaft des Hasses und der Verunsicherung hatte vollenden können. Und es mag absurd erscheinen, aber mein Handeln hatte sich in diesem Fall vor allem darauf beschränkt, nicht wegzulaufen. Ich war wie angewurzelt stehengeblieben und das war, verglichen mit dem machtvollen Impuls, zu flüchten, schon eine Menge gewesen, weil es mir Zeit beschert hatte, nachzudenken. Ich hatte Adrian betrachtet, der mit dem Finger die Regale abgefahren war und genau zu wissen schien, was er gesucht hatte. Er hatte Bluejeans getragen und ein T-Shirt über einer schlanken Statur. Er war von mittlerer Größe gewesen, sein blondes Haar hatte er in einem Haarbündel getragen, das er im Nacken verknotet hatte, als wollte er es dort nur kurz ablegen. Als sich unsere Blicke getroffen hatten, hatte mich Scham ergriffen, fast so wie ein Kind, das dabei ertappt wird, wie es auf der Suche nach Süßigkeiten die Küchenschränke durchstöbert, um nach einiger

Zeit festzustellen, dass die Erwachsenen schon eine Weile mit hochgezogenen Augenbrauen in der Tür stehen.

Dann war Dennis um die Ecke gebogen und Adrian hatte mir seine Aufmerksamkeit entzogen. Ich hatte aufgeatmet und für einen Moment war ich eingetaucht in eine Handlungsleere, in eine totale Abwesenheit an Optionen, vergleichbar mit dem Gefühl in einer Achterbahn, wenn man im Schneckentempo auf den höchsten Punkt zusteuert, wo der Wagen kurz innehält und sich dann in Zeitlupe über den Zenit beugt, um gleichsam im Sturzflug gen Boden zu fallen. Instinktiv hatte ich auf eine Taktik zurückgegriffen, die sich schon so oft bewährt hatte: die Übersprunghandlung. Ich hatte irgendein Buch aus den Regalen vor mir genommen und darin geblättert, was mir die Möglichkeit gegeben hatte, meine Gedanken zu sortieren. Als Adrian und Dennis zentimeterweise näher gerückt waren, die Köpfe leicht geneigt, um die Titel der Bücher lesen zu können, war ich automatisch zentimeterweise in dieselbe Richtung gerückt, um nicht mit ihnen zu kollidieren. Doch die beiden hatten sich schneller bewegt und schließlich direkt vor mir gestanden.

»Das Buch habe ich gesucht.« Über dem Rand des Buches, das ich in der Hand gehalten hatte, war Adrians blonder Schopf erschienen, der meinen Blick gesucht hatte. »Brauchst du das?«

»Natürlich«, hatte ich geantwortet und auf den Titel geschaut: *Über den Willen zum Wissen* von Michel Foucault.

»Wofür denn?« Er hatte mich angeblickt, als wäre die Tatsache, dass jemand wie ich Foucault lesen könnte, völlig abwegig.

»Weil es der Titel meiner Biografie sein könnte.«

Dieser Moment war der Beginn unserer Freundschaft gewesen, eines der schönsten und gleichzeitig traumatischsten Dinge, die mir in meinem Leben widerfahren würden. Und wahrscheinlich der Moment, der sowohl meine Rettung vor mir selbst eingeläutet hatte als auch meinen Untergang.

# 9

Man könnte meinen, dass nach all den Jahren mit Schlafstörungen eine Nacht ohne quälende Unterbrechungen wie das Sahnehäubchen auf dem Tag mit Herrn Jürgens und Madlen sein muss. Das Topping, das aus einem sehr guten Dessert ein herausragendes Geschmackserlebnis macht. Aber der tiefe Schlaf führte dazu, dass das, was gestern noch ein schützenswertes Glimmen in meiner Brust war, heute eine ausgewachsene Flamme ist, ein Feuer, das groß, heiß und vernichtend ist und zu dem ich kaum Abstand bekomme, weil es mitten in mir und aus mir heraus brennt.

Madlen schläft noch, als ich in den langen Flur trete. Ich strecke mich und lasse meine Schultern rotieren. Kein Widerstand. Keine Last. Über Nacht bin ich leichter geworden. Ich quetsche die letzten Reste Zahnpasta aus der Tube und setze Kaffeewasser auf. Als ich ins Bad zurückkomme, weiß ich nicht mehr, wo ich meine Zahnbürste hingelegt habe. Ich dusche, nur kurz, weil das Wasser auf meiner Haut brennt wie Salzsäure. Es ist noch nicht elf und ich weiß jetzt schon nicht mehr, wohin mit mir. Ich habe Schwierigkeiten, mich zu konzentrieren, und nachdem ich eine halbe Stunde später, immer noch in Unterwäsche, mit ungeputzten Zähnen, einem Socken am Fuß und erkaltetem Kaffeewasser, in der Küche sitze, spüre ich, dass ich die Kontrolle verloren habe. Das Seil, auf dem ich tanze, wackelt bedrohlich. Dies ist die Kehrseite der Dunkelheit – Licht, das so unvorbereitet einfällt, als würde jemand mit einem Ruck die Vorhänge zur Seite reißen. Ich fühle mich getrieben, unruhig und nervös. Ich sehe mich – verwahrlost, arbeitslos und ohne Ziele. Ich möchte Herrn Jürgens anrufen und ihm sagen, dass wir das mit der Fortbildung jetzt schon machen. Dass ich mich seit Jahren »um mich kümmere« und es mich kein Stück weiterbringt. Dass ich mich bewerben möchte und morgen wieder anfange, zu arbeiten. Ich möchte Geld verdienen, Menschen helfen, unabhängig sein und etwas bewirken in dieser Welt. Aufhören, um mich selbst zu kreisen, dass mir schwindlig wird. Aber ich sitze hier nicht ohne Grund in diesem Zustand. Vielleicht hat Madlen recht und ich sollte erst mal mit dem Tempelhofer Feld anfangen. Freiheit war schon immer ein guter Grund, um in den Krieg zu ziehen. In ihrer Bürgerinitiative könnte ich das Leben trainieren, ohne Verpflichtung, wenn es zu viel wird, steige ich wieder aus. Ein Bootcamp für die Rückkehr zur Normalität. Eine Art Generalprobe. Dabei könnte ich noch etwas Gutes tun, ich wäre unter Leuten, an meiner Seite Madlen, meine Freundin, vielleicht die einzige, die ich habe. Das kann nicht so bleiben.

»Ich komme mit zu deinem Treffen«, sage ich, als Madlen mit halb zusammengekniffenen Augen den Flur entlang und in die Küche schlurft und mir mit Handzeichen zu bedeuten gibt, das Rollo herunterzulassen.

»Ist verschoben«, grummelt sie und hält ihren Finger in den Wasserkocher. Dann nimmt sie meine Tasse mit dem Kaffeepulver und füllt das kalte Wasser ein. »Reicht.«

Sie schlurft den Flur wieder zurück und ich höre, wie die Tür zu ihrem Zimmer zuklappt und die Stille nach mir greift.

»Ganz ruhig«, sage ich zu mir selbst und wiederhole es noch einige Male, während in mir wütende Flammen toben und über den Rand meines Seins hinauslecken.

Ich beschließe, mich anzuziehen und rauszugehen. Es ist mittags und bis die Bundesliga anfängt, werde ich durch den Kiez streunen. Ich will sie nicht, diese Fahrt im Gedankenkarussell, bei der sich meine Existenz in der Aufgabe erschöpft, nicht durch die Zentrifugalkraft hinausgeschleudert zu werden. Diese wilde Fahrt, auf deren Geschwindigkeit ich keinen Einfluss habe, genauso wenig wie auf die Anzahl der Runden. Das Gedankenkarussell fährt mich. Wann in meinem Leben bin ich aufgestiegen? Habe ich das alles überhaupt entschieden? Wenn ich nicht selbst aufhören kann, zu denken, habe ich denn überhaupt jemals selbst damit angefangen? Ist es nicht vielmehr eine passive Rolle, die ich spiele? Und wenn doch ich die Entscheidung getroffen haben sollte, aufzusteigen, dann kann ich mich auch entscheiden, dass es aufhört. Dann kann ich mich jetzt für Aktivität entscheiden. Ich glaube an den freien Willen, ich entscheide mich dazu, an ihn zu glauben. Ich repräsentiere die ausgeprägteste Form im philosophischen Konstrukt des Libertarianismus.

Meine Runde führt mich genau zweimal um den Boxhagener Platz. Gehen um des Gehens willen. Es ist ein wunderschöner Tag mit einem jungfräulichen, blauen Himmel. Frei von Kondensstreifen spannt sich die klare Kuppel über Berlin. Ein paar Polizeibeamte umrunden den Boxi, der bereits jetzt, es ist noch nicht einmal 12 Uhr, rappelvoll ist. Eine gutbürgerlich wirkende Mittelschicht weilt mit Smoothies, Eis und Kleinkindern in der Mitte des vom Sommer verdorrten Rasens. Die heimlichen Herrschenden über diesen Raum aber sitzen unter alten Bäumen in dem umzäunten Gürtel aus Holzbänken, der den Boxi umschließt. Die Punk-Lady, ich glaube, sie heißt Gisela, hat die Arme weit über die Lehne der Bank gestreckt, auf der sie sitzt. Mit inbrünstiger Stimme krächzt sie dem hereinbrechenden Tag ihre Ansichten entgegen. Über die Ränder ihrer Lederweste lappt die Haut, ungezügelt, unverdeckt. Die Nieten glänzen in der aufsteigenden Sonne. Eine Bank weiter liegt ein struppiger Hund und wartet darauf, dass sein Herrchen seinen Rausch ausgeschlafen hat. Seine Augen flitzen wachsam hin und her, er ist gerade der Einzige, der auf sein Herrchen aufpassen kann. Zwei Bänke weiter wird gestritten, ein Joint geht rum, ein nächster wird schon gedreht.

Die Gesichter sind mir vertraut. Einige kenne ich. Einige mag ich sogar. Aus der Ferne. Und bin ihnen dadurch nahe. Ihre Existenzen situieren sich jenseits des Üblichen und Einordenbaren, ihre Geschichten bestimmen ihre Richtung. Der Bezirk sähe sie lieber woanders. Ich habe sie gern hier. In einer Welt, die voller und voller wird, die durchsichtiger wird und darin gefährliche Unüberschaubarkeit birgt, sind sie das notwendige Gegengewicht. Sie mögen laut sein, keinen Anstand kennen und auf Manieren scheißen. Vielleicht sind sie rau und riechen streng und dienen vielen als Legitimation für den Erhalt gewisser Vorurteile. Ja, sie trinken viel, ihr Bewusstsein ist betäubt und ich würde ihnen sicher nicht mein Leben anvertrauen. Und trotzdem ist mein Leben dem ihren näher als dem der eisessenden Mittelschicht.

Aus der Ferne sehe ich Bruno, der mit einem langstieligen Besen den Gehweg fegt. Kurz darauf rollt er das Sherryfass hinaus. Ich bin viel zu früh, aber als Bruno mich sieht, winkt er und ich schlendere ihm entgegen. Er hebt die Augenbrauen.

»Tequila«, sagt er in einem Tonfall zwischen Verwunderung und Anerkennung. »Es ist Samstag.«

»Und?«

»Du bist früh auf und lächelst.«

»Ist eins davon verboten?«

Eine Ecke von Brunos kariertem Hemdkragen hat sich eingeklappt. Ich gebe ihm ein Zeichen, indem ich wild mit dem Zeigefinger an meinem Hals kreise und ihm dabei auf seinen starre.

»Nein.« Er schlägt mir auf den kreisenden Finger. »Aber wer von Sonntag bis Freitag melancholisch ist und vor Einbruch der Dämmerung nicht ansprechbar, braucht schon einen guten Grund, um am Samstagfrüh zu lächeln.«

»Ich arbeite bald wieder.«

Ich bin nicht sicher, ob die Überraschung in Brunos Gesicht echt oder gespielt ist. Und wenn sie echt ist, ob es ihn eher erstaunt, dass ich einen Job in Aussicht habe oder dass ich überhaupt einen gesucht habe.

»Gratuliere. Ich wünsche dir viel Glück.« Er nimmt wieder seinen Besen und streicht mit scharrenden Geräuschen über den Boden. Ich bin irritiert und mein Lächeln erlischt. Taktgleich zum Pochen meiner Schläfen hämmert sich Brunos Aussage in mein Bewusstsein: Ist mein Leben reine Glückssache? Es ist noch zu früh fürs *Flatline.* Ich ziehe weiter.

Fabio hat zwei fertig gedrehte Zigaretten in der Hand und reicht mir eine. Seine Beine sind angewinkelt, und wie er so auf der Treppenstufe vor dem Bistro hockt, sieht er aus wie ein Frosch.

»Ich habe dich schon aus die Haus gesehen. Dachte, du wolltest zu mir.«

»Da bin ich.« Die Zigarette ist noch feucht.

»Der Wind ändert sich«, sagt er. Ich blicke zum Himmel, der noch immer von einem wolkenfreien Blau durchzogen ist.

»Nein, nicht dort. Dort!« Er zeigt die Straße runter. »Überall. In den Straßen. Berlin stirbt.«

Er meint die zunehmende Gentrifizierung, ein perfider Plan des Teils der Öffentlichkeit, der davon profitiert. Die Mieten steigen hier stündlich.

»Ich weiß. Hast du schon Madlens Petition unterschrieben?«

Fabio nickt. »Habe Liste ausgelegt in Ristorante.« Er zieht an seiner Zigarette. »Taki hat keine warm Wasser mehr«, sagt er dann und zeigt nach oben, als spräche er über den lieben Gott.

Takumi wohnt seit einigen Jahren in der Wohnung über Fabios Ladenlokal, deren Fensterbänke er mit großen Kübeln bestückt hat, in denen er das ganze Jahr über die verschiedensten Dinge zu züchten versucht: Kräuter, Rosen, Stiefmütterchen und sicher noch einige weniger liebliche Pflanzen.

»Die Verwaltung macht nichts. Niente. Sie sitzen aus, hoffen, dass er verschwindet. Und dann? Bamm! Doppelte Preis.«

»Doppeltes Unglück.« Ich stoße ihn in die Seite.

»Ja.« Er nickt resigniert.

Wir wissen beide, dass er recht hat. Aber recht zu haben, ändert nichts. Meine Wohnung haben sie noch nicht im Visier. Wenn ich den Hausmeister mit dem Verwaltungsdrachen durch das Haus gehen höre, sitze ich manchmal auf dem ausgetretenen Stück Boden direkt hinter der Wohnungstür und lausche dem Luftstrom, der synchron mit ihren Schritten durch die Katzenklappe zieht. Sobald ihre Schritte auf meiner Etage ankommen, halte ich die Luft an und warte, bis sie weitergegangen sind. Ich bin nicht da, streng genommen gibt es mich nicht. Und solange das so ist, kann ich hoffen, dass der Wind auf meiner Etage derselbe bleiben wird.

»Besser wie er«, sagt Fabio neben mir und ich blicke auf.

Und da erst entdecke ich ihn. Er sitzt in einer Ecke des Hauseingangs gegenüber. Der Schal verdeckt Mund und Nasenlöcher, die kleinen Augen huschen unruhig umher. Sein gesamter Körper ist von einem monotonen Zittern durchlaufen. Wir haben über zwanzig Grad und Patrick friert.

»Meinst du, er mag Suppe?«, fragt Fabio und in seiner Stimme schwingt eine vage Hoffnung, die Situation zum Guten wenden zu können.

»Nein, ganz sicher nicht«, sage ich.

Patrick sitzt zusammengekauert wie ein Embryo in seiner Ecke. Er hat die Hände auf seine Knie gelegt, sein Blick ist starr und durch das Zittern, das seinen Körper durchzieht, sieht er aus, als säße er in einem Schlitten und würde einen holprigen Berg hinunterfahren.

Der Grat zwischen einem *Bad Trip* und einer tödlichen Überdosis ist schmal und sein Erleben so individuell wie die Lust an Drogen generell. *Bad Trip*, *Angstreise*, *Horrortrip* – Bezeichnungen für etwas, das langsam an Fahrt aufnimmt und kaum zu stoppen ist. Gehirn und Körper sind außer Kontrolle und ohne Verlass. Ein Verlust der Selbstwahrnehmung, eine Selbstentfremdung, verzerrte Realitäten, durchzogen von Verfolgungswahn und Todesangst. Ein Zurück gibt es nicht und was bleibt, ist die totale Panik oder das Sich-Ergeben, im verzweifelten Versuch, das Horrorszenario zu genießen. Der Vergleich mit einer ungebremsten Talfahrt ist da noch einer der harmlosesten. Menschen auf einem *Bad Trip* von Patricks Ausmaß wollen eine ganze Menge, aber ganz sicher keine Suppe.

Aus dem Zittern ist ein wildes Zucken seiner Gliedmaßen geworden. Patrick reißt sich den Schal vom Hals, als würde er darunter ersticken, dann kippt er zur Seite, vor seinem Mund sammelt sich Schaum, seine Augen sind weit aufgerissen. Er hat keine Optionen mehr, und der Abhang, auf dem er sich befindet, ist so steil, dass die Fahrt auch für uns Außenstehende viel zu rasant ist.

Ich starre ihn an, unschlüssig auf mein lauter pochendes Herz und das Echo lauschend, das aus einem fernen Gestern aus mir heraufsteigt. Und als Fabio neben mir panisch aufspringt und *Merda* ruft, ist es, als spränge in meinem Inneren eine Tür auf, aus der ein Kuckuck schießt und verkündet, dass die Zeit gekommen ist. Eine absolute Sicherheit flutet schlagartig meinen Körper wie gleißendes Licht.

Es ist fünf vor zwölf und hier bin ich. Im Hier und Jetzt, im Außen. Präsent und handlungsfähig. Ich stehe auf. Ich werde funktionieren und auf das Folgende keinen Einfluss mehr nehmen können, denn was jetzt geschieht, habe ich in den letzten acht Jahren so oft in meinen Gedanken und meinen Träumen durchgespielt, dass ich auch im Tiefschlaf das Richtige tun würde. Ich kenne jeden Schritt, jeden Griff, den ich machen muss, es ist, als hätte ich auf diesen Tag gewartet. Ich werde – ruhig, aber nicht langsam – meine Zigarette neben den Blumenkübeln auf der Fensterbank ausdrücken und meinen Pullover über die Hüften ziehen. Ich könnte auch meine Ärmel hochschieben, aber es ist der Bund meines Oberteils, an dem ich ziehe, als müsste ich die Geschehnisse wieder in Richtung Erde bringen. Und während es mich schon vorwärtstreibt, werde ich kurz meine Hand auf Fabios Arm legen, um ihm Zuversicht zu signalisieren. Es ist die nonverbale Version von »Kein Grund zur Panik, ich habe alles im Griff«. Und dann werde ich über die Straße gehen, hin zum Ort des Geschehens, hin zu einem Augenblick, der mir die unmittelbare Möglichkeit gibt, etwas gut zu machen. Ich werde die Zeit durchqueren und die Dinge reparieren.

Und als ich mich geschickt wie ein Wiesel durch die parkenden Autos schlängle und mit geschärften Sinnen die Straße überquere, besteht mein Kopf nur noch aus einem glasklaren Gedankenkonstrukt. Es gibt kein Hell und kein Dunkel, es ist die Auflösung meiner Existenz in einem rein produktiven, einem re-produktiven Sinn. Dieses Mal werde ich funktionieren.

Ein Passant ist stehengeblieben und hat sich zu Patrick hinuntergebeugt, als würde er mit einem kleinen Kind sprechen. Glasiger Schweiß hat sich in der Kuhle seiner Schläfe gesammelt. Patrick zittert jetzt wie ein zu niedrig drehender Motor. Seine Augen blicken durch den Passanten hindurch, der sich über ihn gebeugt hat. Das panische Zucken seiner Pupillen wie ein Versuch, zu fassen, was er nicht mehr greifen kann, zu unterscheiden, was sich nicht mehr sortieren lässt. Wir stehen vor ihm, aber er fühlt sich allein und auch die warme Luft ist für ihn nicht mehr als kalter Wind auf nasser Haut. Ich hocke mich neben ihn und kneife die Haut an seinem Arm zusammen. Sie bleibt eine ganze Weile stehen und senkt sich nur langsam wieder. Ich greife seine Hand. Sie glüht.

»Der Krankenwagen ist unterwegs«, sagt der Mann neben mir. Ich glaube, eine Hand zu spüren. Auf meiner Schulter oder in meinem Nacken. Ein Flüstern, beruhigende Worte und ich weiß, wenn ich aufblicken würde, wären um mich herum Bäume, ein Wasserfall, Touristen. Wahrnehmung ist geduldig, Erinnerungen sind es auch.

Patricks Hand krallt sich in meine, als wollte er mir etwas sagen. Doch was er sucht, ist Orientierung. Wieder und wieder drehen sich seine Augen nach oben, ehe er sie in einem großen Kraftakt zentriert und einen Fixpunkt zu fassen versucht. In heftigen Krämpfen drängt sein Körper noch tiefer in die Ecke des Hauseingangs. Die Willkür seiner Bewegungen reißt meinen Arm mit. Ich folge der Richtung und halte schützend meine Hand an seinen Hinterkopf, um zu verhindern, dass dieser mit Wucht an die Hauswand prallt. Ich fühle, wie die Haut an meinen Knöcheln am gehärteten Mörtel der Hauswand hängenbleibt und sich die Unebenheiten bis tief in mein Fleisch graben. Der Mann neben mir stopft eine Jacke zwischen Wand und Kopf und ich ziehe meinen Arm zurück. Patrick hat aufgehört, zu zucken, seine Augen sind nun weit aufgerissen, die Pupillen kaum zu erkennen, und seiner Kehle entweichen Laute zwischen Röcheln und Fluchen. Dann spuckt er Blut und sackt in sich zusammen.

Ich greife nach dem gepeinigten Körper, versuche, ihn zu schütteln, aber sein Oberkörper ist zu schwer für mich. Ich ziehe seine Augenlider hoch und schlage ihn auf die Wange. Wieder und wieder rufe ich seinen Namen. Aber er reagiert nicht. Ich warte darauf, dass der Mann neben mir den zuckenden Körper auf den Rücken dreht und die Herz-Druck-Massage aufnimmt, damit ich die Mund-zu-Mund-Beatmung übernehmen kann. Wir können es schaffen. Diesmal können wir es schaffen. Als ich merke, dass er nicht handeln wird, dass er ihn nicht retten wird, greife ich nach Patricks Pulli, will ihn hochschieben, zerreißen, aber das Material ist solide. Da greift der Mann meine Arme, es zieht in der Schulter, ich will mich wehren, höre, dass er etwas zu mir sagt, aber verstehe nicht, was es ist. Sein Griff kurz über meinem Handgelenk schmerzt. Ich versuche, ihn abzustreifen, zu ziehen und zu zerren, aber seine Finger halten meinen Arm einfach nur umklammert, er kämpft nicht mit mir, er wartet ab. Ich blicke ihn nicht an, aber ich merke den Ruck, der meinen Körper durchfährt und wie etwas in mir ins Stocken gerät, innehält, in meinem Ohr gibt es einen Druckabfall und dann höre ich das Martinshorn näherkommen. Um mich herum wird es hektisch.

»Sie ist ganz blass«, sagt eine Stimme.

»Ich glaube, sie wird ohnmächtig«, sagt eine andere.

Die kristallene Klarheit in meinem Kopf ist trübe geworden, ich möchte meine Hände nehmen und die Nebelschwaden beiseiteschieben, möchte zurück zu der Bestimmbarkeit meiner Gedanken. Dorthin, wo ich weiß, was zu tun ist. Und dann sacken meine Beine ein und ich kippe um wie ein gefällter Baum.

»Ich hab sie«, sagt der Mann neben mir, als er mich auffängt, seine Hände zielsicher unter meinen Achseln platziert, als habe er damit gerechnet, dass ich falle.

Jemand eilt ihm zu Hilfe, und sie setzen mich auf den Kantstein. Meine Hose und meine Unterarme sind blutverschmiert. Meine Fingerknöchel brennen.

»Ich bin da«, sagt der Mann, hebt mein Kinn mit seinen Fingern und ich blicke in seine Augen, deren Braun von vertrauten kleinen Sprenkeln durchsetzt ist.

Er lächelt und ich verstehe nicht. Ich will mich umdrehen zu dem zuckenden Körper, aber er hält meinen Kopf fest und da begreife ich allmählich, dass das hier real ist. Es gibt kein Entkommen mehr. Acht Jahre schrumpfen auf wenige Minuten zusammen. Wir treffen uns genau da wieder, wo wir uns verloren haben.

»Ich bin da«, sagt er noch einmal und ahnt nicht, dass ich wünschte, es wäre nicht so.

Und dann setzt sich Dennis zu mir auf den Bordstein und drückt meinen Kopf auf seine Schulter, als lägen zwischen diesem Moment und dem Moment im Viktoriapark nicht viele Jahre, sondern nur wenige Minuten. Und genau so fühlt es sich an. Ich erinnere mich an jedes einzelne Detail. Ich habe nur acht Jahre versucht, es zu vergessen.

# 10

Ich erfuhr erst einige Wochen später, dass auch Adrian und Dennis sich nur zwei Stunden vor unserem Treffen in der Bibliothek kennengelernt hatten. Sie hatten auf mich von Anfang an wie die besten Freunde gewirkt, die sie schließlich auch wurden. Die meisten Menschen fühlten sich in Adrians Nähe sofort wohl und mit ihm auf eine Art verbunden, als würden sie ihn schon ewig kennen. Er übersprang unwichtigen Smalltalk und gespielte Höflichkeit und kam direkt zum Wesentlichen. Der Unterschied zwischen Menschen, die ihm nahe waren, und allen anderen war der, dass er Letztere auf intellektuellem Abstand hielt. Die meisten merkten es nur nicht. Er blieb immer dem Eindruck treu, den er bei der Diskussion über Sinn und Zweck von Strafe bei mir hinterlassen hatte: gebildet, verbissen, wortgewandt und anspruchsvoll. Rückblickend würde ich ihn als besessen bezeichnen. Damals fand ich ihn einfach nur ambitioniert. Denn er hatte Großes vor.

Adrian hatte noch in den langen Gängen der Bibliothek zwischen *Eil* und *Gri* beschlossen, dass wir das Referat zu dritt machen würden. Er dirigierte uns von der Bibliothek direkt in die Cafeteria, wo er uns drei schwarze Kaffee kaufte und sie mit einer kleinen Flasche Chantré auffüllte, die er aus seinem Rucksack zog.

»Es möge nützen«, sagte er und sah uns eindringlich an und klirrend stießen wir das weiße Porzellan aneinander, dass sich die Leute an den anderen Tischen zu uns herumdrehten.

»Auf die kranke Gesellschaft«, sagte ich.

»Weirdos finden sich«, sagte Dennis, »und dann vergisst man schnell, wie es war, bevor man sich kannte.« Und während der heiße Chantré noch in meiner Kehle nachklang, hörte ich mich das erste Mal seit langer Zeit wieder lachen.

Wir blieben in der Cafeteria, bis man uns die Stühle unter den Hintern wegzog, um sie mit den Beinen nach oben auf die Tische zu stellen. Als wir uns umdrehten, kehrte man hinter uns bereits den Tag hinaus. Uns war danach, zu feiern – und so torkelten wir untergehakt wie eine dreigliedrige Kette durch die verdunkelten Gänge der Universität zum Foyer der Bibliothek, wo die Kulturwissenschaften zu den frühen Stones und dem späten Neil Young feierten. Dennis arbeitete sich durch die Menschenmassen und besorgte uns Getränke, während Adrian und ich die Boxen erklommen. Wir tranken und tanzten und zwischendurch gingen wir nach draußen, rauchten, bis unsere Kehlen trocken waren, und planten dabei unser Referat.

Es muss schon hell gewesen sein, als der DJ schließlich Leonard Cohens *Anthem* spielte. Dennis hatte meine Hand genommen und wie selbstverständlich legten wir einander die Köpfe auf die Schultern und die Hände auf die Hüften. Wir reihten uns zwischen die melancholischen Noten eines Songs, der von einer unperfekten Welt erzählte, in der immer noch Platz für Hoffnung war. Und während wir uns hin und her wiegten, trug uns Cohens tiefe Stimme in einen neuen Tag hinein und mich in ein neues Leben. *Ring the bells that still can ring. There is a crack in everything, that's how the light gets in.*

Es ist einfach zu beschreiben: Ich war glücklich.

Am nächsten Morgen wachte ich mit brennenden Augen auf. Dennis' Kopf lag auf meiner Brust, seine Hand auf meinem Bauch. Adrian fand ich in meiner Wohnküche auf dem Sofa. Er hatte sich ein paar Decken zusammengesucht und sich darin eingewickelt. Sein Arm hing lang ausgestreckt herab und berührte den Boden. Ich lächelte. Seit drei Monaten wohnte ich nun in meiner eigenen Wohnung, und Adrian und Dennis waren meine ersten Gäste. Es war, als hätte jemand eine Seite umgeschlagen und ein neues Kapitel begonnen. Ich vollführte einen kleinen Tanz auf den nackten Fliesen. Ich konnte endlich wieder ausatmen und ließ Dunkelheit und Vergangenes aus meinen Lungen – im absoluten Vertrauen darauf, dass der nächste Atemzug wieder voll mit Leben sein würde.

Die zwei Wochen bis zum Referat, die auf diesen Tag folgten, forderten mir alles ab. Nicht mental, denn ich hatte ein Jahr lang fast nichts anderes gemacht, als Bücher zu wälzen und zwischen den Zeilen zu leben. Der Umgang mit Theorien und der Zugang zu den teils zähen Texten von Foucault waren für mich keine ungewohnten Herausforderungen. Natürlich auch nicht für Adrian, der Philosophie im Master studierte. Dennis hingegen strauchelte, er war der Praxis deutlich näher als der Theorie. Intellektuell war ich also in meinem Element, aber emotional trieb mich diese Zeit bis an den Rand des Schaffbaren.

Ich befand mich in einem beinahe unerträglichen Kontrast zu den Wochen zuvor, die von Verwahrlosung und sozialer Abkehr geprägt gewesen waren. Wir verbrachten die Tage in der Bibliothek und die Abende bei einem von uns zu Hause. Wir kochten, weil Dennis kein Freund des schnellen Essens war und daran glaubte, dass gutes Essen auch die geistigen Fähigkeiten förderte, und ich beobachtete mich selbst zwischen diesen beiden Männern, hadernd mit den Facetten meines Wesens. Ich fühlte mich in diesen Tagen wie eine russische Matrjoschka – jede Puppe eine Persönlichkeit. Und ich spürte, dass die kleinste Puppe, diejenige, in der schließlich nichts anderes mehr enthalten war als sie selbst, noch existierte, irgendwo unter all den Schichten anderer Matrjoschkas, die ich im Laufe der Zeit wie eine Schicht aus Schutzpanzern über mich gestülpt hatte. Und sie war noch nicht erstickt, ich hörte sie atmen. Ich musste es nur schaffen, zu ihr durchzudringen.

Aber es fiel mir alles andere als leicht, den Modus zu wechseln, mich in der Abwärtsbewegung aufzurichten und wenn schon nicht in die Gegenrichtung zu streben, so doch wenigstens ein Level an Mühelosigkeit zu erreichen, das mit Adrian und Dennis mithalten konnte. Die beiden waren so aufrichtig und gut, wie ich es glaubte, niemals sein zu können. Ich trug diesen Schatten auf meinem Buckel, aber er schien sie nicht zu stören. Es waren nicht Adrian, Dennis und ich, es waren wir drei. Und dieses Gefühl hatte ich so lange entbehrt, dass ich mich auf die Zusammenarbeit mit ihnen stürzte, als wäre es alles, worauf ich in meinem Leben je hingearbeitet hätte.

Wir hielten unser Referat über den Zusammenhang zwischen Macht und Architektur in Gefängnissen und nahmen dazu die Gefängnistheorie von Michel Foucault als textliche Grundlage. Wir hatten die Idee, eine Annäherung an das Panopticon nachzubauen, diesem idealen Gefängnis, das der Soziologe Jeremy Bentham konstruiert hatte und dem Foucault ein ganzes Kapitel in seinem Buch *Überwachen und Strafen* gewidmet hatte. Bei dieser Form des Gefängnisses ist der Grundriss kreis- oder halbkreisförmig und die Zellen im äußeren Ring angeordnet, voneinander getrennt mit Blick auf die Mitte, wo der Turm der Wärter steht, uneinsehbar von außen, aber mit Überblick auf jede einzelne Zelle rundherum. *Pan* für alles und *opticon* für sehend. Alles sehend. Zu jeder Zeit.

In den Gefängniszellen, die wir in klein aus Umzugskartons und zweckentfremdetem Uni-Mobiliar der umstehenden Seminarräume bauten, sollten unsere Mitstudierenden während des Referats sitzen und uns zuhören. Wir waren fasziniert von der Idee, das Ganze mit einer Art Experiment zu verbinden, in das wir die Dozentin miteinbezogen: Sie sollte vorgeben, die Seminarnote desjenigen um einen Notenpunkt hochzustufen, den wir, aus unserem in der Mitte stehenden Turm heraus, für am aufmerksamsten hielten, was wir auch mit anschließenden Fragen testen wollten. Studierende, die wir für unaufmerksam hielten, sollten einen Notenpunkt herabgestuft werden. Dabei sollte jede Person nur mit der Nummer angesprochen werden, die die Pappzelle trug, in der sie saß. Zwei würden das Referat halten und einer würde im Turm sitzen und die Kommilitoninnen und Kommilitonen beobachten. In der anschließenden Diskussion wollten wir wissen, was die verschiedenen Effekte, die wir so erzeugten, mit unseren Häftlingen gemacht hatten: Isolierung, Entzug der Individualität durch eine Nummer, Disziplinierungsmaßnahmen durch ein Belohnungs- und Bestrafungssystem.

Die ganze Nacht bastelten wir an unserer Miniatur-Ausgabe des idealen Gefängnisses. Im Baumarkt hatten wir hohe Umzugskartons besorgt, die wir aufschnitten und zu kleinen Kabinen zusammenklebten. Alle zwei Kabinen kam ein Whiteboard, das für die Stabilität des Gesamtkonstrukts sorgte.

Ibrahim war der Erste, der uns am nächsten Morgen entdeckte. Er trug ein blaues Hemd mit gestärktem Kragen – die eindeutige Handschrift des Einflusses seiner Mutter, bei der er noch immer sein Zimmer aus Jugendtagen bewohnte, wie wir später erfuhren. Er steckte seinen dunklen Schopf in die Tür und sagte: »Oh, ein Panopticon. Interessant.«

Mit diesem Satz hatte er sofort Adrians Aufmerksamkeit und wurde quasi unmittelbar zu unserem Freund ernannt – denn als er das sagte, erkannte noch nicht einmal ich selbst die Grundrisse dieses Modells. Alles, was den Raum füllte, waren unfassbar viele Umzugskartons, ein schummriges Licht und in seinem Schlagschatten drei Irre, die sich mit Kaffee abfüllten. Aber Ibrahim erkannte, worauf wir hinauswollten, denn was ihm an Physis fehlte – er war von schlanker Statur und seine körperliche Widerstandsfähigkeit ähnelte der einer Pusteblume –, glich er mit einem scharfen Verstand und einem großen Sinn für Gerechtigkeit aus.

Ibrahim war ein liebenswerter Nerd, einer, der stets etwas unbeholfen wirkte und seine kindliche Empathie und sein Gefühlsleben mit einem famosen, schwarzen Humor vermischte. Dass er noch bei seiner Mutter wohnte, war seiner unbegrenzten Loyalität zu Familie und Freunden geschuldet. Der Vater war einige Jahre zuvor an Lungenkrebs gestorben, Ibrahim das einzige Kind. Wenn er irgendwann einmal eine Frau habe, würde er ausziehen, sagte er immer. Nur, dass er keine Frau fand. Er wirkte zu ungeordnet, zu wenig einordbar auf seine Mitmenschen, um erotisches Interesse an seiner Person zu provozieren. Stets wirkte er so korrekt, dass er nicht auffiel, bei genauerem Hinsehen aber war er immer die kleine Abweichung im Gesamtgefüge: das schiefhängende Bild an der Wand. Die abweichende Farbnuance, die einen Fleck in der Tapete kaschieren soll. Der Bleistift, der falsch herum in der Federmappe liegt. Die Strähne, die einem ins Gesicht hängt. Und dass er noch zu Hause wohnte, wirkte auch nicht sonderlich betörend. Zu Karnevalspartys verkleidete er sich nie und wurde dennoch immer durchgewunken, mit seinem bis zum letzten Loch geknöpften Markenhemd, den Karottenjeans mit dem hohen Bund, den blankgeputzten Wildlederschuhen und der randlosen Brille, durch deren zweieurostückgroße Gläser er einen unaufhörlich anblickte – selbst überrascht davon, wenn man ihn mit einem ungehaltenen »Was ist?« darauf aufmerksam machte.

Er leistete uns in den ersten Morgenstunden nach der Vorbereitung Gesellschaft und wachte pflichtbewusst über unseren Modellaufbau, während wir in der Cafeteria frühstückten. Er war gewissenhaft und man könnte sagen, er wurde die moralische Instanz unserer Clique. Ging die Jugend mit uns durch oder verhedderten wir uns in Flausen und fragwürdigen Ideen, dann war es Ibrahims kritischer Blick, der uns daran erinnerte, dass nicht alles machbar und möglich war, nur weil wir es für machbar und möglich hielten. So sehr wir – und später vor allem Adrian – das auch glauben wollten.

Ben sprach uns nach dem Seminar an. Er war derjenige, der die Herabstufung der Note von uns verpasst bekommen hatte. Die Hälfte der Zeit war er mit seinem Handy zugange und wollte uns weismachen, er hätte Notizen vorgenommen und unsere Aussagen im Internet überprüft. Adrian blieb hart und sagte ihm, dass dies keine Demonstration demokratischer Verhältnisse gewesen sei und es in diesem Modell um Macht ginge, die er ja nun ausreichend gespürt habe. Er solle also dankbar sein. Ben hatte gelächelt, wobei sich seine Grübchen nach innen wölbten, wie kleine Tierchen, die sich zum Kichern zusammenziehen. »Touché«, hatte er gesagt, und uns für den Abend auf einen Drink eingeladen, um seiner Dankbarkeit für diese Lektion gebührend Ausdruck zu verleihen.

In seiner WG tranken wir dann selbstgerührten Mojito, wobei wir auf diversen Fitnessgeräten und Hantelbanken saßen – denn Ben pflegte, was ihm die kühlen Gene seines norwegischen Großvaters mitgegeben hatten: Hochgewachsen, blond, stattlich, war ihm keine körperliche Herausforderung groß genug. Er stählte seinen Körper an den Geräten, joggte jeden Morgen siebeneinhalb Kilometer und ernährte sich gesund – bis auf die Alkoholexzesse am Wochenende, die ihm äußerlich allerdings nie anzusehen waren. Er stand auf skandinavische Punkbands und spielte selbst Saxophon. Ben war gutaussehend in jeder Hinsicht – dennoch fand ich ihn mit seiner feinporigen Babyhaut und den unaufgeregten, stahlblauen Augen kein bisschen anziehend. Anders unsere Kommilitoninnen und einige Kommilitonen. Ben war begehrt. Und er hat nicht eine der guten Gelegenheiten ausgelassen. Verbindlichkeit war nicht sein Ding. Die daraus resultierenden »Dramen mit den Damen«, wie Ibrahim es betitelte, wurden schnell unsere tägliche Dosis Seifenoper.

Leona war eine dieser Damen. Allerdings gab es mit ihr kein Drama. Sie schlief mit Ben und trug seine anschließende Abfuhr mit Fassung. Was ich damals nur vermutete, erscheint mir heute die einzige Erklärung: Dass sie gar nicht ihn wollte, sondern uns. Ben war ihre Eintrittskarte zu unserer Clique, aber smart, wie sie war, hatte sie ihn in dem Glauben gelassen, dass er sie klargemacht und auch abserviert hatte. Leona selbst war weder ein guter Ruf wichtig noch ein Gefühl von Überlegenheit. Falscher Stolz widerte sie an, genau wie ein aufgesetztes Lächeln oder Affektiertheit. Dort, wo es nicht authentisch war, traf man Leona nicht an. Wirklich sozialkompatibel war sie damit nicht. Und wollte es auch gar nicht sein. Alles, was sie brauchte, war ein kleiner Kreis vertrauter Menschen, der sie akzeptierte, wie sie war. In ihrer direkten, rotzfrechen und schrulligen Art, mit ihrem halb rasierten Kopf und den wilden, schwarzen Augen. Obwohl sie alles wollte außer das, fiel sie sogar in Berlin auf. Oder gerade deshalb. Weil sie anders war als das normale Anders in Berlin. Sie war nicht laut und trotzig, um laut und trotzig zu sein. Sie nahm keine Anti-Haltung aus Prinzip ein oder provozierte, um sich zu schützen. Das wäre ihr zu konstruiert gewesen. Sie war dagegen, wenn sie dagegen war. Und ansonsten war sie dafür. Und wenn es nötig war, war sie das auch in einer widersprüchlichen Art, die schmerzen konnte. So konnte sie antikapitalistische Demos besuchen und sich dennoch im Sommer an einer Cola erfrischen. Leona versuchte nie, heilig zu sein – und genau deshalb passte sie in unsere Runde, in der wir alle auf unsere eigene Art sonderbar waren. Weirdos eben.

Von dem Tag an, da wir komplett waren, waren wir unzertrennlich. Uns gab es nie einzeln, wir tauchten immer mindestens zu zweit auf – in allen möglichen Konstellationen. Und genau das hat uns unangreifbar gemacht gegenüber den anderen, die uns nur mäßig interessiert beäugten, aber doch nicht aus den Augen ließen, vor allem aber gegenüber dem Leben. Kein Tief war bodenlos. Für niemanden. Und wurde einer von uns verbal attackiert, sprangen ihm die anderen zu Hilfe. In den Seminaren, die wir besuchten, bereiteten wir auch die Referate und Gruppenaufgaben gemeinsam vor. Für andere war es schwer, einen Zugang zu uns zu finden, aber weder wir wollten das noch sie.

Ein Kommilitone, der sich mal an Leona ranmachen wollte und nach einer Abfuhr von ihr begann, Gerüchte über sie zu streuen, hatte zunächst Sticheleien von Ben und mir zu ertragen und wurde in einem Seminar schließlich von Adrian intellektuell vorgeführt. Als auch das noch nicht ausreichte, bekam er kurzerhand eine körperliche Attacke von Ibrahim – ich glaube, der Kommilitone und Ibrahim selbst waren gleichermaßen überrascht davon. Aber Ibrahim fühlte wie wir alle: Wir waren einander Familie und wir hielten zusammen. Wer einen von uns angriff, griff alle an.

Wir beschützten uns und wir unterstützten uns – auch im Studium. Wir halfen uns gegenseitig durch die Materie zäher Theorien oder die Stunden stupiden Auswendiglernens von Daten, lasen unsere Seminararbeiten gegenseitig Korrektur und forderten uns intellektuell heraus – an ausgezogenen Küchen- und niedrigen Wohnzimmertischen, langgestreckt auf Holz- und PVC-Böden oder in der Uni auf unbequemen Stühlen in der Cafeteria oder der Bibliothek. Das Familiäre umgab uns wie eine Aura, genauso wie das Sonderbare. Irgendeiner nannte uns mal »Adams' Family«. In einer langen Nacht haben Dennis, Ibrahim und ich das damals analysiert, diesen Ausdruck seziert wie den Körper eines in die Falle gegangenen Tieres, und sind zu folgendem Schluss gekommen: Auf die eine oder andere Art haderten wir alle mit dem Leben. Leona hatte bipolare Züge, Ibrahim war ein Muttersöhnchen, Ben litt unter Bindungsangst, Adrian war ein Leader und selbst davon unterfordert, Dennis war ohne Vater aufgewachsen und mich verfolgte die Dunkelheit. Wir tanzten alle unser Tänzchen am Rande der Gesellschaft, aber seit wir uns gefunden hatten, tanzten wir als Formation. Unsere Schritte waren aufeinander abgestimmt, aber nicht abgesprochen. Keiner kannte sie und doch führten wir sie aus, als hätten wir uns nie ohneeinander bewegt. Versuchte nun jemand, von außen Kontakt aufzunehmen, indem er an uns herantrat, so prallte derjenige an unserer Performance ab und geriet ins Stolpern.

Ja, wir waren wie ein zuckender Körper im Strom des Lebens. Und unser Herz war Adrian. War er anwesend, flossen die Energien in seine Richtung. Er betrat den Raum und nahm ihn ein. Man wurde klein neben ihm, ohne dass er andere abwertete. Fehlte er hingegen, waren die Energien eines Miteinanders zwar gleich verteilt, aber niemand wusste so recht etwas anzufangen mit dem Raum, den sonst Adrian für sich vereinnahmte. Am wenigsten die, die ihn am meisten für seine Dominanz kritisierten. Das wurde vor allem deutlich in den Seminaren und auf privaten Partys, wo er fast immer eine treibende Kraft war. Das Raumgreifende und diese absolute Präsenz brachten Adrian sicher nicht ausschließlich Sympathie ein, aber unter den Dozentinnen und Dozenten wurde er für seinen glasklaren Verstand und die Leidenschaft zur Philosophie geliebt, und es war nicht überraschend, dass ihn am

Ende unseres Studiums eine hoch angesehene Professorin aus Poitiers fragte, ob er nicht bei ihr promovieren wolle.

Es muss ungefähr in der Mitte unseres Studiums gewesen sein, als sich Adrian und Leona ineinander verliebten. Wir merkten es an einem irrsinnig heißen Sommertag im August, den Tag hatten wir in einem Gefängnis verbracht, am Rande der Gesellschaft, Aug in Aug mit dem gesetzlichen Abseits.

Während einer Führung durch den Zellentrakt durchschritten wir einen langen Flur, an dem entlang sich die Gefängniszellen positionierten wie Soldaten, die ihrem Befehlshaber Spalier stehen. Ihre Enge war erdrückend und ich fragte mich, wie krank ein System sein musste, das glaubte, die Resozialisation eines Menschen im Anschluss jahrelanger Gefangenschaft auf engstem Raum sei auch nur im Ansatz noch möglich. Sicher, da gab es noch die Sache mit den Ausnahmen und der Regel, aber die Statistiken sprachen eine andere Sprache: Jeder dritte Straftäter wird nach der Haftentlassung rückfällig.

Wir wussten, dass dies hier unsere berufliche Zukunft war – zumindest die von Dennis, Ibrahim, Leona und mir. Adrian studierte Philosophie und Ben Geschichte. Aber da wir anderen gingen, wollten sie auch mit. Die Stimmung war gedrückt. Später würden wir alle einhellig sagen, dass wir das Gefühl hatten, dass es eine große Aufgabe war, der wir uns da stellten, aber in diesem Moment, als wir durch das Gebäude gingen, in dem alles aus Beton und Stahl und jede Tür abgeschlossen war, wussten wir kaum etwas zu sagen. Nur Adrian stellte dem Beamten, der uns herumführte, eifrig Fragen und diskutierte mit unserem Dozenten – er ging auf die für ihn typische Art mit den Dingen um: aktiv statt passiv. Er konfrontierte sich, statt sich runterziehen zu lassen.

Irgendwann bemerkte ich, wie Leona und er eng beieinander gingen. Sie redeten leise und vertraut und ich hatte das Gefühl, sie beruhigten sich gegenseitig. Im Anschluss an die Besichtigung fuhren wir an den Wannsee. Uns war nach Freiheit und Wildheit. Wir wollten lachen, ausgelassen sein. Aber eigentlich war uns allen zum Heulen zumute. Wir entledigten uns unserer Sandalen und wollten uns ins Gras setzen, aber Adrian rannte direkt zum Ufer und prüfte die Temperatur des Wassers. »Zieht euch aus, wir gehen schwimmen!«, rief er und als er sich sein Shirt über den Kopf streifte, verlor er sein Zopfgummi und sein Haar ergoss sich in voller Länge über seine Schultern.

Mir war vorher nie aufgefallen, wie lang es eigentlich war. Quer über seinen Bauch liefen zwei Narben, eine breite und eine deutlich kleinere, die sich an einem Ende leicht überschnitten, so dass der Mittelteil seines Körpers wie eine zentrische Uhr anmutete, die fünf nach zwei anzeigte.

Er war der Erste von uns, der sich seiner Hose entledigte und somit Nacktheit als Maßstab vorgab. Leona zögerte nicht lange und tat es ihm gleich und nur kurz darauf rannten die beiden nackt und kreischend ins Wasser, die Hände fest ineinander verschlungen. Zu dem Zeitpunkt hatten sie schon einige Wochen etwas miteinander am Laufen, ohne dass es jemand von uns bemerkt hätte. Sie erzählten uns später, dass es intuitiv war, als sie einander an den Händen fassten und nur kurz darauf vor unser aller Augen im Wasser knutschten. Die bedrückende Atmosphäre der Gefängnismauern hatte in ihnen den unausgesprochenen Wunsch geweckt, ihr Glück auszuleben und mit der Welt zu teilen. Freiheit und Liebe sind starke Verbündete. Und in dem Moment, als sie uns ihre Zuneigung zueinander offenbarten, war uns allen klar, dass es gar nicht anders hätte kommen können. Sie waren einander Farbnegativ, ergänzten sich auf eine Weise, die wohltuend auch für alle Umstehenden war. Ihre Ecken und Kanten passten perfekt ineinander, sie teilten dieselben Werte, und wo ein derartiger Wechsel von Freundschaft zu Partnerschaft viele Cliquen erschüttert hätte, schweißte es uns nur noch mehr zusammen. Wir alle hätten wohl eine Menge darauf verwettet, dass nichts und niemand die beiden jemals trennen würde. Wenn da nicht die Philosophie gewesen wäre.

# II

»Eine alte Liebe?« Brunos Blick ruht nach wie vor auf mir, als gäbe es weder den Raum um ihn herum noch die Theke zwischen uns. Ich leere das Glas in einem Zug.

»Ein alter Kommilitone.«

»Das eine schließt das andere nicht aus.«

»Gib mir noch einen.« Ich schiebe mein Glas über die Theke.

Als der Krankenwagen in die Grünberger einbog, war ich langsam wieder handlungsfähig geworden. Ich wollte nur noch weg. Ich wollte nicht sehen, wie sie ihn mitnahmen, ich wollte nicht wissen, was mit ihm war. Ich strebte weg, so, wie damals aus dem Viktoriapark, nur dass ich jetzt statt einer Schockdecke der Sanitäter Dennis' Arm um die Schultern trug. Bruno empfing uns an der Türschwelle, von wo aus er das Drama beobachtet hatte, in dem Moment, als der Krankenwagen auf Höhe des *Flatline* abbremste. Er musterte mich von oben bis unten, als würde er meinen Körper auf Verletzungen scannen, dann dirigierte er mich zu einem Stuhl. Seine Mimik hatte er in besorgte Falten gelegt, als er mir ein Gläschen Cognac reichte. Dann bemerkte er Dennis' skeptische Blicke, hielt ihn für einen zugezogenen Hipster und beendete jede Diskussion, bevor sie angefangen hatte.

»Ich habe ja keine Ahnung, woher du kommst, aber das macht man hier so. Und das hilft hier auch.«

Dennis hob an, etwas zu sagen, ich sah es an dem sich senkenden Kehlkopf und der sich hebenden Brust, aber ich war schneller.

»Aus der Vergangenheit«, sagte ich und wagte nicht, ihm in die Augen zu schauen, was ich bis zu dem Zeitpunkt auch nur flüchtig gemacht hatte. In dem kurzen Moment, als er meinen Kopf gegriffen und wie selbstverständlich in Richtung seines

Körpers gezogen hatte, hatte ich einen Blick in seine Augen riskiert, hatte mich vergewissern wollen, dass das hier kein schlechter Traum war, und hatte mich dann in seine Umarmung ergeben. Für alles andere hatte ich keine Kraft gehabt.

Dennis schwieg. Aus dem Augenwinkel sah ich, dass er seine Finger betrachtete, die sich ineinander geklammert hatten. Es gab keinen Raum für Geplänkel, das eben Erlebte schwebte belastend über uns. Die Tatsachen wogen schwer. Zu schwer. Und bevor die Wellen über mir zusammenbrechen und meine Beherrschung hinwegspülen konnten, fügte ich hinzu: »Und dahin wollte er auch gerade zurückkehren.« Und er verstand.

Alle verstanden. Dennis, der nach einem resignierten Schweigen mit einem kurzen Gruß verschwand, Bruno, der mir einen weiteren Cognac einschenkte, und Klaus, der gerade zur Tür hereinkam und nur noch eine peinliche Atmosphäre spürte, die er mit einer erhobenen Augenbraue quittierte, als er einen Schritt zur Seite trat und Dennis durch die Tür ins Freie entließ.

Bruno füllt mir nach und schiebt das Glas wieder zu mir herüber, ohne seinen Blick von meinem Gesicht abzuwenden. Ich proste ihm zu und er trocknet weiter das tropfnasse Geschirr ab. Mit raschen Bewegungen taucht er seine Hände mit dem Handtuch in die Bäuche der Weingläser. Es sieht aus, als würde ein Hund schwanzwedelnd in einem Erdloch verschwinden. Ich trinke den Cognac, den ich ersehne, seit die Sirenen des Krankenwagens verblassten. Der Schock durchflutet augenblicklich meinen Körper wie ein geöffnetes Ventil. Die Coolness in Krisensituationen ist ein inflationäres Konstrukt, sie stirbt, sobald man auf sich selbst zurückgeworfen wird.

»Warum ist Zeit eine so unglaublich unzuverlässige Maßeinheit?«, frage ich in die quadratische Schummrigkeit des *Flatline* hinein. Ein Rudel Gäste sitzt in der Ecke am Fenster, direkt unter der Dartscheibe. Drei Männer und eine Frau. Sie trinken heiße Schokolade mit Sahne, als wäre das hier ein Café. Vor dem Fenster ergießt sich unerwartet und sintflutartig der Himmel und ich bin sicher, wäre der Regen nicht, dann wären auch diese Gäste nicht. Der Sommer ist vorbei und der Herbst wird es genauso schnell sein. Nichts wird die Dunkelheit jetzt noch aufhalten können. Nicht der Cognac und nicht die Vergangenheit, die nach einem Platz in der Gegenwart verlangt. Ich war zu schwach gewesen, mich gegen Dennis' Anwesenheit zu wehren. Vielleicht war es der anhaltende Schock, vielleicht das Blut auf meiner Hose. Wenn der Tod anklopft, ordnen sich die Werte neu.

»Unzuverlässig ist nur die eigene Wahrnehmung«, antwortet Klaus mir und ich bemerke die vertraute Diskretion in Brunos Haltung, als er die Gäste am Fenster bittet, sich an einen anderen Tisch zu setzen.

Er trägt eine weiße Schürze um die schlanken Hüften und während er in freundlichem Tonfall sein Anliegen vorträgt, reiben sich seine Hände an dem Handtuch, das er morgens in seinen Hosenbund steckt und erst abends wieder herausholt. Es ist nicht Mittwoch und doch stapelt Bruno die Tische und zeichnet den Kreidestrich auf den Boden, als gäbe es plötzlich keine Regeln mehr. Thom tritt ein und macht sich mit einem kindlichen Jauchzer daran, sich warmzuwerfen. Es dauert nicht lange, dann sind sie alle da und retten mich. Das beruhigende Gefühl vertrauter Wiederkehr kennt keine Wochentage. Ich werde ruhiger und bitte Klaus um eine Zigarette. Er beugt sich zu mir herüber.

»Die Zeit ist biegsam«, flüstert er mir zu, als wäre er genauso verwirrt vom Samstagsdart wie ich. »Nur darauf kannst du dich verlassen.«

»Die Zeit ist eine Bitch«, konstatiere ich. Ich fühle mich betrogen, denn die acht Jahre, die sie mir vorgegaukelt hat, die acht Jahre, die ich durchgehalten habe, sind innerhalb weniger Minuten zu einer Karikatur ihrer selbst verkommen.

»Steht es schon drin?« Claudi stürmt in unsere kleine Szenerie in der Ecke der Kneipe und greift nach Klaus' Zeitung. Ihr blondiertes Haar auf der einen Seite verklumpt, auf der anderen rasiert. Iri steht wie immer zwei Schritte hinter ihr, ein Gefolgsmann, wie er treuer nicht sein könnte. Wild blättert sie durch die Zeitung und ich habe das Gefühl, sie sucht nicht nach einem Artikel, sondern nach Aufmerksamkeit. Denn die Nachricht hat sie selbst dabei.

»Patrick liegt im Krankenhaus. Eine Überdosis. Er hat Blut gespuckt. Der ganze Hauseingang ist voll. Fabio hat es gesehen.«

Ich lasse die Zigarette fallen und Bruno und ich starren sie an, es ist, als würden wir erst in diesem Moment, als wir sehen, wie eine völlig aufgelöste Claudi in der Zeitung nach einer Nachricht über ein Ereignis sucht, das erst vor wenigen Minuten stattgefunden hat, mit voller Wucht in das Ausmaß dieses Ereignisses geschleudert. Die schrille, panikerfüllte Stimme, mit der sie uns das grausame Ereignis vor die Füße wirft, gleicht der kalten Brutalität, mit der man einen Löffel in ein offenes Herz rammt und einmal rechts- und einmal linksherum dreht. Wie eine Fontäne steigt mir die Übelkeit die Kehle empor und ich greife hastig nach einer Handvoll Pistazien, während ich versuche, den Raum von mir zu schieben, der sich auf einmal um mich schließt, wie ein Gefängnis.

»Was? Wohin hamse ihn jebracht?« Thoms Augen sind weit aufgerissen. Der Dartpfeil in seiner Hand wirkt deplatziert.

»Na, hier ins Vivantes.« Claudi nickt in eine Himmelsrichtung, die falscher nicht sein könnte.

»Die ham ihn fast verrecken lassen. Die Bullen sind an jeder Ecke, aber wenn de mal nen Sani brauchst, is keener da.«

Menschen, die auf einen Krankenwagen warten, gleichen sich oft in ihren Aussagen. Es hätte sich angefühlt wie Stunden, obwohl es nur wenige Minuten waren. Da ist es wieder, dieses unzuverlässige Konstrukt der Zeit. Und während Claudi haarklein ihre aufgeschnappte Version der Dinge erzählt, Patrick ein weiteres Mal leblos im Hauseingang liegt, um sich nur kurz darauf in Krämpfen zu winden und seinen Blutsturz über mich zu ergießen, spüre ich wieder die Kürze meines Atems und das fehlende Gefühl für meinen eigenen Körper, während ich seinen stütze.

»Nur ein Passant hat geholfen«, ereifert sich Claudi.

Diesmal ist es Bruno, dem ich ins Wort falle, visuell ins Wort falle, mit einem eindringlichen Blick verhindere ich, dass er verwundert ergänzt, dass ich ja auch dabei gewesen war. Unmerklich schüttle ich den Kopf und Bruno senkt den seinen und nickt genauso unmerklich. Ich könnte sie nicht beantworten, die Fragen, die mir Claudi und Thom daraufhin stellen würden. Ich hätte keine Antworten, keine Details, nach denen sie so sehr begehren. Und dann erzählt Claudi wieder die Geschichte ihrer Schwester, die von ihrem Mann auf der Straße zusammengeschlagen wurde, ohne dass jemand eingriff. Er ließ sie liegen und sie starb an inneren Blutungen. Das war zwar in einem anderen Bezirk und zu einer anderen Zeit, ergänzt sie. Aber heute sei alles noch viel schlimmer.

Und sie hat recht. Denn schon im nächsten Moment ist wieder Mittwoch an einem Samstag. Thom wirft den ersten Pfeil, Claudi folgt. Das Leben geht weiter. Und die Übelkeit erreicht meine Fingerspitzen. Ich werfe das Glas mit den Pistazien um, die eilig über den Boden fliehen wie freigelassene Tiere. Alle Blicke sind auf mich gerichtet.

»Für Tequila nur noch Wasser«, ruft Fridolin und Miller klopft ihm zustimmend auf die Schulter.

Das Zittern beherrscht meinen Körper, als ich die beigefarbenen Kokons einsammele, aus denen hier und da bereits das salzige Grün herausguckt. Mein Atem wird schneller und ich spüre, wie es sich in mir aufzubäumen beginnt. Es gibt zu viele Situationen, in denen ich nicht handle, sondern gehandelt werde.

»Die Zeit ist nicht biegsam«, murmle ich. »Sie ist gnadenlos.«

Mit dem Kopf stoße ich gegen die Theke, das *Flatline* dreht sich, und ich versuche verzweifelt, mich aufrechtzuhalten, wissend, dass die Aufmerksamkeit der anderen das Ruder nur noch mehr außer Kontrolle bringen wird.

Klaus, der dicht neben mir gesessen hatte, versucht, stützend nach meinem Unterarm zu greifen, doch gerade noch rechtzeitig erinnere ich mich an das Blut, das überall an mir klebt. Patricks Blut an meinen Armen. Ich müsste mich als Opfer oder als Heldin erklären – die eine Rolle kenne ich auswendig und für die andere bin ich nicht geeignet.

Die Angst vor der Enttarnung trägt mich schließlich mit verschränkten Armen in ein temporäres Gleichgewicht, dessen Zeitfenster groß genug ist, um Nüchternheit zu demonstrieren. Ich reiche Fridolin und Miller die Pistazien, lächle Thom an, halte Brunos Blick stand und gebäre sogar noch ein Zwinkern in Klaus' Richtung: »Ich beuge mich der Unzuverlässigkeit meiner körperlichen Wahrnehmung. Gute Nacht.«

*Alles gut?*, formuliert Bruno stumm mit den Lippen und ich nicke und sage leise, damit es niemand außer ihm hört: »Ja, danke. Ich brauche nur Schlaf.«

Dann trete ich zurück auf die Straße, die nicht mehr dieselbe ist. Die Kälte reißt mich fast in die Dunkelheit hinaus, als hätte sie wie ein eifersüchtiger Liebhaber auf mich gewartet. Die zwanzig Meter bis zu meiner Haustür gehe ich dicht an der Wand, keuchend wie eine alte Frau.

Madlen ist nicht zu Hause. Aus dem Augenwinkel sehe ich einen Zettel auf dem Tisch liegen, doch die Übelkeit schiebt mich vorwärts, geradewegs ins Bad. Ich beuge mich über die Kloschüssel und der Blick in Patricks Gesicht, das sich im Wasser spiegelt, schnürt mir die Kehle zu. Ich schluchze laut, aber er verschwindet nicht. Wieder spüre ich das Echo seines Zitterns in meinem Körper, spüre seine Angst. Ich will seinen krallenden Griff aus meinem Arm reißen und fasse in sein getrocknetes Blut. »Es ist nur Patrick«, murmle ich. »Nur Patrick.« Aber seine Angst hat die Zeit überdauert, ist die Summe meiner Schuld mit Zins und Zinseszins, diese uralte Schuld, die ich in mir trage. Sein Leid ist meines und ich widerstehe der Versuchung, die 112 zu wählen und zu fragen, wo die Ambulanz denn bleibe.

Als ich auf dem Boden aufschlage, wünsche ich mir Blut.

Ich wünsche mir eine Öffnung im Kopf, aus der alles hinauslaufen kann. Der Druck zu groß, die Angst zu mächtig. Ich möchte ausbluten, mich leeren von Erinnerungen und Verfehlungen, begehre einen emotionalen Aderlass. Doch ich bleibe unversehrt. Die Vergangenheit ist wieder so real, wie es die Gegenwart ist, und ich weiß, dass meine Flucht misslungen ist. Erschöpft und außer Atem gebe ich den Widerstand auf und lasse die Stunden beginnen. Stunden, in denen ich mich stellen muss. Ich hatte die Chance, zu verhindern, dass es so weit kommt. Ich habe ihn übersehen. Ich habe den Weg übersehen, auf dem er sich befand. Jeder Mensch auf dieser Welt hätte eine Entschuldigung. Aber nicht ich. Ich war vorbereitet gewesen. Ich hätte es erkennen können. Ich hätte es verhindern können und müssen. Wieder und wieder bin ich Patricks ausgemergeltem Körper in den Straßen begegnet, seinem irren Blick, der um Hilfe bat und dem sich so leicht ausweichen ließ, indem ich mir einredete, dass er nur einen Trip führe. Einen einzigen Trip – monatelang. Welch Farce, welch schlechte Tarnung meiner Angst. Selbst wenn acht Jahre wie im Flug vergehen – die Distanz zu sich selbst überwindet man nicht mal eben so.

Und als er schließlich dicht vor mir lag und ich ihn berührte, ertastete ich nicht die Härte des Straßenlebens an seinen Knochen, sah nicht Patricks ausgezehrten Körper, nein, ich sah nur die Narben, die quer über den braungebrannten Bauch liefen, sah nicht Patricks stoppeligen, kahlen Kopf, sondern griff nach den blonden Locken im Nacken unter dem Kapuzenpulli. Diese Locken, auf die ich starr meinen Blick gerichtet gehalten hatte, vor acht Jahren, als wir im Viktoriapark versucht hatten, ein Leben zu retten.

Nein, ich habe mich nicht verloren in der Zeit. Ich habe mich bloß in ihr geirrt. Nur Dennis erkannte es und sein Griff um meine Handgelenke bewahrte mich davor, die Jahre weiter zu vermischen und erneut einen Fehler zu begehen. Und ich schluchze, schüttle meinen Kopf, bis er erneut gegen die Keramik des Bades schlägt. Ich kann es nicht weiter leugnen.

*Wenn der Tod anklopft, ordnen sich die Werte neu.* Und er klopft laut und lauter, bis es in einer endlosen Diskussion von den Wänden widerhallt. Und als ich die Kühle der Fliesen berühre, die sich über mir auftürmen bis kurz unter die Decke, erfahre ich in meiner Verzweiflung eine befreiende Form der Ausweglosigkeit. Dennis hat mich gefunden und es gibt nichts, was den Lauf der Dinge jetzt noch stoppen könnte. Die Vergangenheit ist zurück. Und mit ihr auch Adrian.

# 12

Adrian war an einem Sonntagmorgen gestorben. Wir fanden ihn im Viktoriapark, vierunddreißig Minuten, nachdem uns seine SMS erreicht hatte: *»Ich habe es übertrieben. Goodbye, Folks.«* Diese Nachricht hat vor allem seine Familie lange beschäftigt. Adrians Eltern erschienen diese Worte zu klar, zu punktiert und zu fehlerfrei für jemanden, dessen Herz nur wenige Minuten später zu schlagen aufhören sollte. Wieder und wieder riefen sie bei Leona und Dennis an und drängten darauf, ihnen doch die Wahrheit zu sagen. Ob er in Schwierigkeiten gewesen sei oder sich Feinde gemacht habe. Es schien, als wollten sie unbedingt glauben, dass jemand anders Adrian die Drogen verabreicht oder sogar die Nachricht geschrieben hatte. Für uns aber trug diese Aktion eindeutig Adrians Handschrift. Alles oder nichts. Ganz oder gar nicht. Und wir hatten immer gewusst, dass er eines Tages einen großen Abgang machen würde. Dass »groß« in diesem Fall vor allem tragisch bedeutete, hatten wir allerdings nicht geahnt.

Dennis war fünfzig Meter früher bei Adrian als ich. Wir stürmten durch zwei verschiedene Eingänge in den Viktoriapark. Dieser Moment ist für mich nicht in Zeit messbar, weil alles in Zeitlupe ablief, von dem Moment an, da ich die Nachricht erhalten hatte und Dennis mich nur Sekunden später anrief, um mir Adrians Standort zu nennen, den er per App geortet hatte. Wir hatten diese App mal aus Spaß installiert. In einem Anfall von freundschaftlicher Fürsorge, um uns nachts nach Hause begleiten zu können. Sie übermittelte den Standort an ausgewählte Freunde, die dann den Weg nachverfolgen konnten, den man ging. Man konnte dabei chatten oder telefonieren oder einfach nur hin und wieder mal einen Blick auf die Karte werfen, um zu sehen, wo sich der andere gerade befand. Dazu gab es zwei Buttons. Einen grünen Button, den nur der Nutzer sah. Mit einem Klick konnte man so signalisieren, dass man sicher zu Hause angekommen war. Mit dem anderen, dem roten Button, konnten sowohl der User als auch seine Begleiter den Notruf anwählen, der gleichzeitig automatisch den Standort an die Polizei übermittelte. Wir fanden es praktisch und es gab unserem nächtlichen Nachhauseweg etwas Sicheres, aber auch Aufregendes.

Nicht im Traum hätten wir geahnt, dass uns diese App zu einem Wettlauf gegen die Zeit antreiben würde. Natürlich hatte Dennis sofort gewusst, was passiert war. Adrian hatte seit Wochen mit den verschiedensten Drogen experimentiert. Bewusstseinserweiterung und eine nicht zu bremsende Neugier waren sein Antrieb gewesen. Es hatte uns Sorgen bereitet, ja. Aber wir waren selbst jung gewesen, das Universum erschien uns groß und gütig. Dieser Fall, der dann eintrat, war in der Theorie möglich. Aber niemals hätten wir ernsthaft geglaubt, dass er zur Realität werden würde. Zu *unserer* Realität.

Acht Jahre ist es her und ich erinnere mich noch an jede einzelne Sekunde, die ich Adrian am Boden liegen sah. Im Augenwinkel sah ich von rechts Dennis herankommen. Er war schnell, schneller als ich, aber nicht schnell genug. Er packte Adrian und schüttelte ihn, zog seine Augenlider hoch und schlug ihn zweimal ins Gesicht. Als Adrian keine Reaktion zeigte, prüfte Dennis Puls und Atmung und begann dann mit der Herz-Rhythmus-Massage, die Arme gestreckt, die Hände übereinandergefasst und die Finger ineinander verhakt. Als ich den leblosen Körper unseres Freundes erreichte, berührte mein Mund auch schon seine Lippen, während die eine Hand seine Nase zuhielt und die andere sein Kinn fasste und nach unten zog, so dass sich sein Mund öffnete. Im Einklang und in absurder Harmonie versuchten wir, das Leben unseres Freundes zu retten. Irgendwann kam der Rettungswagen und der Notarzt löste uns ab. Mit einem Schlag waren wir nur noch Zuschauende am Rand des Geschehens, waren keine Akteure mehr, nicht einmal mehr Statisten in diesem Drama ohne Happy End. Dennis krallte sich in meine Schultern und fassungslos sahen wir zu, wie die kleine Szenerie aus Rettungskräften um das Leben in Adrians Körper rang. Und bereits in dem Moment, als der Notarzt Adrians Tod feststellte und die Sanitäter ein weißes Tuch über ihn deckten, wusste ich, dass unsere Jugend vorbei war. Dass wir jung und naiv in den Viktoriapark gestürmt waren und ihn nur eine Stunde später alt und gebrochen wieder verließen. In mir herrschten kriegsähnliche Zustände. Aber nach außen hin war ich stumm und weiß wie ein Leintuch. Meine Nerven kollabierten und ich erstickte beinahe an den Schreien, die lautlos in mir wüteten.

Wir sprachen noch lange mit dem Notarzt, vielmehr sprach er mit uns. Er sagte, wir hätten alles getan, was wir konnten, dass er beeindruckt gewesen sei von unserer Synchronizität bei den Wiederbelebungsmaßnahmen, aber das nicht einmal er Adrian noch hätte retten können.

Dennis war erleichtert. Ich spürte es, weil ich dicht neben ihm stand und sein ganzer Körper mit einem Mal erschlaffte und eine merkwürdige Anspannung aus ihm wich. Ihm war es wichtig, zu hören, dass wir nicht schuld waren, weil es ihm die Frage beantwortete, ob wir etwas falsch gemacht und vielleicht unseren Freund auf dem Gewissen hatten. Adrian, sein bester Freund, war gerade gestorben und das erste Gefühl, das Dennis verspürte, war Erleichterung. Ich erbrach mich neben den Rettungswagen. Die Worte des Notarztes halfen mir nicht, denn tief in mir wusste ich, dass wir ihn hätten retten können. Viel früher, weit vor diesem Tag.

# 13

Der Morgen nach Patricks Zusammenbruch ist mir erstaunlich vertraut. Mein Körper ist kalt und als ich die Augen aufschlage, starre ich in kaltes Weiß. Eine andere Form des Nichts. Die Kacheln blicken noch immer in ungebeugter Eintönigkeit auf mich herab. Ihre widerspiegelnde Oberfläche ist mir unheimlich, ich fühle mich beobachtet.

Mein Körper ist ausgekühlt, ich bin nur noch in Unterwäsche und weiß nicht, wieso. Es riecht nach Erbrochenem, und als ich mich aufstütze, fasse ich in dunkles Blut. Mit letzter Kraft ziehe ich mich am Rand des Waschbeckens hoch und blicke in den Spiegel, aus dem mich ein fahles Gesicht anschaut, dessen Haut sich über die Wangenknochen spannt, als wäre sie mir über Nacht zu klein geworden. Hatte ich mich zu Anfang noch gegen die Erinnerungen gewehrt, musste ich irgendwann einsehen, dass in Momenten der Machtlosigkeit der innere Rückzug oft der einzige Weg ist, um zu überleben. Und ich hatte alles geschehen lassen, hatte die Bilder der Vergangenheit an mir vorbeiziehen lassen und mich dabei mehrmals übergeben, bis am Ende nur noch bittere Galle aus meinen Mundwinkeln getropft war.

Ich putze mir die Zähne, reibe anschließend die Zahnpasta mit dem Finger tief in die letzten Winkel meines Mundes und befühle das getrocknete Blut, das die Beule an meinem Kopf umrahmt. Kraftlos krabble ich den langen Flur entlang in die Küche. Wieder Fliesen. Die Dinge in meinem Leben wiederholen sich auf unerträgliche Art und Weise. Ich wickle mich in den Läufer, der sich quer durch die Küche streckt, und rolle mich so klein zusammen, wie ich kann.

Ich weiß nicht, wie lange ich dort schon liege, als ich sie höre. Erst leise, wie ein sonores Schnurren, ein Ventilator in heißen Sommernächten, schraubt sich ihr Atem in rasende Höhen, unterlegt von seinen abrupten und stoßweisen Lauten. Mathias vögelt sich schon länger durch Madlens Leben als jeder Mann vor ihm. Und wo mich vor wenigen Tagen noch die Tatsache einsam machte, dass der Sex vor meiner Nase stattfindet, ist es heute ein anderer Schmerz, der an seine Stelle tritt: Ich war sicher gewesen, allein in der Wohnung zu sein. Dass ich mich geirrt habe, bedeutet, dass ich nur wenige Meter neben Madlen und ihrem Lover gelegen habe, zergehend in Blut und Schmerz, konfrontiert mit Erinnerungen, gegen die anzukämpfen ich nicht länger die Kraft hatte. Wäre ich nicht allein gewesen damit ... Liebe hätte mich retten können. Sie war anwesend, zum Greifen nahe. Aber zu beschäftigt.

Als das Stöhnen in ein Murmeln übergeht, springe ich auf. Mit dem Läufer um die Hüften eile ich in mein Zimmer. Wahllos streife ich mir Kleidung über, zähle nicht die Socken, nicht die Hemden und Pullis, die ich um mich schlinge wie die Häute einer Zwiebel. Mit Herzklopfen stehe ich an meiner Zimmertür, das Ohr gegen das lackierte Holz gepresst. Ich höre sie kichern, liebend und atemlos miteinander ringen, bis einer von ihnen die Zimmertür öffnet und kurz darauf die Badezimmertür schließt. In einer Mischung aus zufällig und leise öffne ich die Tür, vorbereitet auf alle Eventualitäten einer Begegnung. Doch der Flur ist lang und leer. Wie immer.

Fabio lehnt am Tresen, als die Klingel über der Tür mein Hereinkommen ankündigt. Er steht reglos, den Blick in innere Tiefen gerichtet, während die linke Hand den Zeigefinger seiner rechten Hand in das Band seiner Schürze wickelt. Er bemerkt mich nicht gleich, aber als ich seine Schulter berühre, zuckt er nicht zusammen.

»Bella«, sagt er nur und ich frage mich, ob er eigentlich der Einzige ist, der einen positiven Namen für mich hat. »Ich habe vergessen, eine Zigarette für dich zu drehen.«

»Mir reicht schon ein Wasser.« Ich fühle mich ausgetrocknet.

»Die Welt steht still. Spürst du?« Er dreht sich zu mir um, die braunen Augen leicht geweitet und in unbewegter Traurigkeit. Seine Schürze ist rot befleckt, die Tomatensoße des Morgens haftet an ihm wie mein Blut der Nacht am Badezimmerteppich.

»Patrick ist auf der intensiven Station. Bruno hat es erzählt.«

Ich entscheide mich für Tonlosigkeit, hoffend, dass die Antwort ebenso unspektakulär ausfällt: »Und?«

»Du hast ein Leben gerettet, Tequila.«

Fabio lächelt, geht hinter den Tresen, taucht seine Hand in trübes Abwaschwasser. Es sieht aus, als fische er nach etwas, nach dem Schwamm oder nach Geschirr, das sich seinem letzten Waschgang entzogen hat. Aber dann bemerke ich, dass er seine Hände einfach nur in das Wasser hält und gleichmäßig von rechts nach links schwingt. Wieder und wieder.

Es ist wie der Knoten einer engen Fesselbindung, der sich in mir löst. Er lebt, er hat es geschafft, Patrick lebt! Ich schließe die Augen, höre das Telefon klingeln und während sich Fabios Schritte entfernen, weiß ich, dass ich einen kleinen Moment für mich habe. Mit seinem Tabak drehe ich mir eine Zigarette, und stelle mich an die Tür des *Ristorante*. Ich rauche tiefe Züge, halte den Rauch lange in den Lungen. Ich muss mich zusammenhalten, jetzt, wo dieser Knoten, dieses starre Gebilde an Schuld mich nicht mehr zusammenhält. Zu vertraut war es und ich habe Angst, dass es über die Jahre zu einem unverzichtbaren Fixpunkt geworden ist. Ich habe immer gehofft, dass ich es irgendwann wiedergutmachen könnte, dass ein Moment wie der an Patricks Seite, wo ich funktioniere, ein Moment totaler Befreiung sein könnte, ein Moment, in dem sich die kleinen Verletzungen im Gefüge der Ereignisse wieder schließen würden und wo mein Leben wieder eine Waagerechte, eine Balance einnehmen würde. Ich habe es gehofft, ja. Aber ich habe auch nie vergessen, was Ben damals zu mir gesagt hatte, als wir auf Adrians Beerdigung ein letztes Mal zusammengekommen waren: »Von dieser Erschütterung erholt sich die Welt nicht.« Ich hatte gewusst, dass er sich und unsere Welt gemeint, dass er, genau wie ich, gespürt hatte, dass die Geschichte, die wir gemeinsam begonnen hatten, zu schreiben, sich ohne Adrian nicht fortschreiben ließ. Und weil ich in meiner tiefen Verzweiflung ebenso gespürt hatte, dass ich selbst die Brücken hinter mir einreißen würde, bevor sie unter mir zusammenbrechen und mich mit in die Tiefe reißen würden, hatte ich mich an die Verallgemeinerung in seinen Worten geklammert, daran, dass er die Menschheit als Ganzes gemeint hatte, die einen Verlust erlitten hatte, und dass es auch diese Menschheit sein würde, die dies gemeinsam trug – egal, wo und wie ich mein Leben fortsetzen würde, ich würde nicht allein sein.

Aber natürlich war ich damit allein gewesen, weil es die Menschheit nicht interessierte und auch nicht betraf, und so war es nur logisch, dass sich auch nichts geradegerückt hatte, jetzt, nachdem die Gelegenheit gekommen war, etwas »wiedergutzumachen«, was sich nicht mehr gutmachen ließ. Es hat sich nichts geradegerückt, es hat sich keine Lücke geschlossen, die Vergangenheit erscheint in keinem neuen Licht. Adrian ist nach wie vor tot, Dennis ist wieder da und ich bin dieselbe – die, die in einem Moment versagt und in einem anderen, einem ähnlichen Moment zumindest nicht ganz versagt hat. Mein Einfluss auf die Ereignisse war nicht groß, nicht damals und nicht gestern, und er wird es auch in Zukunft nicht sein. Es ist dieses Labyrinth der menschgemachten Werte, dieser Fluch von richtig und falsch, indem es sich so leicht verirren lässt. Diese unnatürliche Moral und die Fähigkeit zu Bewusstsein, die von sich behaupten, unsere Spezies erst zu dem zu machen, was sich *menschlich* nennt. War es uns nur auf diese Weise möglich, uns als an der Spitze der Schöpfung ansässig zu betrachten? War der Preis nicht ein sehr hoher?

Wo es ein Netz aus richtig und falsch gab, dem eine höhere Instanz wie ein Gewissen überstellt war, ließ sich das Leben auch in ein Vorher und ein Nachher teilen – ein *vor der Verfehlung* und ein *nach der Verfehlung.* Wie eine geometrische Anordnung sehe ich sie vor mir, diese Aneinanderreihung von Werten, in denen sich Menschen verorten und klassifizieren lassen. Die Macht der Konditionierung, die Macht der Sozialisierung. Niemand stand je neben mir, um mir zu sagen, dass ich versagt habe. Niemand hatte mit dem Finger auf mich gezeigt. Im Gegenteil. Alle waren unglaublich darum bemüht gewesen, mir einzureden, dass ich getan hatte, was ich hätte tun können. Dass Adrian allein die Verantwortung für sein Tun und Handeln getragen, dass ich alles gegeben hatte, dass ich ein guter Mensch sei, liebend und sorgend, dass es keine Warnzeichen gegeben hatte, und falls doch, dass auch hier wieder die Vernunft des Einzelnen zählte, der die Entscheidungen für sein Leben träfe. Wie haben sie auf mich eingeredet damals! Die Sanitäter, die Polizei, die Seelsorger, mein Umfeld, die Dozentinnen und Dozenten. Je mehr sie auf mich eingeredet haben, desto verschlossener wurde ich, desto dünner wurde mein Repertoire an noch sagbaren Worten und durchführbaren Handlungen. Denn die Worte, die sie an mich richteten, waren Phrasen, die nicht dazu dienten, mir zu helfen, sondern nur gesprochen wurden, um sich selbst in der Situation komfortabel zu betten. Sie stammten aus derselben Schublade, in der auch die Ermutigungen lagen, denen ich mich gegenübersah, wenn ich mich mal wieder »hängenließ« oder mich doch einfach nur »zusammenzureißen« brauchte. Diese Worte hatten mit mir nichts zu tun. Ihr einziges Ziel war es, ihren Sprecher aus der Tragik zu lösen. Niemand wollte sehen, was Adrians Tod mit uns gemacht hatte, fühlen, was es hieß, sich mit Vorwürfen zu quälen und mit Schuld beladen zu sein, niemand wollte sich mit der Dunkelheit in mir auseinandersetzen, die vielleicht auch ein Teil der Dunkelheit in ihnen hätte sein können.

Man nennt es Dinge »schönreden« und es ist auch erkennbar in der Inkonsistenz des Gesagten. Denn dort, wo ich hätte funktionieren können, indem ich die Zeichen rechtzeitig gedeutet und gehandelt hätte, ob bei Adrian oder bei Patrick, gestand man mir zu, zu versagen. Aber dort, wo ich gelähmt und handlungsunfähig war, weil ich die Ursache meines Leids erst einmal hätte beseitigen müssen, um die Lösung für die Beseitigung des Leids zu erreichen, dort verlangte man mir Unmögliches ab. Unmenschliches. Und so erreichte mich keines ihrer Worte jemals.

Ich drücke die Zigarette an der Hauswand aus und lasse den toten Stummel in meine Manteltasche gleiten. Ich habe mich geirrt. Es war nicht ein Moment wie Patricks Zusammenbruch, der mich hätte erlösen können. Es gab nie etwas, von dem ich mich hätte erlösen können. Und es gab auch nie etwas, von dem ich hätte erlöst werden müssen. Ich bin frei. Und es ist genau dieses Paradoxon, dass die Unfreiheit selbst schon seit ihrer Geburt ein Irrtum ist. Das Konzept von Schuld, die Idee von Freiheit und Unfreiheit ist menschgemacht. Ich habe mich schuldig gesprochen. Niemand sonst. Somit kann auch nur ich mich wieder freisprechen.

Ich trete in das Dunkel des *Ristorante* und sehe Fabios Umrisse, der wieder seine Arme im Abwaschwasser schwenkt.

»Zehn Reservierungen für heute Abend«, sagt er.

Ich trete ganz nahe an ihn heran, um ihn sehen zu können, solange meine Augen sich noch nicht an den Lichtunterschied gewöhnt haben.

»Warum hast du Claudi nicht erzählt, dass ich auch da war, als es passierte?«

Fabios Hände ziehen weiter ihre Bahnen durchs Wasser. »Ich habe nicht nur Spaghetti im Kopf, Bella.«

Ich nicke, habe das Gefühl, mich bedanken zu müssen, aber jedes Wort des Dankes wäre wie ein Eingeständnis, wie das offizielle Öffnen einer Tür zu meinem Innern. Fabio ist nicht der Richter, ich bin es selbst.

»Ich sehe gut, weißt du.« Er blickt mich an. »Du und Patrick, ihr seid ähnlich. Er versteckt sich in Ecke von Häusern, du versteckst in deine Kopf.«

Ich lächle, versuche, die Wertung aus dem Wort *verstecken* zu eliminieren. Es ist nur ein Wort ohne Bedeutung. »Blödsinn«, sage ich.

»Doch. Du magst nicht das Licht. Nicht draußen und nicht drinnen.«

»Ich hätte gern ein Glas Wasser«, sage ich.

Fabio nimmt die Hände aus dem Becken und ein milchiger Film rinnt durch das Dickicht seiner dunklen Armbehaarung. Er reicht mir das Glas Wasser und blickt mich an. »Hast du nicht Familie?«, fragt er.

»Hast du nicht Gäste?« Ich nicke zum Tisch am Fenster, an dem soeben eine ältere Dame und ein Mann mittleren Alters Platz genommen haben.

Wortlos wischt sich Fabio die Hände an seiner Schürze ab und tritt an den Tisch. Die Aura der klaren Besonnenheit und Disziplin folgt ihm überall hin, eine Art Gastronomen-Gen, denke ich. Dieselbe Ergebenheit an die Arbeit hatte ich schon bei Erika bewundert, die Gastronomin unseres Stammcafés zu Studienzeiten, die selbst in den trübsten Stunden der Flagge der Disziplin folgte.

An einem heißen Sommertag vor vielen Jahren hatte ich ihr kleines Café betreten, um in der Kühle des Hinterhofambientes eine Pause von der Hitze zu nehmen. Seit Tagen waren die Temperaturen erdrückend gewesen und hatten die Welt zum Stillstand gezwungen. Erika hatte am Tresen gestanden, den Kopf gesenkt, so dass ihr das weiße Haar in die Augen gehangen hatte, die Mimik wie eingefroren. In der Hand hatte sie einen Schlüssel gehalten, den sie zwischen den Fingern gedreht und gewendet hatte, als suche sie in den verschiedenen Positionen nach einer Lösung.

»Mama ist tot.« Zunächst war es weniger der schockierende Inhalt der Nachricht gewesen, der mich hatte erstarren lassen, sondern vielmehr das Fehlen jeglicher Emotionen in ihrer Stimme. Ihre Worte waren eine einfache Feststellung gewesen. Sie hätte auch sagen können: »Der Espresso ist alle« oder: »Wir haben geschlossen.« Aber sie hatte einfach nur dagestanden und sich auf die Fakten beschränkt. 73 Jahre. Schlaganfall. Schmerzfreier Tod. Und der Schlüssel zum Bankfach in

Österreich mit den wichtigen Papieren hier bei Erika in Berlin. Sie hatte mich nicht angeblickt, wir hatten bloß schweigend nebeneinandergestanden. Ich ratlos und in verschwitzten Klamotten, sie besonnen in unantastbarer Professionalität und verkündend, dass sie nicht nach Österreich könne, um die Beerdigung vorzubereiten. Dass sie den Laden nicht dichtmachen könne und nun auf den Kurier warte, der den Schlüssel abholen und zu ihrem Bruder bringen würde. Ich erinnere mich noch gut, dass mich diese Form von Disziplin und Fleiß befremdet hatte – mir aber zu viele Informationen gefehlt hatten, um mir ein abschließendes Urteil machen zu können. Ich hatte mich zerrissen gefühlt, ganz so, als verlange man mir eine wichtige Entscheidung ab, ohne mir die Konsequenzen mitzuteilen. Das Verhältnis von Erika zu ihrer Mutter oder eine finanzielle Situation, die ihr ein paar freie Tage unmöglich gemacht hatten – es war mir unglaublich schwergefallen, Ansätze für ihre Beweggründe zu finden, und meine damalige Selbstsicherheit war bedrohlich ins Schwanken geraten. In diesem Moment des Ringens war er in den Laden gekommen, die feuchten Haare nach hinten gestrichen, in der Hand eine Flasche Cola.

»Wer ist gestorben?«, hatte Adrian gefragt und ich weiß bis heute nicht, ob es eine komisch gemeinte Floskel gewesen war oder Ausdruck seines unvergleichlichen Talents, Situationen oft blitzschnell bis in erschreckend kleine Details zu erfassen.

»Mama.« Erika hatte den Kopf gehoben und Adrian angeblickt, die Augen schmal wie gekippte Mandeln, von intensivem Schokobraun, die Haut wächsern, die Hände, die sich an den Schlüssel klammerten, zittrig. Und noch bis heute erfasst mich dieser Schauer, als ich Zeugin eines stillen Verständnisses unter rationalen Menschen geworden war. Ein Verständnis, das in der Lage ist, den Emotionen Einhalt zu gebieten, ohne sie zu erdrücken, und somit genug Raum zu schaffen für Lösungen.

Adrian hatte die Flasche auf den Tresen gestellt und die dumpfe Berührung mit Holz war das einzige gesprochene

Wort gewesen. Er hatte nach Erikas Schulter gegriffen, und ohne, dass ich wusste, wie, war es entschieden gewesen.

Noch am selben Abend hatten wir unsere Mission begonnen. Von uns hatte niemand Erfahrung in der Gastronomie gehabt. Außer Adrian. Und so hatten wir uns stark gefühlt und waren sicher gewesen, dass wir das Kind schon schaukeln würden. Wir hatten die ganze Nacht das Bedienen von Espressomaschine und Backofen geübt, den Teig für die Pizzen gerührt und uns später die angetrockneten Reste von den Ellenbogen gepult. Erst als die Nacht bis zu den Fenstern vorgedrungen war, hatten wir uns eine Rast gegönnt, die Beine auf mehligem Boden ausgestreckt, die Rücken an die Wand oder aneinander gelehnt. Irgendjemand hatte eine Flasche Tequila dabeigehabt und auf eine magische Weise waren die Räumlichkeiten in den folgenden Stunden zurück in die Vergangenheit gekehrt, aus der das Café seinen Namen übernommen hatte: *Bettenlager*. Ein ehemaliges Lagerhaus für Matratzen und Bettgestelle.

Als wenige Stunden später das erste silbrige Licht über die Dachfirste gestiegen war, nicht lange, bevor das Café öffnen sollte, waren wir noch immer breit wie die Flundern gewesen.

»Prego«, sagt Fabio.

»Prego«, höre ich Adrian sagen, als er sich Salz auf die Haut streut und den Tequila schwenkt, und auf der roten Leinwand meiner geschlossenen Lider biegt sich die Zeit. *Mit viel Zitrone, prego. Und Salz, wir brauchen Salz.* Die Alterslosigkeit des gesprochenen Wortes. *Es heißt per favore, Adrian, nicht prego.* Und noch einmal lacht er, setzt das Gläschen an und kippt die helle Flüssigkeit in seine geöffnete Kehle. Ich hebe den Blick. *Salz, wir brauchen Salz.*

Wann immer ich seine Stimme in meiner Erinnerung wiederhole, klingt sie gleich. Wie ein mit Felsen durchzogener Fluss, an denen hin und wieder eine Welle bricht. Sandig. Mitreißend. *Zieht euch aus, wir gehen schwimmen!*

Als ich nach Hause komme, läuft die Waschmaschine. Die Wohnung ist aufgeräumt und der beißende Geruch von Chlor hängt in den Räumen. Madlen steht am Herd und rührt mit einem langstieligen Holzlöffel in einem Topf. Ich spüre, wie sie mich beobachtet, als ich mir die Schuhe von den Füßen streife und ohne es zu versuchen, weiß ich, dass ich mich nicht unbemerkt werde in mein Zimmer stehlen können.

»Setz dich! Ich habe gekocht.«

Wortlos lasse ich mich an den Küchentisch sinken. Aus dem Topf füllt Madlen zwei Teller Kartoffeleintopf auf und nimmt dann mir gegenüber Platz. Sie sieht fantastisch aus wie immer. Ihr Haar trägt die Farbe von Herbst, dunkelbraun, durchsetzt mit roten und goldgelben Strähnen. Ihre Augen hat sie mit Kajal schwarz umrandet, das Tattoo, das ihren rechten Arm bis hinab zu den Fingerknöcheln ziert, kommt in dem Rippshirt, das sie trägt, gut zur Geltung. Als sie den Oberkörper dreht, um nachzuschauen, ob sie den Herd ausgestellt hat, fällt mir zum ersten Mal auf, dass sich an ihrem rückwärtigen Oberarm die Abbildung eines Schädels befindet, kaum zu erkennen und versteckt zwischen einem großen Anker und seinem Piratenschiff.

»Warum trägst du ein Symbol des Todes?«, frage ich.

»Warum nicht? Darüber könnte man jetzt ewig debattieren.«

»Wir haben Zeit.«

»Zeit schon. Aber ein anderes Thema.« Sie blickt mich direkt an. Ich denke an den blutigen Teppich im Bad. Dann an die Waschmaschine.

»Du hast meinen Zettel nicht gelesen, oder?«, sagt sie. Ich schüttle den Kopf und versenke meinen Blick im Eintopf, verzweifelt versuchend, die Bilder, die vor meinem inneren Auge auftauchen, wieder in ihre Schranken zu verweisen: der lange Flur, die Toilette, meine Übelkeit, die gekachelte Ewigkeit, die Liebesgeräusche als Spiegel meiner Einsamkeit, Blut.

»Wenn ich gewusst hätte, wie schlecht es dir geht – ich hätte ihn rausgeschmissen.«

»Es ist ja nicht planbar.«

»Nichts im Leben ist planbar. Glück genauso wenig wie Unglück.«

Ich schüttle den Kopf. Natürlich nicht. Ich weiß, worum es Madlen geht. Wie oft haben wir darüber gesprochen, wie oft habe ich versucht, ihr zu erklären, dass manche Dinge unmöglich sind. Nach Hilfe fragen gehört dazu.

Sie greift nach meiner Hand, ihre langen Fingernägel schneiden mir in die dünne Haut auf meinem Handrücken. Ich versuche, nicht zurückzuzucken.

»Weißt du, wie es ist, nach einer durchvögelten Nacht morgens auf dem Blut der Freundin auszurutschen? Alter, ich dachte, du wärst tot. Überall diese Schleifspuren.«

»Ich hätte ja auch einfach nur meine Tage haben können.«

»Du hast dich noch nie in deinem Menstruationsblut gewälzt.«

»Das weißt du doch gar nicht.«

»Hast du?« Ich schweige. Dann lachen wir.

»Was hat dich so aus der Bahn geworfen, Tequila?«

Ich blicke wieder auf meine Hand. Madlens Fingernägel haben zwei Kerben hinterlassen. Langgezogene Täler in einer ausgetrockneten Haut.

»Ich trinke nicht genug«, sage ich und stehe auf, um mir an der Spüle ein Glas Wasser zu holen.

»Hat es nur mit Patrick zu tun?«

Ich trinke langsam, versuche, Zeit zu gewinnen.

»Es ist erschütternd, das stimmt. Aber wir kannten ihn ja kaum.« Madlen überlegt kurz. »Oder ist dieser Dennis die Ursache?«

Ich halte den Atem an. Da steht er in meiner Küche, lehnt an der Küchentür, lächelt, füllt den Raum aus, ohne einzutreten. Ich trinke langsam, das einzige Geräusch sind die beinahe würgenden Gluckser meiner Kehle.

»Bruno hat gesagt, da war ein Typ bei ihm, der nach dir gefragt hat. Er sagt, ihr kennt euch aus dem Studium.«

»Ja, das ist wohl so.«

»Hat es mit ihm zu tun?«

Ihre Frage überfordert mich. Hat es mit Dennis zu tun, dass ich im gekachelten Wahnsinn durch die Nacht geschlittert bin? Dass ich nicht genug trinke? Oder zu viel – nur leider das Falsche? Dass ich den Halt verliere? Einen neuen Job suche? Überhaupt in der Situation bin, einen suchen zu müssen? Ja, wahrscheinlich hat am Ende irgendwie alles miteinander zu tun. Schon allein deshalb, weil alles, was wir heute sind, eine Konsequenz ist aus dem, was gestern war. So oder so.

»Er ist mein Ex«, sage ich und ich fühle mich beinahe schlecht. Denn ich füttere Madlen freiwillig mit einer Information, um von einer anderen abzulenken. Ich versuche, mich freizukaufen, und meine Freundin beißt sofort an.

»Erzähl!« Ihre Augen glänzen. Madlen liebt Klatsch und Tratsch. Aber mehr noch als das liebt sie es, eingeweiht zu sein.

»Zweieinhalb Jahre. Nicht die große Liebe.«

Natürlich gibt sie sich nicht zufrieden, meine Madlen. Und es ist okay. Ich zahle ihn gern, diesen Preis. Und so erzähle ich ihr davon, wie Dennis und ich beschlossen, zusammen ein Referat zu halten, und am selben Abend auf einer Uniparty versackten. Erst hier werde ich detailliert, denn es ist mir fast unmöglich, es nicht zu sein.

Schließe ich die Augen, kann ich noch heute die Rhythmen der elektronischen Musik spüren, kann die zuckenden Lichter hinter geschlossenen Lidern ausmachen, die eingängigen Melodien hören, die sich unter der niedrigen Decke stauen, und das Gefühl der Hingabe an den Moment erleben. Ich kann Dennis' Silhouette fühlen, die sich hinter meine schiebt, seine Hände, die auf meinen Hüften landen und sich langsam bis zu dem Punkt kurz über meinem Bauch vorarbeiten. Er hatte sie am ersten Abend gefunden, meine Mitte, und er hielt mich lange in ihr. In körperlichem Dialog hatten wir uns durch diese Nacht getanzt, während die Beats sich wie treibende Trommelschläge in die bescheidenen Räume zwischen die Menschen gedrängt hatten. Natürlich hatten wir uns geküsst. Alles andere wäre unpassend gewesen. So hatte es jedenfalls Dennis später formuliert. »Ein Kuss war das Mindeste«, hatte er gesagt. »Wir waren keine prüden Seelen. Nie.«

Und das stimmte. Wir hatten festgestellt, dass sowohl er als auch ich, ohne es zu wollen, eine Reihe von Herzen gebrochen hatten. Herzen, die nach Verbindlichkeit strebten und dies auch von uns erwarteten. Aber Dennis und ich erwarteten gar nichts. An diesem Abend hatten wir den Moment gesehen und ihn uns genommen. Dass wir uns auf dieser Ebene getroffen hatten, hatte uns zu Verbündeten gemacht und uns hineingetrieben in eine Verbindlichkeit, die wir nicht kommen gesehen hatten. Wir hatten kaum gesprochen in dieser Nacht. Wir hatten getanzt und literweise Bier getrunken, das uns über die Arme geschwappt war, während wir es von der Bar durch die bewegten Leiber auf der Tanzfläche balanciert hatten. In dem Schweiß, der uns über die Schläfen, Nacken und Brust geronnen war, hatten sich die Lichter gespiegelt. Unsere Augen hatten geglänzt und Tränen der Freude waren über meine Wangen gelaufen.

Dennis hatte eine ambivalente Anziehung auf mich gehabt. Obwohl er gutaussehend war, hatte er mit seinen mahagonifarbenen, glatten Haaren, den grünen Augen, den leicht abstehenden Ohren und der kantigen, etwas gebogenen Nase kein Gesicht, dem ich hinterhergeschaut hätte. Seine kindliche, feine Mimik hatte unmännlich auf mich gewirkt und erst auf den zweiten Blick, wenn man die erwachsene Leidenschaft dahinter erspäht hatte, einnehmend. Vom Hals an abwärts allerdings hatte seine Optik die Aufmerksamkeit all meiner Sinne verlangt. Seine Statur war kantig, umso überraschender hatten seine fließenden Bewegungen gewirkt. Seine überlegte Gestik, der aufrechte Gang und die gut platzierten, ausladenden Schritte hatten die Kindlichkeit seiner Mimik wieder wettgemacht. Ich hatte es geliebt, mich in der Gruppe ein paar Schritte hinter ihm zu halten, nur um ihm beim Gehen zuzusehen. Nachdem ich ihm das eines Tages erzählt hatte, war er von da an extra oft durch das Zimmer gegangen, während ich morgens noch im Bett gelegen hatte. Er war wie zufällig vom Bett zur Tür stolziert und hatte sich dann abrupt umgedreht, als hätte er etwas gar so Wichtiges am Fenster vergessen. Dabei hatte er vor sich hin gegrinst und ich ihm den Gefallen getan, meinen Blick auf seine Hüften zu legen, so wie er damals seine Hände auf die meinen gelegt hatte, bei unserem ersten Tanz.

Wann wir uns das erste Mal geliebt hatten, weiß ich nicht mehr. Es war jedenfalls nicht in der ersten Nacht passiert. Denn als wir am Nachmittag nach der Uni-Party Arm in Arm aufgewacht waren, hatten wir uns beieinander bedankt, das Beste noch vor uns zu haben. Wir fanden beide, dass es diese Unschuld in der Begegnung zweier Menschen war, die die Magie des Anfangs ausmachte. Auch später, wenn man schon miteinander geschlafen hat, ist diese neue, zarte Zweisamkeit einfach eine große Unbekannte in einer sich gut anfühlenden Gleichung. Und man hofft, dass das Ergebnis eine ewig währende Süße ist. Was natürlich eine Illusion ist und was wahrscheinlich auch jeder weiß, was sich aber alle weigern, wahrzuhaben. Wir besonders. Denn unser Sex hatte sich bis zum Ende so angefühlt, als wären wir uns gerade erst begegnet.

Dennis ist eines der Quotenkinder, die, entgegen aller Statistiken, den sozialen Aufstieg geschafft hatten. Seine Mutter ist eine ehemalige Prostituierte, sein Vater ein Freier, von dem Dennis nur weiß, dass er ein Lkw-Fahrer auf der Durchreise von Portugal nach Polen gewesen war. Abwechselnd hatte er mit seinem Verhalten polnische oder portugiesische Klischees karikiert, als würde er sich im Geschäft abwechselnd verschiedene Hüte aufsetzen, um herauszufinden, welcher besser zu ihm passte.

Die ersten Jahre seines Lebens hatte Dennis auf dem Boden hinter der Theke eines Bordells verbracht, während seine Mutter gearbeitet hatte. Er war ein ruhiges Kind gewesen und so war niemandem aufgefallen, dass in diesem Milieu aus Tragik, Lust, Abhängigkeit und Existenzkampf ein kleiner Mensch versucht hatte, das Leben zu lernen. Dass es ausgerechnet ein Mitarbeiter vom Jugendamt gewesen war, der befriedigt die samtenen Stufen der Treppen aus dem ersten Obergeschoss hinuntergestiegen und beinahe über den kleinen Dennis gestolpert war, bezeichnet dieser als den Schandfleck seiner Biografie. Warum, das konnte er nie wirklich genau benennen. Es war nur dieses Gefühl der Schande.

Einmal hatte Dennis gesagt, der Berufskodex des Sozialarbeiters hätte diesem einen Besuch im Bordell verbieten müssen. Schließlich hatte er damit ein Milieu unterstützt, das Frauen ausbeutet und in prekäre Situationen drängt, aus denen das Jugendamt manchmal ein Kind holen muss, wie es schließlich auch im Fall von Dennis und seiner Mutter geschehen war. Und wer weiß, hatte er gesagt, vielleicht hatte dieser Kerl gerade in seiner Mutter gesteckt, um sich danach, beim Stolpern über ihren Sohn, seiner für einen kurzen Moment entledigten Moral zu erinnern? Ein andermal hatte er erklärt, dass es das Paradoxon sei, das ihn so verstöre, weil es immerhin das Aufeinandertreffen dieser beiden Welten gewesen war, das dafür gesorgt hatte, dass es ihn überhaupt gab. Und in einer dritten Theorie hatte er die Wut auf ein System vermutet, das Frauen wie seiner Mutter kaum Auswege zeigt und sie ihr noch weniger ermöglicht. Denn Prostitution als Freiwilligkeit zu verkaufen, war für ihn nichts weiter als politische Heuchelei, um eine menschenverachtende Industrie am Laufen zu halten, die dem Staat durch ihre Legalisierung Millionen in die Kassen spült.

Dennis' Mutter hatte es immer wieder geschafft, zeitweise auszusteigen. Aber die Jobs, die sie alternativ im Mindestlohnsektor gefunden hatte, hatte sie nie lange behalten: Sie litt unter Schlafstörungen und Albträumen, dissoziierte während der Arbeit und war, wenn sie zu lange gefehlt oder die Leistung nachgelassen hatte, entlassen worden. Die existenziellen Nöte, die die Arbeitslosigkeit für sie als alleinerziehende Mutter mit sich brachte, überbrückte sie wieder mit der Prostitution, die körperlichen und psychischen Schmerzen, die daraus resultierten, betäubte sie mit Drogen. Ein Teufelskreislauf, dem sie nicht entkommen war.

Dennis war in eine Pflegefamilie gegeben worden, er hatte betreuten Kontakt mit seiner Mutter gehabt, aber eine wirkliche Nähe zueinander hatten sie nie aufbauen können. Im Gegensatz zu seiner Mutter hatte er eine Chance bekommen – und sie ergriffen. Dass er seiner Vergangenheit und seiner Herkunft auf ewig verbunden war, zeigte allein schon seine Berufswahl. Er hätte alles werden können, aber er hatte sich dafür entschieden, am System zu rütteln und sich für Menschen einzusetzen, die eben oftmals nur als Täter oder Täterinnen behandelt wurden, obwohl in ihnen letztlich auch ein Opfer um Hilfe rief.

»Wenn der hier nach so langer Zeit aufkreuzt, scheinst du ja irgendwie mächtig Eindruck hinterlassen zu haben.« Madlen zwinkert mir zu.

»Irgendwie, ja.«

»Strebst du ein Revival an?«

Mein Magen krampft sich zusammen. Ich hätte wissen müssen, dass dies Madlens logische Schlussfolgerung ist. Sie hat mich noch nie mit jemandem gesehen. Ich selbst kann mich ja kaum mehr daran erinnern, wann mir das letzte Mal jemand nahe war. Sie projiziert ihre Hoffnung auf Dennis.

Ich schlucke schwer und versuche, ihre Fürsorge dahinter zu sehen und den Gedanken zu verdrängen, der sich eigentlich in den Vordergrund schieben will: Dass ich ein hoffnungsloser Fall bin und es vielleicht besser ist, mit dem Ex zu schlafen, als komplett einzutrocknen. Und ich muss mir eingestehen, dass der Gedanke verlockend ist. Das Vertraute ist ohne Risiko. Es ist süß. Es ist leicht. Und mit Dennis war alles vom ersten Abend an leicht gewesen. Das Studium, das Lieben, das Lernen.

Wir waren im Fluss aus Selbstverständlichkeit und naiver Neugier geschwommen. Unser Alltag hatte sich aufeinander bezogen und aneinander orientiert, obwohl wir nicht zusammengewohnt hatten. Er hatte weiter in seiner WG gewohnt, ich in meiner kleinen Studentenwohnung im ersten Stock eines Mehrfamilienhauses. Aber ich hatte es geliebt, wenn er mit einer Flasche Rotwein am Abend vor meinem Fenster gestanden, ungeniert hinaufgebrüllt, dass es die Nachbarn aus den Betten gehauen hatte, und mir die ganze Nacht aus Shakespeare vorgelesen hatte. Natürlich im Original und mit gestischer Untermalung. Ja, er hatte mich zum Lachen gebracht. Und in seiner Gegenwart war sogar der Vorhang, der sich hin und wieder über mein Leben legt, weniger schwer gewesen.

Bis sich Leona und Adrian getrennt hatten und unser aller Lachen mit den voranschreitenden Ereignissen langsamer und schwerer und mehr zur Gewohnheit geworden war, bis es schließlich verstummt war. Und dazwischen? Dazwischen hatte es uns beide gegeben, die Clique und die wogenden Studienjahre. Lange Nächte, viele Joints, Lebensrhythmen, die sich an Beats orientierten, das Gefühl von Unsterblichkeit, weil wir ja im Lernprozess gewesen waren und gierig nach den verschiedenen Wissenshappen gegriffen hatten wie nach fein angerichteten Amuse-Gueules, die nur der Vorgeschmack auf das Wissen und die Möglichkeiten waren, die uns im Studium noch erwarteten.

Wir waren unsterblich gewesen – aber das hatte ich damals nicht gewusst. Ich hatte es nicht einmal geahnt. Nicht in Dennis' Armen und nicht während unserer spontanen Reisen an die Ostsee oder in den hellen Momenten meines Lebens, wenn mein Körper stark gewesen, wenn ich stark gewesen war. Der Gedanke, unsterblich gewesen zu sein, kam erst danach. Als wir es nicht mehr waren. Und ich fühle mich noch heute betrogen darum. Um das Wissen. Um das Bewusstsein.

Dennis hatte es mal mit Straftätern verglichen, von denen das System hofft, dass sie hinter Gittern begreifen, was sie vorher hatten. Und dass sie, sofern sie nicht lebenslänglich einsaßen, sich daran erinnern mochten, wenn sie herauskämen. Er sagte es nach Adrians Trauerfeier, da hielt er auf einmal in der Bewegung inne, drehte nur leicht sein Kinn nach links, in meine Richtung, und sagte: »Hätte ich gewusst, dass unsere

Unsterblichkeit begrenzt war, dann hätte ich sie mehr genossen. Aber es ist wohl dieser berühmte Gedanke, erst zu wissen, was man hatte, wenn es weg ist.«

Wir sprachen nie über diesen Satz, vielleicht, weil wir alle dasselbe dachten, dasselbe fühlten. Unser gemeinsames Leben kam hier zum Ende.

Es geht mir immer so, wenn ich an Dennis denke. Ich lande stets schneller beim Ende, als mir lieb ist. Und dabei waren unsere Zeiten schön. Das »Dazwischen« war erfüllt. Ich war verliebt, Dennis war aufmerksam, er ist intelligent und hatte Pläne. Er wäre für mich durchs Feuer gegangen, das weiß ich. Wir waren Gefährten, unantastbar nach außen, doch verletzbar von innen. Aber auch das hatten wir nicht gewusst. Rückblickend zog das Ende uns in schneller Fahrt in seine Richtung, und es war so prägend, dass seine Spuren tiefer sitzen als alles, was davor gewesen war.

Doch all das erzähle ich Madlen nicht. Ich erzähle ihr von der Party, auf der alles begonnen hatte, von dem Lachen, dem Rotwein, von *Käsekästchen* und *Schiffe Versenken* und von Shakespeare. Von der Langsamkeit unseres Liebeslebens, das sich rückblickend in Zeitlupe abspielt und das ich deshalb so genau nachfühlen kann. Ich erzähle ihr von Sommerpartys und kleinen Streits in der Clique. Von jungen Menschen, die sich entwickeln, Pläne haben, aber eben nicht immer dieselben. Von Freundschaft und Liebe, von Dramen und Tränen und dem Leben junger Heranwachsender, die schließlich alle in verschiedene Richtungen gehen. Wie es eben so läuft. Nichts, was nicht schon millionenfach auf dieser Welt geschehen ist. Das alles erzähle ich ihr, beantworte jede ihrer Fragen und zeichne das Bild einer ganz normalen Studienzeit, ein Bild, das kaufbar ist und dem man seine Mängel auf den ersten Blick nicht ansieht. Wie ein gut präsentiertes Produkt, das mit seinen Stärken von seinen Schwächen ablenkt. Es ist, als erzählte ich das Märchen von Schneewittchen und den fünf geselligen Zwergen. Madlen bemerkt den Fehler nicht. Und auch nicht, dass ich den Apfel auslasse.

Als sie mich endlich gehen lässt, habe ich kein Zeitgefühl mehr. Wie ein Geist schwebe ich in mein Zimmer, ein körperloses Fass, angefüllt mit Erinnerungen, aus denen ich mich nähre, ohne neue nachzufüllen. Ich gehe sparsam damit um, so viel Angst habe ich, dass sie eines Tages aufgebraucht sind und für den Rest, der mir an Lebenszeit verbleibt, nichts übrig ist. Wenn jemand die Uhr beschleunigt, werde ich verschwinden. Ich weine. Neben mir Dennis. Als ich mich von ihm wegdrehe, sehe ich Adrian. Sein faltenloses Grinsen. Seine makellose Haut. Er ist noch immer Anfang zwanzig. Er wird immer Anfang zwanzig bleiben. Nur wir sind älter geworden.

Ich brauche lange, um das Licht zu löschen, denn in der Dunkelheit wäre ich mit meinen Gedanken allein. Das Licht ist wie eine unsichtbare Barriere um mich herum, die ungefilterte Erinnerungen davon abhält, sich in meine Gehirnmasse zu pressen wie ein Brandmal oder ein entzündetes Tattoo. Manchmal lösche ich es nie. Die Illusion endloser Helligkeit. Zivilisation ist auch auf diese Art ein Segen. Zumindest für kranke Menschen wie mich. Doch heute ist der Unterschied zwischen hell und dunkel nicht erwähnenswert. Dennis geht durch mein Zimmer, als hätten sich zwischen unser Studium und den heutigen Tag nur Jahre und keine Ereignisse geschoben, als wäre nur Zeit vergangen – und keine Leben. Er stolziert vor mir auf und ab, als könnte ich auf seinen wiegenden Hüften immer noch lustvolle Gedanken ernten. Zwischendurch bleibt er am Ende des Zimmers stehen, unterhält sich mit Adrian und die beiden blicken zu mir herüber, ich höre sie flüstern, verstehe ihre Worte nicht, aber ihre Körperhaltung spricht Bände. Sie treten an mein Bett, fassen an meine Stirn, tauschen Blicke, entfernen sich, tuscheln. Es ist eindeutig: Nach all den Jahren schauen sie auf eine Sterbende herab.

Ich denke an Madlens Worte, bevor sie mich in die Nacht entließ. Sie nahm meine Hand und erklärte mir, dass es allein ihre Sorge um mich sei, die sie dazu veranlasse, Dinge anzusprechen. Dass sie über Menschen wie mich gelesen habe und wisse, dass sie sich nicht mit hinabziehen lassen dürfe. Dass es mir vielleicht guttue, wieder Kontakt mit Dennis zu haben, weil er mich kenne. Dass sie mich liebe und dass ich nicht allein sei. Ich hätte es so gern geglaubt. Aber die Leere in mir sagte etwas anderes. Und sie brauchte dafür kein einziges Wort und noch weniger Kürbissuppe. Beim Zähneputzen brach ich dann in Tränen aus. In der Waschmaschine drehte sich einsam unser Badezimmerteppich. Das rötliche Wasser schlug Blasen.

# 14

In dieser Woche steht der Mond hoch und voll über Berlin. Die Medien versprechen einen Blutmond, größer als sonst und rot wie ein edler Chianti. Von einem mystischen Schauspiel ist die Rede und im Internet und in den Zeitungen wird dieses kleine Ereignis dankbar aufgegriffen und hochstilisiert zu einer astronomischen Performance, die es nicht zu verpassen gilt. Das Schönste am Menschsein ist die Fähigkeit der Projektion. Das sich Festhalten an dem Kleinen und Schönen, um das Große und weniger Schöne für einen Augenblick aus dem eigenen Realitätskonstrukt zu verbannen. Als Claudi und Thom an meiner Tür klingeln und mich durch die Gegensprechanlage einladen, mit ihnen das Schauspiel der Gestirne auf der Modersohnbrücke anzuschauen, bin ich gerührt, auch wenn ich keine Lust darauf habe. Aber ich weiß, dass ich nicht wie andere allein nach meinem Gefühl entscheiden kann. Wenn ich keine Lust habe, ist es meist umso wichtiger, dass ich gehe. Auch innere Bewegung entsteht erst dann, wenn man einen Finger rührt. Und so machen wir uns nur kurz darauf gemeinsam auf den Weg zu dem stählernen Koloss Friedrichshains, auf dessen Rücken sich von Jahr zu Jahr mehr und mehr Touristen einfinden, um die Sonne hinter der Skyline im Westen versinken zu sehen. Gute hundert Jahre ist die Brücke alt, zumindest ihre Idee, denn schälten sich Stahl und Beton fast ohne Blessuren aus dem sich legenden Staub des Zweiten Weltkriegs, so musste die Brücke tragischerweise trotzdem Ende des 20. Jahrhunderts abgerissen und neu errichtet werden. Alter und Verschleißerscheinungen machen auch vor Brücken nicht halt.

Am Boxi-Kiosk kaufen wir drei Bier. Thom kauft ein Alkoholfreies, eins von Klaus' »Dünnbieren«, doch als ich mich an der Tür umdrehe, sehe ich gerade noch, wie er auch ein Normales kauft und es schnell im Hosenbund unter seinem Hemd verschwinden lässt. Der Wille ist da. Immerhin das, denke ich. Und weiß im selben Augenblick, dass der Wille allein und unbefolgt wie der vielversprechende Titel eines Buches ist, das mit leeren Seiten glänzt, wenn man es aufschlägt.

Auf der Brücke presst sich eine Traube von Menschen aneinander und lässt mich an meiner Entscheidung zweifeln.

Mein Tag war in Ordnung. Ich öffnete die Augen und atmete erleichtert auf. Kein Schleier trübte meinen Blick, das Grau in »Morgengrauen« hatte mehr weiße als schwarze Nuancen und der Morgen war alles andere als grauenhaft. Ich frühstückte das erste Mal nach unserem Gespräch vor ein paar Tagen wieder mit Madlen. Sie hatte sich frei genommen, sei »ausgebrannt«, aber ich glaube, sie ist eher wundgevögelt. Ich möchte mich für sie freuen, doch die Palette abrufbarer Emotionen ist nach wie vor klein. Als ich in die Küche kam, stand eine große Tasse Minztee auf dem Tisch, im Ofen begannen kleine Teigbällchen langsam, die Form von Brötchen anzunehmen, und Madlen saß vor dem gedeckten Tisch und las die Zeitung.

»Die glauben wirklich, dass wir das nicht schaffen mit den Unterschriften. Die werden noch staunen.« Die Haut zwischen ihren Augen lag in Falten.

Meine Freundin ist eine, die nicht wegschaut. Sie trägt dieses große Herz voller Liebe am ewig selben, unverrückbaren Fleck. Sie blickt ihm in die Augen, dem Schlechten der Welt – aus dem simplen Grund, weil sie es nicht erträgt, wegzusehen und feige zu sein. Ich weiß, dass sie dasselbe in mir sieht, das sagte sie mir einmal, als ich mich fühlte, als wäre meine Seele lediglich durch modrige Nässe zusammengeklatschter Staub und würde sich auflösen, in dem Moment, in dem die Luftfeuchtigkeit sinken und alles trocknen würde. Ich war sicher, dann in meine Einzelteile zu zerfallen. Da sah sie mich an, hob mein Kinn mit dem Zeigefinger und sagte, dass ich eine doofe Kuh sei, dass sie in dem Fall den Staubfänger machen würde und dass ich aufhören müsse, auf die Unzulänglichkeiten meines Seins zu schauen, und endlich das Schwert zücken und in die wirklich wichtigen Schlachten ziehen müsse, die dort draußen auf uns warteten. »Herzen wie unsere unterfordert man mit individuellem Elend. Sie sind gemacht, das Leid der Welt an seiner Wurzel zu bekämpfen. Systematisch. Systemisch!« Ich erwiderte nichts darauf. Weil ich mich zwar an mich erinnert fühlte, mich aber nicht wiedererkannte.

Das Gedränge dieses ganzen Events ist so typisch Berlin, alles erscheint freundschaftlich, man ist sich nahe, ohne sich nahe zu sein. Man teilt eine Leidenschaft, ein Ereignis, eine Revolution. Berlin hält zusammen, für einen Abend, für einen Atemzug oder eine Idee, denke ich. Berlin ist alles, aber nicht anonym. Etwas, das diese Stadt schon immer von anderen Großstädten unterschieden hat. Zumindest demzufolge, was ich gehört habe, ich selbst kenne ja nur meine Heimatstadt. Und eben Berlin. Manchmal denke ich, dass es sicher nicht viel mehr wird in diesem Leben. Und genauso oft denke ich auch, dass es vielleicht reicht, reichen muss, weil manche Horizonte einfach zu fern sind. Wir sitzen auf der Leitplanke der Brücke und Schulter an Schulter mit anderen Mondsüchtigen hoffen wir, dass sich nicht im entscheidenden Moment eine Wolkendecke vor das Spektakel schiebt. Ein astronomischer Coitus interruptus. Die Autos ziehen langsam an uns vorbei. Einige neugierige Fahrer strecken die Köpfe aus den Fenstern. Sie sind uninformiert und wollen wissen, was los ist. Andere wiederum haben einfach nur Angst, einen von uns zu überfahren. Wenn ich mich umdrehe, kann ich Berlin Mitte sehen. Die ferne Grenze zu einer anderen Welt. Berlins Größe lässt sich so leicht ignorieren, Berlin, eine Großstadt, die aus vielen Kleinstädten besteht. Friedrichshain ist eine davon. Den eigenen Bezirk zu verlassen, um jemanden in einem anderen zu treffen, kommt schon einem Liebesbeweis gleich.

Ein Joint schiebt sich in mein Blickfeld. Thom dreht feingliedrige Joints, schmal und edel, keine dieser robusten Tüten, die durch zwanzig Hände gehen und dennoch so aussehen wie am Anfang. Thoms Ladys sind sensibel und ihre Haut ist so dünn wie seine. Man muss sie vorsichtig rauchen, damit sie unversehrt bleiben. Als ich das dem roten Mond erzähle, sagt Claudi neben mir: »Wir würd'n alle unversehrt bleiben, wenn man uns mit Vorsicht behandelt, wa?«

Ich nicke, während ich den Rauch in meiner Mundhöhle von links nach rechts schiebe. Claudi lässt sich von Hagen jetzt seit vier Jahren verprügeln. Sie erzählt es, als sei es das Normalste der Welt, sie sagt es oft nebenbei. »Ihm ist wieder die Hand ausgerutscht«, sagt sie dann, als spräche sie von einem bedauerlichen Missgeschick, wie von einer zerbrochenen Vase. Bruno behauptete einmal, dass das ihre Art sei, sich vor missbilligenden Blicken und Verurteilungen zu schützen. So ähnlich wie das Motto »Angriff ist die beste Verteidigung« entwaffnet Claudi die Menschen um sich herum, indem sie einen unerträglichen Zustand nicht nur thematisiert, sondern ihn bagatellisiert. Wer ihr widersprechen will, muss weitaus mehr Kraft und Energie aufbringen, als wenn sie sich beklagen und jammern würde und man nur in ihr Lied einzustimmen bräuchte.

Claudi summt leise, und ich lehne mich zurück, presse meine Schulterblätter zwischen zwei Streben des großen Brückenpfeilers. Der harte Stahl erdet mich, er verankert mich in diesem Moment und in dieser Realität. Ja, ich bin wirklich hier, auf dieser Brücke zwischen all den Menschen, Schulter an Schulter stehen und sitzen wir, vereint in einer kosmischen Neugierde, die uns alle für einen Moment zu Gefährten macht. Und doch kann ich nicht umhin, mich umzuschauen und mich zu fragen, wie viele von meiner Sorte es hier noch geben mag. Wie viele Tequilas? Wie viele Thoms und Claudis haben sich unter das Volk gemischt? So oft fühlen wir uns einsam mit unserem Leid und wissen doch nicht, wie es hinter den gesenkten Blicken der anderen aussieht, wovon die so leicht und schnell nach oben gezogenen Mundwinkel eigentlich ablenken wollen oder welch lautloser Hilfeschrei der kräftige Händedruck eigentlich ist. Die Stummheit der Welt kränkt mich manchmal mehr als die Dunkelheit selbst. Ich frage meine beiden Begleiter nach ihrer Meinung. Thom gibt nur ein Grummeln von sich, er wisse nicht, was ich schon wieder mit »Menschen wie wir« meine, und ich solle mal lernen, mich klar auszudrücken.

»In der Sprache der Gescheiterten eben.« Claudi lacht, Thom hebt sein Bier.

»Jawoll«, sagt er. Und: »Auf uns, die Jescheiterten.« – »Schön mit euch«, sagt Claudi.

Wir stoßen an, dann schweigen wir wieder. Ich ziehe noch einmal am Joint, es ist seit Jahren mein erster, aber das bemerke ich erst, als mich Leichtigkeit und Sorglosigkeit umarmen wie zwei alte Freundinnen. Ich inhaliere das Kraut, lasse es in meinem Mund über die Schleimhäute einwirken und sich dosiert in meiner Lunge ausbreiten. Als ich ausatme, ist kaum noch Rauch übrig. Er verbleibt in meinem Körper, hat sich mit ihm verbunden, und ich stelle mir vor, dass die Leichtigkeit nun ein ewig währender Teil von mir ist. Ich fliege und fliege, nur ein wenig und dicht über dem Boden, aber das ist mehr, als ich mir noch vor ein paar Tagen zugetraut hätte. Angestrengt versuche ich, mir in dem schmalen Rechteck meiner zusammengekniffenen Augen etwas Privatsphäre mit dem Mond zu schaffen.

Eine streitende Dreiergruppe lässt mich unsanft landen. Es geht um Geld, von dem einer glaubt, dass es der andere hat.

»Alta! Das sind zehn Euro! Gib mir das Geld.«

»Die haste eingesteckt. Vorhin. Sie ist der Zeuge.«

Ich stolpere über *den* Zeugen, der eine *Sie* ist, was aber ignoriert wird. Ich schüttle mich kurz, wende meine Aufmerksamkeit meinen Freunden zu. Thom und Claudi sprechen nicht mehr, Claudi sitzt mit überschlagenen Beinen da und wippt mit der Spitze ihrer hochhackigen Cowboystiefel, Thom raucht. Hin und wieder sehe ich seine Hand in die Tasche gleiten und sich um den kühlen Hals der Bierflasche darin legen. Er hadert mit sich. Die Versuchung ist groß, aber diese Blöße will er sich nicht geben. Nicht vor uns.

In letzter Zeit hat er sehr viel getrunken. Es ist nicht schwer, zu erahnen, dass er am Limit ist. Bruno verweigerte ihm bereits mehrmals den Ausschank. So treibt er sich öfter vor Karls Späti herum, die Flasche unter seiner Lederjacke an die Rippen gepresst, die Schlucke, die er nimmt, kurz und nicht, ohne sich vorher umzuschauen. Er weiß nicht, dass ich ihn von meinem Balkon aus beobachte, und das ist auch besser so. Denn Thoms Angst vor einem Rückfall ist zu der fixen Idee pervertiert, dass sich die Nachricht seines Scheiterns wie ein Lauffeuer im Kiez verbreiten würde. Dass sie von Ohr zu Ohr wandern würde, unaufhaltsam und vernichtend, dramatisiert mit jedem Mal, das sie weitergereicht würde. Und dass er dem Spott und der Häme nur würde entgehen können, wenn er die Stadt verließe. Er hat also – im Gegensatz zu uns – etwas zu verlieren, denn Thom wäre an jedem anderen Ort verloren. Er kennt nur Berlin. Für ihn wäre sein sozialer Tod in dieser Stadt gleichzeitig sein körperlicher Tod auf dieser Erde.

Wir sitzen noch eine ganze Weile, schauen ehrfürchtig nach oben, wo der Mond hängt wie ein mattes Nachtlicht in einem Kinderzimmer. Claudi erzählt von Iri, den sie heute zu Hause gelassen hat, weil der Krebs ihn kraftlos macht. Hagen passe auf ihn auf, sagt sie. Hagen passt auf niemanden auf, denke ich, aber ich sage: *Schön, das ist schön, Claudi.* Und sie lächelt mich an. Und ich lächle Thom zu, der eine Rauchwolke hoch zum Mond bläst.

Ich gehe allein nach Hause. Thom und Claudi ziehen noch durch den Kiez, sie nennen es ihren »Rundgang«, schauen in Kneipen nach dem Rechten und bei Bekannten vorbei, wo sie meist zwischen vollen Aschenbechern und leeren Bierflaschen versacken und oft gar nicht oder erst mit der aufgehenden Sonne den Weg zurück nach Hause finden. Wir verabschieden uns herzlich. Claudi presst mich an ihren kleinen, von Drogen und Hieben geschundenen Körper, Thom umarmt mich mit seinem Blick, hält aber wie gewohnt Abstand, indem er demonstrativ aus der Hüfte winkt, vielmehr ist es ein unverbindliches Abwinken, eine Geste, die klar macht, dass er einem nahesteht, vielleicht gern näherstünde, aber eben nur innerlich, weil Thom eigentlich nie jemanden berührt, geschweige denn umarmt. Vielleicht verstanden wir uns deshalb auf Anhieb so gut.

Er war in einer Gruppe betrunkener Stammgäste vor Eckerts Späti derjenige, der Partei ergriff, als ein zierlicher Junge im Minirock, auf Streichholzabsätzen und mit grün getuschten Lidern die Gruppe passierte und jemand *Schwuchtel* rief und ihm hinterherspuckte.

Schwuchtel. Ein Wort, das nicht in unseren Kiez passt. Ein Wort, das Unschuld nimmt – nicht die desjenigen, an den es gerichtet ist, vielleicht die desjenigen, der es ausspricht, mit Sicherheit aber die Unschuld eines Flairs, das durch Berlins Straßen zieht wie ein steter Frühlingswind. Bei aller Direktheit und Schnoddrigkeit, die Berliner Schnauze ist eine tolerante. Menschen wie die zarte Jungengestalt folgen Flair und Frühlingswind und kommen von weit her, auf der Flucht vor Beleidigungen und der giftigen Spucke intoleranter Menschen an anderen Orten dieser Welt. Sie suchen kein Glück, sie erhoffen sich Frieden.

So wie Hao, der an besagtem Abend dieses Recht auf Frieden verteidigte. Er drehte sich um, kehrte mit Grazilität und Hüftschwung zurück und trat an die Gruppe heran und bat um Feuer. Er stand wie ein Model vor dem unrasierten Spucker, die Hände provokativ in die knabenhaften Hüften gestützt, im rot lackierten Mundwinkel eine Lucky Strike. Doch das Friedensangebot wurde ausgeschlagen und als er wieder bespuckt wurde, griff er kurzentschlossen nach einem Aschenbecher und schüttete ihn über dem Übeltäter aus. Ich stand während der ganzen Szene mit Fabio vor seinem *Ristorante* auf der anderen Seite der Straße. Wir tranken ein Glas Wein, ein leichter Weißer nach einem schweren Tag, und so wurden wir Zeugen, wie der ruhige und schmächtige Thom an dem Tag über das Bild, das wir von ihm hatten, hinauswuchs. Er deeskalierte die Situation, bevor es zu der Prügelei kam, die eigentlich vorprogrammiert gewesen war. Er stellte sich zwischen den Spucker und Hao, denen er nur bis zum

Kinn reichte, breitete die Arme aus und legte jedem von ihnen eine seiner Hände auf den Brustkorb. Er wandte sein in Falten gelegtes Gesicht zu dem Initiator der Geschichte und in seinem wehklagendsten, aber doch bestimmtesten Tonfall sagte er: »Nicht. Nicht. Nicht.«

Ich meine, er schloss dabei sogar die Augen, aber Fabio behauptet, das hätte ich nur hinzugedichtet, weil es zur Symbolkraft des Bildes passte, denn das Erstaunliche an Thoms Geste war, dass er die beiden so nicht nur voneinander fernhielt, sondern sie gleichsam miteinander verband – durch seinen Körper hindurch. Fleisch an Fleisch, Wut an Wut und die Verbindung von Intoleranz und Freiheit. Und der zarte Thom war das Gelenk des Ganzen. Der Überraschungseffekt catchte sie alle. Der Spucker schnaubte, Hao zog mit einem Lächeln weiter und Fabio prostete mir zu. »Impressionante.« Alkohol und Dart sind Thoms Leidenschaften. Seine wahre Liebe aber gilt nach wie vor der Gerechtigkeit. Die Stasi hatte ihm einiges nehmen können, das aber nicht – im Gegenteil, ihre Praktiken hatten die Notwendigkeit von Gerechtigkeit nur noch betont.

Der Joint hat mich leicht gemacht. Ich empfinde Liebe für Thom und Claudi – ein warmes, umfassendes Gefühl in der Mitte meiner Brust, dort, wo sonst ein durchlässiges, fragiles Netz aus Identität wie seidige Spinnenweben im Wind flattert. Schnell ziehe ich mich zurück, winke ihnen noch einmal zu und schwebe dann in Richtung Heimat.

Wie schwer wiegen Fragilität und Dunkelheit wirklich, wenn ein roter Vollmond und ein grünes Kraut einfach ihren Platz einnehmen können? Ist dies nicht der Beweis, dass sie nur in meinen Gedanken existieren und nur so lange, wie ich ihnen Aufmerksamkeit schenke und sie nähre? Ich denke an die bekannte Frage der Erkenntnistheorie, ob ein Baum, der im Wald umfällt, auch dann ein Geräusch macht, wenn ihn niemand hört. Adrian und Dennis hatten sie so und in abgewandelter Form ein Semester lang auf alles angewandt, was ihnen in den Weg gekommen war, bis von der Ausgangsfrage und ihrer Sinnhaftigkeit nicht mehr viel übrig geblieben war:

Ist der Bus wirklich ein Personenbeförderungsfahrzeug, wenn er keine Personen befördert? Und wird er zum Möbelwagen, wenn man darin ein Sofa transportiert? Und wie viele Sofas braucht es mehr als Menschen, damit es eher ein Möbelwagen als ein Bus ist?

»Gibt es die Dunkelheit in mir, wenn niemand da ist, der sie fühlt?«, frage ich Adrian und Dennis in meinem Kopf. Und sie blicken mich an, stumm sprechen ihre Augen und die jungenhaften Gesichtszüge sind ohne Regung, die mir Antwort hätte sein können. Vertraute Gesichtszüge, die ich abrufen kann wie Fotos in einem Album. »Alles ist eine Entscheidung«, höre ich Adrians Stimme und sein inneres Bild kommt mir so nahe, dass ich die Reflexe von Licht in seiner Iris erkennen kann. »Es gibt Esoteriker, die sagen, das Entscheiden beginnt bereits bei der Befruchtung.«

Wir hatten ihn ausgelacht, damals im Januar, wenige Monate vor Ende unseres Studiums, einem Zeitpunkt, von dem aus wir ungebremst auf die Katastrophen eines Erwachsenenlebens zugerast waren. Adrian hatte an diesem Abend die Theorie vertreten, dass die Perfektion der eigenen Reflexionsfähigkeit einem die totale Kontrolle über das eigene Leben brächte. Wir hatten der Verteidigung eines Kommilitonen beigewohnt, es war ein kühler Abend gewesen, Feuchtigkeit hatte in schweren Tropfen in der Luft gehangen und war uns in die Jackenbünde und unter die Hosenbeine gekrochen. Wir hatten alle nur noch nach Hause gewollt und uns nach Glühwein oder Grog gesehnt. Ich hatte meine Handschuhe vergessen und meine Hand in Dennis' Manteltasche gesteckt, wo er mir unaufhörlich die Finger gerieben hatte. Adrian hatte nun also diese neue Theorie in die Nacht geworfen und wir ihn belächelt. Es war Winter und wir waren müde und durchgefroren gewesen und Adrians ewige, theoretische Provokationen hatten uns einiges abgefordert. Ich erinnere mich nicht mehr an seinen Monolog, der sich verschiedener Argumente aus Wissenschaft, Religion und Kulturgeschichte bedient hatte, weil ich auf Dennis' Finger konzentriert gewesen war, die unaufhörlich meine Haut bearbeitet hatten. Adrians Worte waren wie ein begleitender Rhythmus gewesen, während das Blut in meinen Gliedern wieder zu zirkulieren begonnen hatte.

Ich hatte mich treiben lassen, in diese Gedankenlosigkeit hinein, hatte mich wie unter Wasser gefühlt, wo die Stimmen an der Oberfläche nur dumpfe Blubberlaute waren, die nichts mit mir und meiner Realität zu tun hatten. Dennis' Hand war alles gewesen, was ich wahrgenommen hatte. Ihr Dialog mit der meinen, eine stumme Absprache unter Körperteilen, wie zwei Assistenten hatten sie untereinander ausgemacht, was der Rest unserer Körper später im Bett leidenschaftlich debattieren und ausfechten würde.

Das reibende Geräusch meiner Fingerkuppen, die sanft die Kanten meines Ellbogens liebkosen, bringt mich wieder in die Gegenwart. Mir ist warm. An der Ecke Krossener Straße/Wühlischstraße gesellt sich Caruso zu mir. Ich bemerke ihn erst, als er sich neben mich an die Ampel setzt. Er schaut nicht hoch, sein Blick ist auf das rote Ampelmännchen gerichtet, ganz so, als säße er dort nur rein zufällig oder als würden wir uns überhaupt nicht kennen. Seine Unverbindlichkeit schmerzt mich. Ich hocke mich hin und er hechelt freudig. Ich streiche sein Fell gegen die Wuchsrichtung, etwas, das ihn immer peinlich zu berühren scheint. Er steht dann auf und tritt auf der Stelle, dabei kneift er die Augen zusammen und bellt in einem Tonfall, der zwischen Freude und Verärgerung liegt. Sein langes Fell ist gepflegter als beim letzten Mal. Ich denke, er hat wieder eine Weile woanders übernachtet, der kleine Schmarotzer.

Gemeinsam biegen wir in die Gabriel-Max-Straße ein. Ich sehe ihn schon von Weitem. Einen Wagen, wie Mathias ihn hat, fährt sonst niemand mehr, der etwas auf sich hält. Ein VW Harlekin, eine dieser Geschmacksverirrungen der 90er-Jahre. Ich halte mich für keinen oberflächlichen Menschen, aber dieses Automodell ist mit Abstand das Unerotischste und Abtörnendste, was ich mir an einem Mann vorstellen kann. Ich bleibe abrupt stehen. Caruso sieht mich erwartungsvoll an.

»Auf keinen Fall«, sage ich und wechsle die Straßenseite.

Bruno hat eine Klingel über der Tür im *Flatline* angebracht, die unser Kommen unverhohlen ankündigt. Er steht hinter seiner Theke, die Arme aufgestützt, die Hände ausnahmsweise leer. Sein Blick sucht prüfend mein Gesicht ab, dann lächelt er. Als er Caruso sieht, wird das Lächeln breiter. Er geht in die Hocke und stößt ein paar unverständliche Laute aus, wie die Leute, die sich auf der Straße über einen Kinderwagen beugen. Als ich sehe, wie mein kleiner Opernsänger sich vor Freude windet und die beiden freudvoll umeinander springen, als handle es sich um einen Balztanz, ergreift mich so etwas wie Wehmut. Vielleicht kommt Caruso einfach nur zu mir, weil er dort bekommt, was er zum Überleben braucht – Fressen und ein warmes Bett. Die Liebe scheint er sich woanders zu holen.

Bruno richtet sich auf, dann greift er mich an den Schultern, beugt sich leicht nach vorne, um mir in die Augen sehen zu können. »Geht's wieder?«

Wir haben jetzt ein Geheimnis, er und ich. Wir teilen etwas, von dem die anderen nur einen Teil der Wahrheit kennen. Und wir waren uns darüber einig, mit nur einem einzigen Blick, ohne dass es vieler Worte oder Erklärungen bedurft hätte. Bruno kennt Menschen, er studiert sie tagtäglich von seinem Platz hinter der Bar aus. Er kennt mich, ohne dass ich mich erkennbar gemacht habe. Genau wie Klaus und Thom. Jeder hat die Menschenkenntnis auf seine eigene harte Weise erlangt. Und vielleicht ist es genau das, warum ich mich in ihrer Gegenwart nicht unwohl fühle. Wir teilen das Leid unheilvoller Geschichten; stumm und in stillem Einverständnis umrunden wir einander, taktieren, probieren und versuchen, mit unseren Sticheleien die unberührten Stellen zwischen den Wunden und Narben zu treffen.

»Ja, es geht wieder.« Ich lächle ihn an und wünsche mir, dass er meine Dankbarkeit spürt.

»Gut.« Mit mechanischen Bewegungen beginnt Bruno, ein Glas zu polieren. Manchmal glaube ich, er hält sich daran fest.

»Der Typ aus deiner Vergangenheit war wieder hier.«

»Bruno, irgendwann sind deine Gläser durchgescheuert.«

»Wart ihr wirklich mal ein Paar?«

»Wer sagt denn sowas?«

»Na, er.«

Ich zucke unschlüssig mit den Schultern. Ich fühle mich heimatlos. Kein Ort, an dem ich gerade richtig bin. Kein Ort, an dem mir die Liebe nicht zu nahe kommt. Entweder im Kostüm der Vergangenheit oder im Kleid des Konjunktivs.

Bruno schiebt mir einen Gin Tonic über die Theke. »Dieses Glas habe ich nur für dich poliert«, sagt er. Dann nickt er stumm mit dem Kopf in Richtung des dunkleren Teils seiner Bar.

Ich erkenne seinen gebogenen Rücken und die zerbrechliche Statur. Klaus sitzt tief eingesunken in den weichen Polstern eines Sofas. Auf den Knien ausgebreitet liegt seine Zeitung wie eine Decke. Als ich näherkomme, sehe ich, dass er die Augen geschlossen hat. Vorsichtig setze ich mich auf den freien Platz neben ihn. Ich möchte ihn nicht stören, aber an die Bar möchte ich auch nicht zurück. Dennis hat mit seiner Fragerei nach mir Spuren hinterlassen und Rätsel aufgegeben. Und ich bin die, von der alle glauben, dass sie sie lösen kann.

»Andalusien, Tequila.« Ich zucke zusammen. Klaus hat seine Augen geöffnet und schaut mich an.

»Diese Woche geht es nach Andalusien.«

Er reicht mir den Reiseteil. Unter der Zeitung kommt ein blauer Luftpostbrief zum Vorschein. Er faltet das dünne Papier auseinander und beginnt, zu lesen: »*Verzeih meine dunklen Worte der letzten Wochen. Die Wunden waren noch frisch, die harschen Töne strömten mit dem Blut heraus. Und doch schaue ich mich um, in unserer Zeit und im Internet, und ahne, dass meine Worte vielleicht die Verheißung über ein Morgen sind. Eine neue Form der Selbstdarstellung ist auf dem Vormarsch. Wobei ich glaube, dass die Selbstdarstellung an sich eine Erfindung der Neuzeit ist. Liebe, wie wir sie kannten, wird irgendwann altmodisch sein. Ich meine, überleg doch nur, wie Liebe heute beginnt. Man lernt sich digital kennen, hält einander auf Abstand und ent-*

*scheidet zwischen 0en und 1en, ob man sich in die Augen schauen wird oder nicht. Was ist mit dem altbewährten Körpergeruch, der darüber entscheidet, ob man »sich riechen kann« oder nicht? Was ist mit dem Knistern, das sich wie eine begehbare Brücke zwischen Geist und Körper situiert und den Verstand in einer Art verwirrt, dass Rationalität nur noch ein führerloses Schiff im Spiel körperlicher Gezeiten ist? Wir berauben uns unserer instinktiven Selektionsfähigkeit, dem jahrtausendealten und geschliffenen Selektionsvermögen bei der Partnerwahl. Nicht der Instinkt entscheidet, nicht dieses Wissen führt und lenkt unser Schicksal, sondern unser neuzeitliches Begehren greift in die Evolution ein – Status, Materielles, Projektion, Wünsche. Ja, die Liebe ist inflationär. Vielleicht aber ändert sie auch nur ihre Form. Weg von der Monogamie, hin zu Vielfalt und polygamen Lebensformen. Und weg von der partnerschaftlichen Liebe als einzige akzeptierte Form. Ich rätsele – für meinen Geschmack schon zu lange – und frage mich, ob ich vielleicht zu alt bin, um dieses Geheimnis noch zu lösen.«*

Klaus lässt den Brief sinken.

»Es gefiel mir besser, als er noch positiv geschrieben hat. Als er von der Liebe als einzig ewiger Währung gesprochen hat, da sie keiner Inflation unterliegt.«

»Ist das lange her?«, frage ich in die Schummrigkeit.

»Das war vor deiner Zeit, Tequila.«

Ich nicke. Vor meiner Zeit. Die Bemerkung steckt mir quer wie eine trocken geschluckte Pille. Ich kann sie nicht schlucken, will sie nicht schlucken. Ich weiß, dass er die Zeit meint, bevor ich nach Friedrichshain kam, um mich in der Wohnung über Brunos Bar zu verstecken. Ich weiß, dass er es auf sich bezieht und auf meine Präsenz in seinem Leben. Nur darauf. Aber ich sehe die andere Seite. Vor meiner Zeit bedeutet auch vor meiner Zeit als der Mensch, der ich heute bin. Bedeutet vor der Nacht, vor der Hoffnungslosigkeit. Bedeutet vor dem Namen »Tequila«.

»Dein Freund hat recht«, sage ich. »Ich saß neulich in der U-Bahn und habe versucht, Blickkontakt mit einem heißen Typen aufzunehmen. Er hat die ganze Fahrt über auf sein

Handy gestarrt. Wahrscheinlich war er gerade mit einer Dating-App beschäftigt.«

Klaus gluckst amüsiert. Meine Geschichte passt gut. Auch wenn sie erfunden ist, ganz allgemein gesprochen halt. Ich flirte gar nicht. Und das nicht nur, weil ich gar keine U-Bahn fahre. Ich bin ja schon froh, wenn ich es durch den Kiez schaffe.

»Wie lange schreibt dir Lukas schon?«

»Oh, unzählige Jahre. Lukas lebt in Amerika. Er war mir ein großer Halt nach Ritas Tod, ein treuer Freund, der auch mal mitten in der Nacht aufstand, um mich trotz Zeitverschiebung aufzubauen. Das mit dem Schreiben hat sich aber viel später so ergeben, als mein Schmerz weniger akut war.«

Klaus' Frau Rita war an Brustkrebs gestorben, bevor sie fünfzig gewesen war. Von Bruno weiß ich, dass Klaus danach nie wieder eine Frau hatte – bis heute. Zumindest keine, von der jemand wüsste oder mit der er sich in der Öffentlichkeit zeigen würde. Oder anders gesagt: keine, die nicht dafür bezahlt wird. Denn körperliche Gelüste hat Klaus nach wie vor. Er weiß nicht, dass ich es weiß, aber ich selbst habe ihn aus einem Puff kommen sehen. Es war nachmittags, zu einer Uhrzeit, in der Welten wie das Rotlichtmilieu in der Realität der Durchschnittsmenschen nicht vorkommen, da sie erst mit der Dämmerung aus dem Nebel aufsteigen und wie von Geisterhand verschwinden, bevor der Morgentau getrocknet ist. Klaus trat direkt vor mir auf die Straße, scherte sozusagen in meinen Lauf ein und ging für eine ganze Weile lediglich ein paar Meter vor mir. Den Kopf hielt er gesenkt, als er auf die Straße trat, so dass ich nicht weiß, ob er mich damals überhaupt sah. Meine Meinung über ihn hat es nicht wesentlich verändert. Vielleicht, weil er weiterhin so treu das Grab seiner Frau besucht. Oder weil ich mit der Vorstellung von Romantik und Liebe sowieso nicht so viel anfangen kann.

Mehrmals die Woche geht Klaus zu Ritas Grab, das sich hier um die Ecke auf dem Georgen-Parochial-Friedhof IV befindet. Er spricht nicht über seine Empfindungen. Wenn er von Rita spricht, dann immer nur in Fakten oder durch die Blume. Seine Worte bleiben indirekt, als schleiche er um ein Geheimnis oder einen Pott heißen Brei. Er sagt dann, dass sie seine Frau gewesen sei und sie dreizehn Jahre verheiratet gewesen waren. Dass ihr Mädchenname »Rosig« gewesen war und es diese Alliteration gewesen sei, die sich mit ihrem Wohlklang und Witz so sehr in sein Bewusstsein gepflanzt hat, dass er ihren Namen immer wieder vor sich hinsagte. So lange, bis Rita nicht mehr aus seinem Gedächtnis zu verbannen gewesen war. Das ist Klaus' Version vom Anfang einer Liebe. Es ist also verständlich, dass ihn die poetischen Gedanken seines Freundes Lukas fesseln. Weniger verständlich erscheint es mir, warum sie auch mich ergreifen.

»Woher kennt ihr euch?«

Klaus tippt mit dem Finger auf die Zeitung, von der noch ein Drittel aus meiner Manteltasche schaut. »Tatsächlich aus Andalusien«, sagt er und ich finde, dass das wie ein schlecht platzierter Zufall in einer tragischen Geschichte ist.

»Rita und ich sind viel gereist. Dies war die letzte Reise, bevor wir unseren Sohn bekamen. Das haben wir ausnutzen wollen und sind mit unserem alten BMW, einem Zelt und zwei Isomatten aufgebrochen. Erst durch Frankreich, dann runter durch Spanien. Immer an der Küste entlang. Im Rhythmus mit der Sonne.«

Ich lächle, hauptsächlich aus Höflichkeit, da ich nicht weiß, was ich sagen soll. Die Vorstellung, dass Klaus einmal jung gewesen sein soll, überfordert mein Gehirn. Aber so geht es mir mit allen Menschen. Ich beschließe, nach Hause zu gehen. Die Straßen schillern vom Nass, das in der Zeit heruntergekommen sein muss, die ich mit dem alten Witwer verbracht habe. Die Luft riecht sommerlich gereinigt. Der Jahrhundertmond ist verschwunden.

# 15

Der Tag darauf scheint ein Leben entfernt zu sein. Es ist, als hätte ich nie neben Patrick gehockt, nie in sein verzerrtes Gesicht geschaut. Ich stehe an der Balkontür, die Nase so fest an die Glasscheibe gepresst, dass ich meinen Atem dicht an meiner Oberlippe spüre. Unter mir auf der Straße das Leben: Eltern mit Kinderwagen und Tragetaschen, von Baum zu Baum jagende Hunde, händchenhaltende Pärchen, kaffeetrinkende Sonnenanbeter. Einen Steinwurf entfernt nur, aber unerreichbar für mich. Ich versuche, mich von mir selbst zu distanzieren, aus meinem Körper zu verschwinden, der mich an sich geklammert hält, und mich von Weitem zu betrachten: hängende Schultern und schmale Lippen, angespannte Kieferknochen und ein matter Teint, durch den kaum Blut fließt. Wie kann es so viel Kraft kosten, allein den Körper aufrecht zu halten, den Rücken zu strecken oder nur einen Arm zu heben? Es ist, als hätte sich mein Inneres in den letzten Stunden unbemerkt mit Zement gefüllt. Mein Körper zwingt mir durch seine Schwere seine Präsenz auf. Momente wie gestern mit Thom und Claudi und später mit Klaus erscheinen mir wie ein Traum, aus dem ich vor so langer Zeit aufgewacht bin, dass ich mich nicht mehr an Details wie Gespräche oder zeitliche Abläufe erinnere. Alles scheint hinter einem dichten Vorhang verschlossen zu sein, hinter dem sich nur Schemen und Bewegungen abzeichnen.

Auf meinem Schreibtisch entdecke ich den Reiseteil über Andalusien. Ich betrachte die grüngetränkten Weiten und von weißem Sand umgebenen, zerklüfteten Felsvorsprünge. Ein Flug nach Málaga kostet sechsundsiebzig Euro. One Way. Er geht morgen früh, sagt mir die Airline. Ich kriege noch ein Freigetränk, wenn ich mich innerhalb der nächsten fünfzehn Minuten zu einer Buchung entschließe. Morgen früh. Genug Zeit, zu packen. Oder einfach so loszugehen. Sechsundzwanzig Grad hat es die ganze Woche über in Málaga, da lohnt sich das Packen nicht. Alles, was ich brauche, sind meine Papiere, die Kreditkarte, meine Sonnenbrille und ein Päckchen Kaugummi gegen schlechten Atem. Der Rest findet sich. Und bin ich erst einmal da, habe ich genug Zeit, mir das Nötigste vor Ort zusammenzusuchen. Am ersten Abend werde ich lebenslustige Spanierinnen und Spanier kennenlernen, die mich herzlich in ihre Mitte aufnehmen. Ich packe meine Gitarre aus und spiele Songs, flink gleiten meine Finger über die Saiten, meine neuen Freundinnen und Freunde tanzen und klatschen. Ich bringe die Musik, sie bringen die Lebensfreude. Und die Sangria fließt und fließt. Wir essen und trinken und tanzen und dann beginnen wir von vorne. Ich finde sie schön, sie finden mich mutig. *Du hast wirklich alles zurückgelassen?* Immer wieder muss ich dieselben Fragen beantworten: *Du bist wirklich ohne Gepäck losgereist? Keine Wechselklamotten? Und wo schläfst du? Und morgen?* Ich lächle, proste ihnen zu und aus meinem Mund kommen Worte voller Selbstvertrauen und Courage. Worte, die faszinieren und mir Respekt verschaffen. Worte, die so ehrlich sind und so sehr nach mir klingen, dass ich sie selbst glaube. Ja, ich bin nur eine Kreditkarte von einem neuen Leben entfernt. Einem Leben, das so einfach ist, dass es nichts anderes sein kann als leicht. Eine Handvoll Habseligkeiten brauche ich, wenn überhaupt. Und Mut. Und ich weiß genau, den werde ich bis morgen früh nicht mehr auftreiben.

Ich drücke meine Nase wieder an das Fenster. Es ist nur eine Ausrede, aber ich habe das Gefühl, sie klebt daran fest.

In zwei Wochen ist mein nächster Termin bei Herrn Jürgens. Dann soll ich ihm von meinen Fortschritten berichten. Ich kann ihm erzählen, dass ich ein Leben gerettet habe, aber ist es das, was er hören will? Muss ich ihm dann nicht auch erzählen, dass es mir ein andermal nicht gelungen ist? Ich weiß, was er erwartet. Das, was alle erwarten: einen Sieg der Helligkeit über die Dunkelheit. Eine Entscheidung zwischen Tag und Nacht. *Du musst nur wollen, Tequila.*

Ich höre ihre Worte. Sie alle haben es gut gemeint. Struktur und soziale Kontakte – sie sind das rettende Paar. Ich weiß es ja eigentlich und doch sind beide für mich manchmal so unerreichbar wie Andalusien, wenn ich mir die Bilder in der Zeitung anschaue. Und manchmal vergesse ich es einfach. Denn auch, wenn wir viel Freiheit gehabt hatten, damals, im Studium hatte es eine Struktur mit festen Terminen gegeben, regelmäßigen Sport und einen sozialen Rahmen, in dessen Gefüge ich die Sicherheit gefunden hatte, die der Flow in mir benötigt, um an Fahrt zu gewinnen. Das Leben hatte sich leicht angefühlt, schaffbar, und sich nicht widergespiegelt in endlos langen und leeren Stunden, die sich mehr und mehr mit Monotonie füllen, je länger sie dauern. Ich war beschäftigt gewesen, in Bewegung, und hatte nie lange genug auf einer Stelle gestanden, als dass das fragile Eis unter mir hätte brechen können. Und dann hatte Adrian begonnen, sich mehr und mehr dem Leib-Seele-Problem von René Descartes zu widmen. Er hatte es zu Anfang seines Studiums entdeckt und die Faszination an der Sinnestäuschung als Grundlage für das grundsätzliche Zweifeln an allem hatte ihn nie losgelassen.

»Das müsst ihr euch anhören«, hatte er gesagt und ein abgegriffenes Buch aus seiner Tasche gezogen.

Leona, Ibrahim und ich hatten in der Cafeteria gesessen und auf Dennis gewartet, der Kaffee für alle geholt hatte. Es war früh vor unserer ersten Vorlesung und wir waren alle noch schläfrig gewesen, aber Adrians Gesicht hatte rote Sprenkel vor Aufregung gehabt und in seinen Mundwinkeln hatte das »Grinsen der Erkenntnis« gehangen, wie Ibrahim es genannt hatte. Unsere Trägheit ignorierend hatte sein Monolog begonnen, wie üblich druckreif, ohne Pausen und ohne Gestotter: »Es geht um die kausale Wechselwirkung zwischen körperlichen und geistigen Vorgängen, also unter anderem um die Fragen, wie ein Gedanke zu einer Handlung wird und ob Seele beziehungsweise Geist auch losgelöst vom Körper existieren. All das ist bekannt unter dem Begriff des Leib-Seele-Problems. René Descartes hat sich dieser Fragestellung genähert, indem er sich des methodischen Zweifels bedient hat, das heißt, um überhaupt etwas sicher wissen zu können, stellte er zunächst *alles* in Frage, um sich einem Kern zu nähern, der nicht mehr anzuzweifeln ist.«

Während des Vortrags hatte Adrian in seinem Buch geblättert, bis er die gesuchte Seite gefunden hatte: »*Alles, was lediglich wahrscheinlich ist, ist wahrscheinlich falsch*«, hatte er zitiert und dann fortgefahren: »Descartes trennt also alle Sinneswahrnehmungen, wie Gerüche, Formen, Farben etc. vom Selbst, genauso geht er mit Erinnerungen und Gefühlen vor und mit dem Inhalt der Gedanken, kurz gesagt: Er trennt alles vom Selbst, bis auf das Denken, das sich seiner Meinung nach nicht mehr trennen lässt. *Ich denke, also bin ich.* Das bedeutet aber, dass alle Sinneswahrnehmungen also falsch sein können.« Erwartungsvoll hatte er in unsere müden Gesichter geblickt, und ich muss zumindest mir zugutehalten, dass ich wirklich versucht hatte, seine Begeisterung zu teilen.

»Das ist doch krass, überlegt doch mal: Wenn die Sinne euch einmal täuschen, können sie das theoretisch doch immer wieder tun. Es kann also tatsächlich sein, dass all das hier« – dabei hatte er Salz- und Zuckerstreuer, den Tisch, die Stühle und mich berührt – »nur Sinnestäuschungen sind.«

Wir hatten uns fragend angeschaut, überfordert und unterzuckert und hilflos gegenüber dem Gedanken, dass so früh am Morgen auf einmal nichts mehr von Bedeutung sein könnte, dass der beißende Geruch des gechlorten Bodens ebenso wenig real war wie unsere Müdigkeit oder die Tatsache, dass wir alle knurrende Mägen und Kaffeedurst hatten.

»Ich glaube, es lebt sich wesentlich angenehmer, wenn man einfach glaubt, was man sieht und riecht.« Ibrahim hatte mit dem Kopf auf Dennis gedeutet, der mit einem Tablett voll dampfender Tassen und Croissants jonglierend durch die Tischreihen geschlängelt war.

»Nicht-Denken ist immer bequemer«, hatte Adrian eingeworfen. »Aber wenn ich mich auf keine meiner Sinneswahrnehmungen verlassen kann, wenn Körper und Geist substanziell voneinander zu unterscheiden sind, ist doch die Frage: Wie kommunizieren die beiden? Und was bleibt noch vom genussvollen Leben?«

»Kaffee«, hatte Ibrahim gesagt und mehrere Teelöffel Zucker in seine Tasse geschüttet.

Niemand von uns hatte damals erkannt, wie sehr Adrian dieses Thema tatsächlich beschäftigt hatte. Wir alle hatten die Diskussionen geliebt, das gelenkige Denken, die Utopie und die Kraft des Vorstellungsvermögens. Es war uns wie mentales Adrenalin gewesen, das uns schwindlig machen konnte, wenn die Nächte lang und die Diskussionsrunden gut waren. Aber dort, wo wir irgendwann wieder nüchtern gewesen waren, wo wir zurückgekehrt waren zum Lachen des Alltäglichen und zu der Überlegung, was der nächste Schritt im Studium war oder was am Wochenende anstand, an dem Punkt, an dem wir einfach nur wieder eine Clique guter Freunde geworden waren, war Adrian nach jeder Diskussion in ein paralysiertes Schweigen versunken, etwas, das zumindest ich ignoriert hatte, weil ich angenommen hatte, dass er die Standpunkte der Diskussion noch einmal durchgehe. Tatsächlich aber hatte er sie weitergedacht. Da, wo wir eine Box geöffnet und gestaunt hatten, über das, was darin gelegen hatte und was man theoretisch damit machen könnte, hatte er die Gedanken in die Hand genommen, sie gedreht und gewendet und versucht, sie zu benutzen. Und genau das war mir entgangen. Weil ich viel zu beschäftigt damit gewesen war, ihn aus einer inneren Distanz zu bewundern.

Ich war fasziniert davon gewesen, wie er das Leben mit vollen Händen trank wie ein Verdurstender. Er hatte alles mitgenommen, war bei sich geblieben, ohne sich beirren zu lassen, vor allem aber, ohne dabei oberflächlich zu sein. Viel entscheidender aber waren seine Kompromisslosigkeit und sein Mut gewesen, für die Erkenntnis auch mit verbundenen Augen in das Unbekannte hineinzulaufen. Sein Hunger nach Selbstreflexion und Wachstum war genauso groß gewesen wie sein Durst nach dem puren Leben. Reflexion als die rationale, distanzierte Betrachtung des Lebens, als (aus-)wertender Akt, vergleichend und sich sowohl an irgendeiner Normvorstellung orientierend als auch alles hinterfragend – das Denken, das war die eine Seite von Adrian gewesen. Die andere war das gewesen, was er selbst als *Leben* bezeichnet hatte, das Sinnliche, Genussvolle und Fließende, diese Lust am Leben und an den Sinnen, die sich selbst genügte. Und das hatte René Descartes in seinen Meditationen auf den Prüfstand gestellt. Adrian war damit auf eine der großen philosophischen Fragen gestoßen, die er nicht hätte ignorieren können, selbst wenn er es gewollt hätte. Denn diesmal hatte es ihn selbst betroffen.

Im *Flatline* sind die Barhocker noch hochgestellt. Bruno hockt auf dem Boden und fegt Erde zusammen. Zwischen seiner Stirn ist eine leichte Zornesfalte zu sehen. Sein Blick ist dunkel.

»Ach, einer von diesen Vollpfosten, die zu lange am Berghain geschnuppert haben und glauben, dezente Eskalation am Sonntagmorgen gehöre zu einem gelungenen Berlin-Trip dazu«, beantwortet er meinen fragenden Blick. »Erst hat er mir in den Vorgarten gepisst und dann die Sonnenblume samt Wurzeln herausgerissen und in meinen Laden geworfen. Ich habe angeblich seine Freundin angeschaut.«

»Und? Hast du?«

»Wenn du *den* gesehen hättest, wüsstest du, dass der in seinem Leben noch keine Freundin gehabt hat.« Sein Lachen ist kurz, aber hämisch. Befreiung durch latente Boshaftigkeit.

Ich helfe Bruno, die Barhocker herunterzustellen und das große Sherryfass hinauszurollen, auf dessen Seite ein Kardiogramm gesprayt ist, dass in einer Todeslinie mündet. Bruno trinkt hier immer sein Feierabendbier – allein oder mit den letzten Gästen. Manchmal auch mit mir. Er bietet mir immer eine Nelkenzigarette an, obwohl er selbst nicht raucht. Ein bisschen so wie diese guten Omis, die stets eine Tüte Süßigkeiten für die Nachbarskinder im Schrank haben. Für Klaus liegt jeden Samstag die Wochenzeitung bereit, Claudi bekommt Kaugummi und Iri ein paar Leckerlis. Und ich glaube, nur für Thom hält Bruno die Tradition des Dartabends am Mittwoch aufrecht.

Bruno ist früh dran. Eigentlich öffnet das *Flatline* erst in einer halben Stunde. Er holt zwei kleine Gläser unter dem Tresen hervor und gießt uns zwei Ramazzotti ein. Ich habe Bruno noch nie vor den Gästen trinken sehen. Nur mit mir stößt er manchmal an. Ich mag diese Momente, sie geben mir das Gefühl, etwas Besonderes zu sein. Es ist wie eine kleine Verschwörung zwischen uns. Vor allem dann, wenn jemand hereinkommt und Bruno sein Glas verschwinden lässt. Dabei zwinkert er mir zu und lächelt. Ich weiß nicht, warum er nicht vor Gästen trinkt. Aber ich frage auch nicht. Dazu genieße ich dieses geteilte Geheimnis zu sehr.

»Und? Schon einen Job gefunden?« Bruno füllt mein Glas ein zweites Mal und spült das seine ab.

Ich schüttele den Kopf und exe das Glas. Der Ramazzotti läuft schwer meine Kehle hinab.

»Sei froh, wenn du erst mal in dem Hamsterrad bist, hängst du nur noch hier ab.« Er macht kreisende Bewegungen mit dem Zeigefinger.

»Das wollen wir ja nicht«, sage ich.

»Nein, das wollen wir nicht«, antwortet Bruno.

Es gibt Kneipiers, die davon leben, dass Stress sich so widerstandslos in Alkohol ertränken lässt. Und zumindest für eine Weile bleibt die Oberfläche ruhig, bis der Stress, einem Seemonster gleich, an die Oberfläche zurückkommt und die Welt wieder durcheinanderbringt. Meist größer und stärker als zuvor, als wäre er im Alkohol gar nicht ertrunken, sondern hätte vielmehr seine Kraft daraus gezogen. Ich habe viele dieser Opfer unserer Welt gesehen, als ich damals mein Pflichtpraktikum in der Schuldenberatung gemacht habe. Sie alle hatten einen ungesunden Weg gewählt, mit der Überforderung in ihrem Job umzugehen: Sie hatten über ihre Verhältnisse konsumiert oder waren in der verführerischen Parallelwelt der Spielhöllen gelandet.

Miller schlendert herein und bleibt auf der Türschwelle stehen. Sein stumpfes Haar liegt ihm kraftlos auf den hängenden Schultern. Er sieht aus, als käme er direkt aus dem Wald, trüge ein Bündel Holz geschultert und würde sich nun umsehen, wo er es ablegen und ein Feuer machen könne. Er ist ein freundlicher Geselle, ich würde ihn zwar nicht als zuvorkommend bezeichnen, aber er agiert, als nähme er mich ernst, als wäre ich auf Augenhöhe, und nichts verrät sein Weltbild. Denn Miller ist ein Draufgänger und Taktiker zugleich und er definiert die Regeln in jeder Situation neu. Männer sieht er als Kontrahenten, die sich ihm beweisen müssen, indem sie ihn mit dominantem Gebaren in seine Schranken weisen, von Frauen hat er eine sehr patriarchalische Vorstellung: Sie gehören in die Küche oder in sein Bett. Miller hat auch Sex mit Männern und sieht dennoch keinen Widerspruch darin, jemanden als *Schwuchtel* zu beschimpfen.

Bei mir erzeugt das eine Art Paradoxon: Ich mag ihn, habe das Gefühl, ihm trauen zu können, und gleichzeitig macht sich innerlich Panik breit und ich suche Distanz. Sein ganzes Wesen ist geprägt von unberechenbarer Ambivalenz und er verhält sich anders, als man es erwarten würde. Und ein bisschen versinnbildlicht er damit ein Phänomen unserer Welt: den Wolf im Schafspelz, der überall lauert – in unserer Nahrung, im Konsum, in den Medien. Wir wissen, dass es nicht gut ist, aber wir glauben lieber dem ersten Blick oder den säuselnden Versprechen, die uns weismachen wollen, dass etwas lecker und gesund, sinnvoll oder mit einem praktischen Nutzen behaftet ist. Und wir tun es immer wieder. Der Zucker, das viele Fett, die Bewegungslosigkeit, der übertriebene Konsum von Gütern, Medien, Sex. Und wenn wir krank und unzufrieden werden und uns jemand aufklärt, nicken wir wissend, zucken entschuldigend mit den Schultern und tun es wieder. Weil wir glauben wollen, dass es so schlimm schon nicht sein kann, dass es ja alle tun und dass die Sünde menschlich ist und somit in unserer Natur liegt.

Nein, vor Miller nehme ich mich in Acht. Mit ihm möchte ich nicht um die Häuser ziehen. Er sieht das allerdings anders.

»Tequila.« Er klingt, als hätte ich ihm gerade unerwartet in den Arsch gekniffen und er würde sich nun anstandshalber beschweren, obwohl es ihm gefallen hat.

»Contenance«, sagt Bruno nur. Und sein Blick formuliert den Rest.

»Mein zweiter Name.« Miller lächelt.

Ich weiß nicht, warum, aber die Subtilität seiner Art erregt mich. Ich ekel mich vor mir selbst. Ich denke an Mathias, der mich beobachtete, wie ich in Unterwäsche und nächtlicher Unschuld durch die WG irrte. Ich tue das manchmal. In besonders ungnädigen Nächten stehe ich auf und gehe durch die Wohnung. Ich schlafe irgendwie, aber ich erinnere mich danach an alles. Außer an Mathias. Und ich frage mich, in welcher verborgenen Ecke er saß, mitten in der Nacht. Und viel interessanter: Warum?

Langgezogene Vokale lassen uns hochschrecken.

»Nüüüüscht. Mach dit nüüüscht!« Die Worte stammen aus einem rauen Hals, aus einer alten Kehle und jemand spuckt sie direkt vor Brunos Bar. »Nüüscht. Nüscht!«

Es sind penetrante, langgezogene Worte, denen jegliche ernsthafte Zwischentöne fehlen. Die Stimme ist vor allem eines: laut und nervtötend. Wir gehen raus. Miller, Bruno und ich. Von der anderen Straßenseite winkt uns Fabio zu und verschwindet sofort wieder in seinem Geschäft. Vor einem großen Pappkarton, der in einer Nische der Hauswand steht, geifert eine Gestalt in einem bodenlangen Mantel mit fettigen, langen Haaren, die ausgedünnt sind wie bei einem alten, kranken Pferd.

»Nüüüüscht. Mach dit nüüüscht.«

Sie rührt sich nicht einen Millimeter, lediglich die Schärfe ihrer Stimme und die Lippenbewegungen verraten, dass sie am Leben ist. Ihr Gegenüber ist ein älterer Mann, dicklich, mit einem ebenso langen Mantel. Er ist kahl auf dem Kopf, während sich über seinen Ohren je ein wolliger Bausch an lockigem, weißen Haar festhält. Eigentlich fehlt nur noch das weißgeschminkte Gesicht mit den roten Lippen und der roten Kugelnase. Unter dem Arm hält er ein Buch, das er wie in Zeitlupe in Richtung des Kartons bewegt, sobald die andere Gestalt – es ist eine Frau – ihn mit ihrem beharrlichen Gezeter dazu auffordert. Augenscheinlich will sie nicht, dass er das Buch mitnimmt. Sobald er Anstalten macht, das Buch zurückzulegen, erstirbt ihr klagendes Gejammer. Und sobald sie damit aufhört, klemmt er sich das Buch wieder unter den Arm, was in ihr erneut den kreischenden Alarm auslöst. Ein Kreislauf aus Gekeife und Nachgiebigkeit.

Wir atmen auf. Mona und Micha sind schon eine ganze Weile nicht mehr in Friedrichshain gesehen worden. Wir haben langsam begonnen, uns Sorgen zu machen, eine Entwicklung, die im Kiez moderate Konsequenzen nach sich zieht: Man erkundigt sich bei seinen Bekannten und eigentlich bei jedem, den man am Tag so trifft. Ich denke, es geht dabei mehr um den Austausch von Klatsch und Tratsch. Jemanden zu haben, um den man sich Sorgen machen kann, ist ein gutes Gefühl, es mit anderen zu teilen, umso mehr – und wenn diese Person zudem noch stadtbekannt ist, dann hat man einen Platz. Vielleicht eine ganz altbewährte Art und Weise, sich gegen Einsamkeit zu wappnen. Man kennt jemanden, man redet über jemanden, man gehört dazu. Gossip als Garant für Nestwärme.

Wir beobachten die Szene noch eine Weile. Berlins Kartons. Man stellt einfach auf die Straße, was man nicht mehr braucht, und ein anderer nimmt es mit. Ein so einfaches, wie altes System. Ich bin fast sicher, es steckt in uns allen – eines der vielen pre- oder zwischenkapitalistischen Tauschsysteme, dieser uralte Akt, bei dem sich Notwendigkeit, Großzügigkeit, Bedürftigkeit, Dankbarkeit und das Prinzip ökonomischer Vervielfältigung und Mehrung über so viele Säulen einer Gesellschaft miteinander verzahnen, dass man es schon fast als seine Basis bezeichnen kann: Moral, Religion, Mythologie, Ökonomie, Ökologie, Rechtsempfinden – von mindestens einem Teil geben wir ein Stück ab, wenn wir etwas verschenken oder tauschen, und von mindestens einem Teil empfangen wir etwas. Mich fasziniert an Berlins Kartons am meisten das Nichtsichtbare dahinter, was eine Geste der Großzügigkeit sein kann, ein Zeichen von Knauserigkeit oder aber Schuldigkeit. Es wäre in vielen Fällen leichter, die Dinge einfach wegzuschmeißen. Und ich glaube ganz fest an Berlin und daran, dass es bei seinen Verschenkekisten, den Pappkartons mit Krimskrams und Geschirr, den Möbeln, Elektrogeräten und lose auf Fensterbänken verteilten Klamotten, nicht um die Objekte selbst geht.

Ich höre immer wieder, wie gerade ältere Berliner über die Faulheit der ehemaligen Besitzer dieser Sachen wettern, die Dinge in den Müllcontainer zu werfen. Aber wer in Berlin Sachen verschenkt, ist nicht faul, sondern vielmehr ein Öko oder politisch. Dieser Mensch denkt nachhaltig oder will sich gegen das System des Konsums und der Verschwendung auflehnen. Vielleicht ist der- oder diejenige auch einfach spirituell getrieben – sich von Altem zu trennen, bedeutet, Platz für Neues zu schaffen. Dinge oder Möglichkeiten. Sachen in den Kreislauf von Geben und Nehmen zurückzuführen, bedeutet, sich auch wieder für Neues zu öffnen.

Ich weiß nicht, wie es sich bei Mona und Micha verhält. Ihr vehementes Gekrächze erscheint mir unter diesem Gesichtspunkt doch eher wie eine Angst, Kontrolle zu verlieren. Wenn er etwas mitnimmt, was auf der Straße liegt, wird ein Platz in ihrem Leben besetzt. Er nimmt Energie mit, beraubt sie anderer Möglichkeiten. Er sieht das gefundene Buch als Glücksfall. Sie als Entscheidung gegen etwas anderes, etwas Besseres, vielleicht gegen sich selbst. Was mich dabei fasziniert, ist die Art, wie ernst sie einander nehmen in ihrer Abneigung gegenüber dem Willen des jeweils anderen. Es bleibt verbal bei den zwei Zeilen, sie schlägt ihm nicht das Buch aus der Hand, er wird nicht ausfallend. Ist das Liebe? Oder das Mindestmaß an Respekt und Anstand, um den Erhalt eines Konstruktes zu gewährleisten, das beiden das Überleben auf der Straße ermöglicht? Sie ist eine Frau, und somit per se deutlich gefährdeter, Opfer einer Gewalttat zu werden als ihre männlichen Leidensgenossen auf der Straße, er ist fast taub und damit ebenfalls Teil einer besonders vulnerablen Zielgruppe von Gewalt.

»Ich geb einen aus«, sagt Miller und Bruno verengt die Augen. Er vermutet nichts Gutes und ich lächle und gehe zurück nach drinnen, setze mich auf den Barhocker und bin froh, dass ich es geschafft habe, aus der Wohnung zu kommen und mich mit Menschen zu konfrontieren – auch, wenn es sich dabei nur um Miller handelt.

Niemand von uns hat sie reinkommen hören. Erst das Schmatzen von Iri, der sich den Sabber von den Lefzen leckt, lässt uns aufblicken. Claudi ist blass wie ein Gespenst, ihre Schultern hängen so tief wie die von Miller, doch was bei ihm Lässigkeit transportieren soll, ist bei ihr Fassungslosigkeit. Sie wirkt in sich zusammengefallen und ihre Stimme ist dünn wie Seidenpapier, als sie sagt: »Er ist tot.«

Das ist alles, was aus der gesprächigen Claudi kommt, mehr nicht, und sie katapultiert uns mit diesen drei Worten in Sekundenschnelle in die Skurrilität einer neuen Dimension: Unsere kleine Szenerie erstarrt in Leblosigkeit, wir halten den Atem an, starren Claudi an und warten auf die Beantwortung einer im luftleeren Raum hängenden Frage, wissend, dass sie den Boden erschüttern wird, auf dem wir stehen. Niemand sagt etwas, keiner bewegt sich, wir sind demütig wie unartige Kinder, die regungslos die Wange hinhalten in Erwartung des unvermeidlichen Schlags mit der flachen Hand. Und alles, woran ich mich klammere, ist die latente Hoffnung, dass sie Hagen meint.

»Patrick. Er ist tot.«

Es ist, als hätte jemand mit einem Ruck meine Kehle zugedrückt. Ich schnappe nach Luft. Eine eisige Kälte kriecht meine Beine hinauf. Wie an einem Tau klettert sie an meinem Bein empor, Stück für Stück, Zentimeter um Zentimeter. Und je höher sie kommt, desto bewegungsunfähiger werde ich. Meine tauben Finger umklammern das Glas, das ich zwischen den Händen halte, bemüht, die Bilder der Vergangenheit zurückzuhalten, die sich mir augenblicklich aufdrängen.

Aber es ist unmöglich. Sein Gesicht erscheint vor meinem, kommt näher, zu nahe. Ich sehe ihn vor mir auf dem Boden liegen, sehe seine umherhuschenden Pupillen, den Versuch seines Körpers, Balance und Orientierung zu halten, am Leben zu bleiben. Ich sehe seinen zuckenden Körper, rieche seinen Schweiß. Und ich fühle wieder Dennis' Griff an meinem Handgelenk. Dennis, der zur richtigen Zeit am richtigen Ort war. Genau wie ich. Genau wie damals. Und genau wie damals haben wir versagt. Ich vergrabe meinen Kopf auf der Theke zwischen meinen Armen, versuche, die Luft anzuhalten, das Leben.

In einer anderen Welt höre ich Miller und Bruno abwechselnd murmeln. Ihre Stimmen sind Flüstertöne, jeglicher Vitalität und Hoffnung beraubt. Sie fragen nach Details, nach dem Wann und dem Warum. Claudi schluchzt. Ich konzentriere mich auf die Fasern meines Hoodies, eine schlechte Baumwollqualität. Für etwas Neues reicht das Geld nicht. Ich muss unbedingt auf einen neuen sparen. Und Schuhe. Neue Möbel. Vielleicht sollte ich umziehen. Ein neues Leben. Neue Pläne. Hoffnung. Vergessen. Ich atme ein und aus. Ich kralle mich an das Glas. Und so sehr ich auch schreien möchte, ich halte mich zurück.

Irgendwann spüre ich jemanden. Erst die Berührung einer Hand, die über meinen Rücken streicht, dann die Konturen eines Gesichts, das sich an ihn drückt. Schließlich erscheinen Claudis dünne Ärmchen in dem kleinen Ausschnitt zwischen Boden und Theke, den meine verschränkten Armen bilden. Sie umschlingt mich und die Feingliedrigkeit ihrer Finger schockt mich zutiefst. Sie hat gepflegte Nägel, trägt eine beeindruckende Last an Silberringen und -reifen, die in einem übervollen Kontrast zu dem wenigen Fleisch an ihren Gelenken steht. Ihre Wärme ist nahe, berührt mich auf wohltuende Weise, und die Zerbrechlichkeit ihrer Körper- und Lebensenergie, die ich durch meinen armseligen Hoodie spüre, bringt eine tröstende Ordnung in dieses surreale Szenario. Ich bin nicht allein. Es gibt Menschen in dieser Dunkelheit, die mir ähneln, wir können einander die Hand reichen, so wie Claudi es tut, mit der ganzen ihr innewohnenden Liebe und Naivität. Auch wenn die Dunkelheit, in der wir leben, nicht dieselbe ist. Wir sind alle verloren. Verlorene Kinder des Lebens.

»Das Leben ist nicht fair, Tequila.«

Ich schüttle mit dem Kopf, meine Stirn rollt unsanft über das Holz der Theke. Dunkles Holz, dessen Maserung beinahe gänzlich unter der Lasur verschwindet.

»Er war ja nicht allein. Zumindest hat ihm jemand geholfen, als er zusammengebrochen ist.« Ist das Fürsorge, die da in Millers Stimme mitschwingt?

Ich lecke über das Holz. Schmutz. Und verlorene Hoffnung. Ich nicke und stoße mir das Nasenbein an der Kante.

Es ist Bruno, der schließlich meine Arme von der Theke löst und mich aufrichtet. Sein Blick ist glanzlos und schweift umher, aber seine Bewegungen sind zielgerichtet. Er greift mein Gesicht, umschließt meine Wange mit der Wärme seiner Hand, verweilt dort. Einen langen Moment. So lang, dass ich mir wünsche, er möge dort festwachsen.

»Okay?«

Ich nicke und Bruno übernimmt seinen alten Posten, schiebt vier Gläser über den Tresen und öffnet eine Flasche *Pirates Grog*.

Er hebt sein Glas. »Auf die gefallenen Piraten dieser Welt.«

»Auf uns.«

In dieser Nacht schlafe ich kaum. Ich falle nur hin und wieder in eine Art fragilen Dämmerzustand. Als ich im Morgengrauen mit dem ersten Vogelgezwitscher einschlafe, träume ich vom Universum. Stundenlang laufe ich auf einem Planeten, der so klein ist, dass ich die Krümmung am Ende des Horizonts sehen kann. Nur wenige hundert Meter trennen uns, ich kann ihn fast greifen, aber ich erreiche ihn nicht. Ich laufe und laufe, aber die Gegend bleibt immer dieselbe. Graubraune Erde mit großen dunklen Kratern, kein Strauch, kein

Tier, kein Mensch. Ich bin alleine und mein einziges Ziel ist der Horizont, der unerreichbar ist. Als ich nach unten blicke, sehe ich, dass der Planet Löcher hat und innen hohl ist. Ich kann hindurch und auf der anderen Seite in die Tiefe des Alls sehen. Ich trage rot-weiße Schuhe mit gebogener Spitze und eine rote Pluderhose aus Satin. Der Planet dreht sich unter mir, während ich laufe. Hundert Bären fliegen durch die schwarze Leere des Alls. Sie beobachten mich mit Ferngläsern. In den Tatzen haben sie rote Fahnen, auf denen ein Clown abgebildet ist. Andere trinken Bier und essen Popcorn. Hin und wieder applaudieren sie. Ich wache auf. Mein Gesicht ist überströmt mit Tränen. *Alles, was lediglich wahrscheinlich ist, ist wahrscheinlich falsch.*

# 16

Menschen, die großem Unglück ausgesetzt sind, sagen oft, wie unfair es ist, dass die Welt sich weiterdreht, dass das Leben einfach weitermacht, als wäre nichts passiert. Seit Dennis wieder da ist, frage ich mich oft, was Adrian dazu gesagt hätte. Er hätte wahrscheinlich gelächelt und gesagt, dass das doch der Beweis dafür sei, dass das Leben nur das ist, was man daraus macht. Dass es Gut und Böse in der Grundordnung des Lebens nicht gebe, dass es dort überhaupt keine Bewertung eines Ereignisses gebe und deshalb einfach alles weitergehe, als sei nichts passiert. Denn das, was wir mit »passieren« meinen, sei eine Wertung, die einem menschlichen, aber nicht natürlich vorhandenen Wertesystem entspringt. Das Leid selbst ist menschgemacht und das Ausmaß dieses Leids eine simple Entscheidung für oder gegen die Belegung eines Ereignisses mit Werten und Emotionen. Das hätte er gesagt. Und wie immer hätte er dabei niemanden angesehen, wie er es eben tat, wenn er glaubte, dass man nichts erwidern konnte, was seine Meinung ändern würde.

Doch dieses Mal hätte ich ihm widersprochen, denn die Welt nach Patricks Tod dreht sich tatsächlich nicht mehr im selben Tempo. Friedrichshain ist nicht mehr dasselbe. Auf den ersten Blick sind die Veränderungen nicht wahrzunehmen. Man muss schon genau hinsehen, genau *hinhören*. Die Schwere, die sich über den Kiez gelegt hat, erstickt jegliche Laute unter sich, als ob jemand eine staubige Wolldecke über unsere Welt gelegt hätte, unter der sich alles dumpf und hoffnungslos anhört. Und genau das macht den Unterschied. Friedrichshain weint. Leise und erstickend haben sich Trauer und Schock nach der Nachricht von Patricks Tod in den letzten Winkeln unseres Alltags eingenistet.

Ich bemerkte es am Morgen danach. Es war ein Montag, der Tag, an dem jede Woche die grauen Müllcontainer von der

Berliner Stadtreinigung abgeholt werden. Ziemlich genau gegen zwanzig vor sieben halten die orangefarbenen Wagen am Anfang der Straße und arbeiten sich in zähen Minuten einmal bis zum Ende durch. Mit großen Schlüsselbunden kommen die Mitarbeiter der BSR in jedes Haus und unter großem Getöse fahren sie die Müllcontainer über das Kopfsteinpflaster. Irgendwann versuchte ich, meinen Rhythmus an die Abfuhrtermine der Berliner Stadtreinigung anzupassen und so früh ins Bett zu gehen, dass es kein Problem ist, um kurz nach halb sieben aus dem Schlaf gerissen zu werden. Die ersten Male schob ich noch verärgert die Gardine zur Seite und schimpfte auf die verdreckten Müllautos.

»Leerkraft« steht auf ihrer Seite. Oder »Leer Force One«. Manchmal hatte ich das Gefühl, dass sich die Marketing-Abteilung der BSR über mich lustig machen wollte. Und als ich dann eines Tages »Ich bring eben den Müll weg, Schatz« las, musste ich endlich lächeln. Das war der Tag, an dem ich kapitulierte und seitdem früher zu Bett gehe.

Anders Fabio. Er steht um diese Uhrzeit bereits mit sauber gescheiteltem Haar vor seinem *Ristorante* und raucht seine erste Zigarette. Er liebt die morgendlichen Stunden, genießt es, »Baby beim Schlafen zu gucken«. Der sich langsam reckende und streckende Kiez, sein Baby. Den Müllmännern nickt er freundlich zu und drückt ihnen hin und wieder eine Tüte mit Pizzabrötchen in die Hand, die am Vortag übriggeblieben sind. Irgendwann kam der Tag, als Fabio sich verstanden und willkommen geheißen fühlte in diesem Land im Norden, in das er gegen seinen eigenen Wunsch gekommen war, getrieben nur von der bedingungslosen Loyalität zu seinem Vater. Es war der Montag, als der Wagen mit der Aufschrift »Mülle grazie« vor ihm hielt. Es habe ihn berührt und er habe verstanden, mit wie viel Liebe die Stadtreinigung ihre Arbeit machte, hat er mir später erklärt. Und seitdem wache ich um zehn vor sechs auf, wenn Fabio ebenso liebevoll und mit großer Hilfsbereitschaft die Tonnen auf die Straße rollt, um der BSR damit seinen Respekt zu zollen. Diese hatte ihre Abfuhrtermine in unserer Straße inzwischen auf halb zehn verschoben, aber das hilft mir dank Fabio auch nicht mehr.

In den Tagen nach Patricks Tod schlief ich bis weit nach neun Uhr. Nicht, weil ich so tief und sorglos geschlafen hätte, sondern weil Fabio aufgehört hatte, die Mülltonnen vor die Tür zu schieben. Ich wurde wach und hörte kurz darauf das malmende Geräusch des Müllautos, das mit dumpfem Schlag die Tonnen in sein Inneres kippte. Ich spähte aus dem Fenster und sah, wie die Männer in Orange die Tonnen mit einer Vorsicht und Demut über die Bürgersteige schoben, als handle es sich um Patricks Sarg. Und da begriff ich, dass wir alle in diesem Sarg hätten liegen können. So wie damals bei Otto, der zu einer stummen Zeitrechnung geworden war, wird es in Zukunft heißen: »Vor Patrick«, ähnlich wie Klaus neulich zu mir gesagt hat: »Das war vor deiner Zeit, Tequila.« Vor Tequila. Vor der Dunkelheit. Und ich stehe ihm wieder gegenüber, dem *Vor* oder *Danach*, die beide nur zwei Punkte an verschiedenen Stellen eines Kreises sind, der sich Zeitrechnung nennt und weder einen Anfang noch ein Ende hat. Es hat Menschen vor Patrick gegeben, vor Otto Kern und vor dem Ereignis, das mir den Namen Tequila gebracht hat. Und es wird Menschen danach geben. Und dass wir ihr Auftauchen oder ihr Verschwinden benennen, ist nur, weil wir ihnen eine Bedeutung zugedacht haben. Eine gute oder eine schlechte. Und um ein Haar wäre ich damals auch ein Punkt auf diesem Zirkel aus hell und dunkel geworden.

Nein, die Welt dreht sich in einem anderen Rhythmus. Friedrichshain ist nicht verstummt, aber aus seiner Geräuschkulisse ist ein Wispern geworden. Denn das, was mit den Mülltonnen anfing, macht auch nicht halt vor den Jungs an der Ecke, die mit Bierflaschen und kehligen Lauten provokativ und unappetitlich ihre Präsenz zur Schau tragen – auch nach Patricks Tod. Aber sie öffnen ihr Bier und lassen die Kronkorken in den Hosentaschen ihrer weiten Hosen verschwinden, statt sie scheppernd auf dem Kantstein abprallen zu lassen. Sie sind weiter aggressiv, aber mehr untereinander als gegenüber vorbeigehenden Passanten. Der Boxi-Kiosk öffnet erst um 11 statt um 10 Uhr, das *Libellule* sogar noch später. Die lebensfrohe Stimme Friedrichshains schwillt ab zu einem latent dauerhaften Gemurmel. Es wird weiter gelacht – aber leiser. Es wird weiter provoziert – aber rücksichtsvoller. Die Menschen leben weiter – aber sie ziehen die Füße scharrend über den Asphalt, die Knie gebeugt unter dem bleiernen Gewicht, das uns Patricks Verschwinden auf Rücken, Schultern und Seele geladen hat.

Niemand von uns kann behaupten, Patrick besonders gut gekannt oder ihm besonders nahe gestanden zu haben. Patrick Nepomuk nannte er sich. Ein junger Mann aus dem Nirgendwo. Kein Alter, kein Beruf. Ohne Vergangenheit gekommen und ohne Zukunft geblieben. Eckpunkte eines Lebens, die dort, wohin das Leben ihn manövriert hat, nicht von Bedeutung waren. Eines Tages war er aufgetaucht und gehörte von jenem Tag an zum Stadtbild, in dem er nie seine Aufgabe fand. Der einzige Ort, der ihm seitdem zustand, waren die Hauswände, in deren Schatten er sich hielt, als wäre er auf der Flucht. Wann immer ich ihn traf, stritt er mit Menschen, die nicht da waren. Er riss sich an den Haaren und schlug mit der hohlen Faust gegen die Hauswand. Er zog das Blut wieder hoch, das ihm aus der Nase lief, und versteckte die Hände in den Taschen, als hätte er etwas genommen, das ihm nicht gehörte. Kaum einer wusste mehr über ihn. Aber er gehörte dazu. Zu uns. Zu Friedrichshain. Zu Berlin. Wir kannten ihn nicht, aber wir erkannten uns selbst in ihm.

Sein Absturz spiegelte einem jeden von uns die Entfernung zum eigenen Abgrund. So, als würde in einem Wettkampf auf Leben und Tod eine Zwischenbilanz gezogen und die aktuellen Werte notiert. Als dann auch noch Klaus aufhörte, zu sprechen, und nur noch stumm vor seinem Dünnbier saß, begann ich, mich zurückzuziehen. Mich überforderte das Leid der anderen. Es zog mich hinab in den vertrauten Schlund der Dunkelheit. Und ich wollte glauben, dass es Patricks Tod war, der das Tor in die Leere geöffnet hatte. Denn alles andere hätte bedeutet, dass das altvertraute Gefühl stahlschwerer

Beine begann, meine Zukunft zu sabotieren, an der ich mit Herrn Jürgens arbeiten wollte. Dem Gefühl der aufsteigenden Panik setzte ich Fleiß und Ehrgeiz entgegen. Bis spät in die Nacht wälzte ich meine alten Studienunterlagen und grub die Unterlagen meiner Seminare wieder aus. Frommel, Lindenberg, Foucault. Wie weit war ich gekommen? Wann hatte ich all das abgebrochen? Konnte das hier überhaupt noch meine Zukunft sein? Ich schwenkte um auf aktuelle Fachartikel aus der Bewährungshilfe, suchte nach Gesetzesänderungen, die es in den letzten zehn Jahren gegeben hatte, und versuchte verzweifelt, die von Herrn Jürgens geforderten Fortschritte zu kreieren. Doch irgendwann kam immer der Punkt, an dem ich über meinen Büchern einschlief. Denn jede Minute war eine Minute des Wartens. Und dann war er da – der Tag von Patricks Urnenbeisetzung und der Tag, an dem Friedrichshain seine Stimme wiederfinden sollte.

Als der Wecker klingelt, stehe ich ohne Umschweife auf. Mir ist speiübel und ich übergebe mich direkt. Galle und Magensaft. Ich habe seit sechsunddreißig Stunden nichts gegessen. Ich scheitere an der Frage, was ich anziehen soll. Entscheidungen, die ich nicht treffen will, weil es nicht fair ist, dass ich sie treffen muss. Und so wähle ich das Naheliegendste: Schwarz.

Auf dem Georgen-Parochial-Friedhof IV sieht es aus wie auf einer ganz normalen Friedrichshainer Kundgebung. Der harte Kern des Kiezes hat sich versammelt. Nur die Plakate fehlen und es wird weniger gegrölt als sonst. Ich sehe Fridolin und Miller, die sich mit Karl unterhalten, der an einen Baum gelehnt steht, eine Hand in der Tasche, in der anderen ein Sterni. Claudi ist mit Iri da, ihre Augen sind klein und rot und beinahe so blutunterlaufen wie die ihres vierbeinigen Freundes. Ihr geht Patricks Tod besonders nahe, denn betrachtet man ihren zerbrechlichen, durchsichtigen Körper, ist sie in der Schlange am Abgrund die Nächste. Aus der Menge schält sich Hagens große und imposante Statur. Grob legt er seinen Arm um die kleine Frau. Sie umschlingt ihn, hält sich an ihm fest. Er tut ihr gut, in diesem Moment tut er ihr gut und ich begreife die Absurdität des Absoluten. Zumindest bezogen auf Hagen kann man nicht pauschal sagen, dass er Claudi nur schadet. Und ich verstehe, dass jemand wie Claudi sich neben jemandem wie Hagen auch sicher fühlen kann. In Momenten wie diesen.

Die Trauerfeier findet neben der alten Kapelle statt. Dort gibt es einen kleinen Bereich für anonyme Urnenbestattungen. Ich schleiche mich um die kleinen Menschengruppen herum und renne beinahe gegen Gernot. Er versucht, zu lächeln, bringt aber nur ein unkontrolliertes Zucken mit beiden Augen zustande. Wir tätscheln uns kurz den Arm, dann schlängle ich mich weiter, streife Stoff und Haut und komme unter den herabhängenden Ästen eines tiefgewachsenen Baumes zum Stehen. Hier fühle ich mich unbeobachtet. Dicht an dicht stehen die Menschen beieinander und ihre buntgekleideten Körper verdecken die Grabsteine. Ich bin eine der wenigen Personen in Schwarz. Wer nicht weiß, dass es sich hier um einen Friedhof handelt, wird es heute schwer erahnen können.

Auf der gegenüberliegenden Seite sehe ich Fabio, der sichtlich mitgenommen ist. Sein Teint trägt eine Nuance Asche. Neben ihm Klaus, der als Einziger ganz traditionell im dunklen Anzug gekommen ist. Für ihn wird das hier bald zur Gewohnheit. Nach seiner Frau und Otto Kern nun auch Patrick. Alle auf Friedrichshains kleinem Friedhof. Und ich frage mich, ob Patrick Familie hatte, ob unter einem dieser vielen Gesichter eines ist, das fahler ist als alle anderen. Ein Mensch, der heute seinen Sohn, Bruder oder Neffen verabschiedet. Wie viele Freunde hatte ein Mensch wie Patrick noch? Hätte er wirklich Freunde gehabt, hätte es so weit kommen können?

*Natürlich hätte es das*, höre ich die Stimmen, an einem Abend in einem Leben vor diesem. Stimmen, die mich beruhigen wollten. *Niemand kann dich retten, das kannst du nur ganz allein*. Ich hatte sie so oft wiederholt, diese Worte, bis ich sie als ewiges Mantra verinnerlichte. Und ich hätte nie gedacht, dass ich sie doch noch einmal in Frage stellen würde.

Eine kleine Frau in einem schwarzen Talar räuspert sich, ich sehe, wie sie sich auf die Zehenspitzen reckt und um Präsenz ringt. Nach und nach verstummen die brummigen und kratzigen Stimmen der Punks, das leise Gemurmel und die leisen Lacher, die es trotz des traurigen Anlasses gibt, nur die Hunde hecheln gestresst und schnaufen weiter.

»Es gibt schreckliche Momente, auf die uns nichts im Leben vorbereiten kann«, beginnt sie ihre Rede. Die Stimme der Pastorin ist sympathisch, eine helle Stimme mit kleinen Ausschlägen nach oben und unten. »Sie treffen unser mit einer Wucht, die von einem Moment auf den anderen alles verändert. Warum musstest du gehen? Wer kann uns darauf eine Antwort geben?«

Sie macht eine kurze Pause, blickt in die Runde, in die vielen Augenpaare, die sie anblicken, die einen auf der Suche nach Trost und Hoffnung, die anderen voller Angst und manche auch zu vollgedröhnt, um irgendetwas zu fühlen.

»Ich möchte Sie alle herzlich begrüßen, die Sie heute hierhergekommen sind, um Abschied zu nehmen von Patrick. Ja, es gibt Momente, auf die man niemals vorbereitet sein wird. Auch wenn wir wissen, dass der Tod ein Teil des Lebens ist, wehren sich unsere Gedanken dagegen, bis wir unumkehrbar mit ihm konfrontiert sind. Einen geliebten Menschen zu verlieren, ist, als stünde man auf einmal vor einem bodenlosen Abgrund, wo gerade noch blühende Blumenwiesen und eine hoffnungsvolle Zukunft auf uns warteten.«

Die Pastorin bemüht sich darum, auch die Nicht-Religiösen unter den Trauergästen anzusprechen. Die strauchelnden Seelen, die wie Patrick keinen Grund hatten, an Gott zu glauben. In gut gewählten, liebevollen Worten zeichnet sie das Leben eines Menschen, den wohl nur die wenigsten von uns so gekannt haben: lebensfroh, politisch engagiert, zäh und mit bissigem Humor. »Die Zeit kann unsere Wunden nicht heilen, aber sie kann uns lehren, mit dem Unbegreiflichen zu leben.«

Als sie ihre Worte beendet hat, nimmt sie die schmale Urne, stellt sich vor die kleine Ausgrabung und schließt die

Augen. Nachtblau ist das Gefäß, ein silberner Rand umfasst den Deckel. Einen Moment verweilt sie so, dann lässt sie Patricks Asche an einem Band in die Erde hinab, verneigt sich und tritt zur Seite.

Claudi ist die Erste, die sich ein Herz fasst, nach vorne tritt und Erde in das kleine Loch wirft. Aus ihren Augen rinnen die Tränen. Mit einer Hand krallt sie sich an Hagen fest, der dicht hinter ihr steht. Iri streckt neugierig den Kopf in Richtung des ausgehobenen Loches, aber Hagen reißt ihn am Halsband zurück, dann wirft er selbst etwas Erde in das Urnengrab. So geht es weiter. Eine lange Reihe hat sich gebildet, betretene Gesichter schreiten an mir vorbei, gesenkte Augen, die den Blickkontakt vermeiden. Die Trauer ist etwas Höchstpersönliches. Leises Gemurmel hat wieder eingesetzt, dumpfer als noch vor der Beisetzung, verhaltener und beinahe schambesetzt, so, als gäbe es ein Sprech-Verbot von höchster Stelle, an das sich selbst diejenigen halbwegs halten, die nicht an Gott glauben.

Die ersten Menschen gehen, sie verabschieden sich, umarmen sich lange und innig, lassen noch ein paar Tränen fließen und schlendern dann davon. Draußen wartet die Zukunft. Für einige. Die anderen aber, der harte Kern, von denen ich fast alle wenigstens vom Sehen kenne, bleiben stehen. Sie wollen nicht lernen müssen, mit dem Unbegreiflichen zu leben, beinahe unschlüssig stehen sie weiter dort, wo sie eben auch gestanden haben, und blicken mit glasigen Augen auf das kleine Erdloch, in das die Urne mit Patricks Asche gesenkt wurde. Erst als ihre Umrisse verschwimmen und ich die Gesichter nicht mehr auseinanderhalten kann, merke ich, dass auch meine Augen bis zum Rand mit Tränen gefüllt sind und meine Wange kühl ist dort, wo das salzige Sekret die Haut befeuchtet hat. Mit dem Unterarm wische ich mir über das Gesicht. Als ich wieder hochblicke, entdecke ich ihn.

Ich weiß nicht, seit wann er dort steht und ob ich ihn nur nicht früher gesehen habe, weil sein Gesicht hinter meinem Tränenschleier mit all den anderen verschwamm. Er steht mir genau gegenüber auf der anderen Seite des Urnengrabs. Er trägt eine dunkle Stoffhose, das hellblaue Hemd hängt lässig darüber. Ich erinnere mich nicht mehr, was er damals getragen hatte, aber seine Haltung ist dieselbe. Dieses Abwartende, das seine Statur umspielt, auch nach dem Ende der Trauerrede noch. Still steht er da, respektvoll, die Hände vor dem Schoß übereinandergelegt, den Blick geradeaus gerichtet, ein wenig über den Horizont gehoben, als wäre er Teil eines Orchesters und warte auf seinen Einsatz. Die Situation ist unwirklich und doch so schmerzhaft real. Als Dennis mich anblickt, halte ich stand. Die Sekunde eines Augenblicks nur, dann brechen meine Dämme, als hätte er an einem unsichtbaren Faden gezogen und die Muskeln meiner Augenlider gelöst. Die Tränen rinnen aus mir heraus und die Übelkeit fährt durch meinen Körper. Ich stürze Richtung Ausgang, schaffe es gerade noch um die Ecke, um mich dann neben der Kapelle durch das Loch in einem Maschendrahtzaun zu erbrechen. Meine Kehle ist eng, ich habe das Gefühl, zu ersticken.

»Versuch, locker zu lassen.« Dennis nimmt mit einer Hand meine Haare im Nacken zusammen, mit der anderen streift er die verbleibenden Strähnen aus meiner Stirn.

Als ich nur noch inhaltlos würge, spüre ich die Würdelosigkeit der Situation. Ich wünschte, ich könnte weiter würgen, um meine Sinne von ihr abzulenken. Aber ich bin leer. Es ist das zweite Mal in zwei Stunden, das mein Körper sich von innen nach außen kehrt.

# 17

Er ist erwachsen geworden. Mein Jugendfreund hat Reife erlangt. Ich merke es an der Art, wie er mich mit stoischer Selbstverständlichkeit nach Hause geleitet, im Rücken stützend und an der Hand haltend, wie er meinen besorgten Punk-Nachbarn Piet im ersten Stock mit höflichen Gesten abwimmelt und mir im zweiten Stock aus den Schuhen hilft, während er klingelt, mit der festen Intention, mich hier an der Türschwelle in Madlens Obhut zu übergeben. Ich merke es daran, wie er blitzschnell umdisponiert, als diese nicht aufmacht, weil sie nicht da ist, ganz ohne mich mit diesem Gedankengang zu behelligen und nicht darauf hoffend, dass ich ihm in die Überforderung hinein eine Lösung einflüstern könnte. Nein, er löst das Problem allein, greift nacheinander in jede einzelne meiner Taschen, bis er den Schlüssel mit dem kleinen Waldkauz findet, mit einer Hand die Tür aufschließt, ohne mich zu bitten, mich währenddessen zu setzen, damit er die Hände frei hätte. Wie er mich zum Bad geleitet, mich dort an der Türschwelle wenigstens der Obhut der Privatsphäre übergibt, die Tür einen Spalt offenlässt, aber in diskret abgewandter Haltung wartet, dass ich mir die Tränen getrocknet, die Zähne geputzt und den Rachen gespült habe. Wie er – wahrscheinlich weniger diskret – in der Zwischenzeit herausgefunden hat, welches der beiden Zimmer meines ist, und mir, nachdem ich erfrischt in der Badezimmertür erscheine, die Hand in stützender Absicht hinhält, erwartend, dass ich – nun gestärkt und wieder meiner Sinne Herrin – diese ablehnen, mich bei ihm bedanken und an der Wohnungstür verabschieden werde.

Und er zögert nur kurz, als ich meine Hände stattdessen um seinen Nacken lege und seinen Kopf mit sanftem Druck zu mir herabziehe, ihn küsse, mit einer Selbstverständlichkeit, die mich selbst überrascht, bis er mich dann rücklings in mein

Zimmer dirigiert. Ich merke die Veränderungen an der Art, wie er mich auszieht, wie er sich ausziehen lässt, wie er mich auf Kissen bettet, ohne seine Lippen von den meinen zu lösen, daran, wie er die Erregung über das Altvertraute auskostet, statt sich ihr zu unterwerfen, wie er, statt nur in mich einzudringen, mit mir verschmilzt, unseren Rhythmus findet statt seinen. Die ungezügelte Lust der Jugend ist stoischer Selbstsicherheit und Virtuosität gewichen ist. Virtuosität nicht in der Technik, sondern in der Fehlertoleranz. Die Performance hat an Bedeutung verloren, und von all den Malen, die ich in meinem Leben mit Dennis geschlafen habe, habe ich das erste Mal das Gefühl, dass es um uns beide geht. Ums Hingeben und nicht ums Erobern. Im Anschluss liege ich in seiner Armbeuge und seine Hand hat sich wie ein Kamm in meinen Scheitel gegraben. Er hat die Augen geschlossen, sein Brustkorb hebt und senkt sich und er schweigt, wo er sich früher in Aktivität und einem Redeschwall verloren hat.

Alle Dunkelheit ist von mir abgefallen. Ich lasse meine Hände über meinen Bauch gleiten. Wärme strömt aus der Stelle zwischen meinen Rippenbögen, von wo mir noch vor wenigen Stunden ein teeriger Kloß die Kotze aus dem Hals gedrückt hat. Ich möchte schreien vor Leichtigkeit, aber meiner Kehle entweicht nur ein kindliches Glucksen. Dennis zieht seinen Arm unter mir heraus und dreht sich zu mir. Seine Augen sind trüb und ich weiß, dass wir sie nun überqueren werden, die Brücke zwischen gestern und heute.

Seine Stimme durchdringt Zeit und Raum und alle Dimensionen, die neben dieser noch existieren mögen, und ich sehe uns wieder in einem Leben vor diesem. Es ist dieselbe Stimme, die von damals, die mich durch diese magischen Nächte unseres Studiums getragen hat, nur aus älterer Kehle: »Du bist einfach verschwunden, damals.«

Sein Tonfall ist wertfrei, er dreht meine Haare um seinen Finger und sein Lächeln ist so unschuldig wie das eines Babys. Und so wage auch ich mich vorwärts, hinein in ein Gespräch, von dem ich gehofft habe, es niemals führen zu müssen:

»Das war besser für alle.«

»Glaubst du.«

»Es hat mich niemand aufgehalten.«

Dennis seufzt. Er dreht sich auf den Rücken und starrt die Decke an. Sein Profil ist noch immer schön. Sein Adamsapfel bewegt sich in Zeitlupe, als er schluckt.

»Weißt du, Tequila ...«

»Nenn mich nicht so.«

»Bruno sagt, alle nennen dich so.«

Ich stolpere über die Verwunderung in seiner Stimme. »Was ist das denn für ein Grund?«, frage ich.

»Keine Ahnung. Ich bin davon ausgegangen, dass es okay ist, weil du es allen anderen auch erlaubst.«

»Ich erlaube es nicht. Ich kann es ihnen nur nicht verbieten. Dinge haften an Menschen wie penetrante und willkürliche Gerüche, deren Assoziationen sie auf immer zu etwas machen, was sie gar nicht sind. Einfach, weil alle glauben, geteilte Assoziationen sind richtige Assoziationen.«

Dennis nickt. Er blickt mich noch immer nicht an. »Das Argument der starken Mehrheit.«

»Das Schlimme ist, ich identifiziere mich inzwischen mit dem Namen.«

»Steter Tropfen höhlt den Stein.«

Nun dreht sich Dennis zu mir um. »Wie habe ich dich damals genannt?«

»Nein.« Ich halte ihm den Mund zu, aber er befreit sich. Ein Lachen entweicht mir, Wärme flutet meine Brust.

»Dann bleibe ich bei *Tequila*.«

Ich presse meine Lippen auf Dennis' Mund, unsere Zungen finden sich, führen das Gespräch fort, tragen es von dem dünnen semantischen Boden einer fragilen Geschichte auf die Ebene körperlicher Kommunikation, wo es wenig falsche Worte gibt und die wenigen, missverständlichen sofort überschrieben werden durch heilende Berührungen, zarte Fragen und wilde Antworten. Wir lieben uns ein weiteres Mal und ich lasse mich fallen in die Ewigkeit jeder Sekunde, die wir austauschen, in diesen Spalt zwischen einem tragischen Gestern und einem ungewissen Morgen. Ich weiß, ich kann es nicht ein weiteres Mal hinauszögern, und doch versuche ich es. Er hat die Augen geschlossen, kleine Schweißperlen laufen die Rundungen seines Körpers entlang, Dennis, mein Gefährte aus Studienzeiten, mein Anker, dem ich eigentlich so viel zu verdanken hätte, und doch ertappe ich mich dabei, wie ich mir auf der Bettkante sitzend ein Shirt überstreife und versuche, mich den Fragen zu entziehen, die hinter seinem drängenden Blick stehen, seit wir beide neben Patrick niederknieten und das Schicksal uns an derselben Stelle wieder zusammenführte, wo es uns damals getrennt hatte.

Er fasst mein Handgelenk. Sanft. Bestimmt. Und mit allem Recht dieser Welt hält er mich zurück.

»Bitte.« Mehr sagt er nicht. Und ich nicke. Atme tief, suche Mut in mir, wo die Angst seit Jahren das Zepter hält.

»Okay.« Ich wiederhole es noch zweimal, wie, um mich selbst zu überzeugen. »Okay. Okay.«

Dann strecke ich die Schultern, bleibe sitzen auf dieser Bettkante, die immer noch die Möglichkeit zur Flucht bietet, mit dem Rücken zu Dennis, der nahe heranrückt, das Gesicht in die Matratze gedrückt, ohne mein Handgelenk loszulassen. Ich spüre seinen Atem an der Stelle zwischen Gesäß und Hohlkreuz wie die Mündung einer auf mich gerichteten Waffe. Meine Stimme ist ruhig, als ich sage: »Frag.«

Er zögert nicht. »Warum bist du einfach gegangen?«

Ich atme tief ein. »Es war zu Ende. Vorbei. Er war tot. Der Vorhang war gefallen und wir haben versagt. Wir hätten seinen Tod verhindern, ihn retten müssen, hätten Geschichte miteinander schreiben können, etwas Großes schaffen, aber stattdessen haben wir uns verführen lassen. Vom Leben, voneinander, von jedem beschissenen Moment, der sich uns geboten hat. Wir haben geglaubt, wir wären unsterblich. Wir haben mit einer Selbstsicherheit gelebt, die uns nicht zustand.«

»Wir waren jung. Alle jungen Menschen glauben, sie wären unsterblich.«

»Das Argument der starken Mehrheit?« Ich klinge gereizt.

»Nein. Das Argument jugendlichen Lebens.«

»Wann in der Geschichte der Menschheit hat die Jugendlichkeit jemals recht behalten?«

»Du wirst abstrakt. Es ging nie darum, recht zu haben, sondern Unrecht zu erfahren. Nicht um Jugend, sondern um Freundschaft, um die dunkle Zeit, in der wir einander gebraucht hätten. Du bist gegangen und hast uns alle zurückgelassen, als hätten wir nie etwas bedeutet.«

»Natürlich habt ihr etwas bedeutet! Ihr wart mein Leben.« Meine Stimme ist hoch. Zu hoch. Die Dinge entgleiten mir.

»Wie hast du dann gehen können?«

»Ich brauchte ein neues Leben! Ich konnte das alte nicht weiterführen!« Die Atempistole an meinem Rücken setzt für einen Moment aus.

»Dasselbe hast du gesagt, als ich dich kennengelernt habe.«

»Ich weiß, Dennis.«

»Wie viele Leben willst du noch leben?«

Ich greife mit der Hand nach hinten, die Handfläche zur Decke gedreht. Geöffnet. Ich wünsche mir seine Berührung, sein Entgegenkommen in diesem Moment, der mich innerlich zerreißt. Drei Atemzüge. Vier. Fünf. Ich schließe die Finger, ein hohler Krampf in meinem Magen bäumt sich auf. Nur kurz. Dann ist alles wieder ruhig. Ich bin ruhig.

»So viele wie nötig. So viele, bis ich weiß, warum das Licht immer wieder zerbricht, sobald ich ihm mein Gesicht zuwende.«

Dennis geht nur kurz darauf. Ich bin aufgestanden und in die Küche gegangen. Wenige stumme Momente später höre ich die Schnalle seines Gürtels, als er seine Hose anzieht. Dann kommt er den Flur hinunter, hält inne, betrachtet wahrscheinlich meinen Rücken, meine Silhouette vor dem taghellen Fenster, an dem ich stehe und hinaus ins Leere starre. Ich weiß nicht, ob er zögert, was sagen will, aber es hinunterschluckt. Dann bückt er sich und zieht nur wenige Meter von mir entfernt seine Schuhe an. Das Schaben seiner Ferse, als er sich in die Schuhe zwängt, ohne sie aufzubinden. Das Rascheln seines Mantels. Das glockenhelle Quietschen der Türklinke. Er öffnet die Tür, zögert nicht, sagt: »Danke« und: »Ciao, Tequila.« Seine Stimme ist sanft. So sanft, wie sie in ihrer Distanz nur sein kann.

Er geht und zeigt mir, was es heißt, in Respekt zu gehen. Ich weiß, ich habe damals einen Fehler gemacht. Ich habe meine Freunde im Stich gelassen. Und es ist nicht die Tatsache, dass ich diesen Fehler nicht wieder gutmachen kann, die mich schmerzt. Sondern die Tatsache, dass ich es gar nicht wollen würde.

# 18

Das *Flatline* ist bis unter die Decke verqualmt. Der Rauch füllt den Raum in Schichten, dazwischen sehe ich die Silhouetten vieler Menschen, die sich in zuckenden Bewegungen zu den Beats von Elektromusik bewegen, als hingen sie an unsichtbaren Fäden, die an ihren Körpern befestigt sind. In einer Ecke erkenne ich einen DJ hinter seinem Pult. Wie ein gegen den Strom schwimmender Fremdkörper bewege ich mich durch die zuckenden Leiber bis zur Theke.

Bruno drückt mich kurz und unverbindlich. Ich nicke Thom zu und Miller, die an der Bar sitzen und stoisch mit dem Kopf wippen, wobei sie den Frauen auf die Ärsche starren, sehe Claudi und Hagen, wie sie die Hände ineinandergraben, ihre Zungen sich umschlingen, bemerke Klaus in seiner Ecke, die Zeitung über die Beine gebreitet wie eine Decke. Der ganze Kiez ist da, sogar Fabio, der sich mit ein paar Gläsern gesellschaftskonform getrunken hat. »Festeggiare« ist eigentlich nichts für ihn. Es fließt viel Alkohol und als ich mich zu Bruno beuge und ihn um eine Nelkenzigarette bitte, rieche ich seinen rumgetränkten Atem.

Die neue Zeitrechnung hat begonnen. *Seit Patrick* wird mehr getrunken. Ich bestelle mir einen Tequila. Dieser Abend wird ein Heimspiel.

Neben Thom ist noch ein Platz frei und ich setze mich an die Bar, die sich an guten Tagen wie ein zweiter Küchentisch anfühlt.

»Na«, sagt er und schüttelt seinen Körper leicht.

Bruno nennt es »die verhinderte Umarmung«, eine weitere seiner Gesten, mit denen er zeigt, dass er jemanden mag. Da geht dann dieses Rucken durch seinen Körper, als würde er jemanden auffordern wollen, ihm zu folgen. Seine schüchterne Zuneigung rührt mich.

»Uns hamse mal wieder das Warmwasser abgedreht.«

Die Wohnung, in der Miller wohnt, hat denselben Besitzer wie meine. Er wohnt in einem ehemals besetzten Haus, in einem der vielen Objekte, die zum großen Coup gehören, den der Investor Babic nach der Wende gemacht hat. Direkt nach der Wende profitierte er von politischer Orientierungslosigkeit und einer Abwanderung in den Westen, die die Immobilienpreise in besorgniserregende Tiefen und Berlin in den Ausverkauf trieb. Das war der Moment, in dem Babic zuschlug. Zweitausend Häuser kaufte er in Berlin. Teilweise für einen symbolischen Preis von einer D-Mark und Auflagen, an die er sich nie wirklich hielt. Dreihundert Häuser allein in Friedrichshain. Wer hier lebt, kommt an ihm und seinen Machenschaften kaum vorbei. Denn Betrug, Unterdrückung und die schlechten Zustände seiner Häuser sind genauso bekannt wie die zwielichtigen Hausverwaltungen, die aus giftigen Böden schießen, seit Babic hier sein Unwesen treibt. Mein Hausdrachen ist eine davon. Und ich rieche den verwesenden Geruch ihrer Seele noch lange, nachdem sie meine Etage passiert hat, auf der ich hinter meiner Wohnungstür die Luft angehalten habe. Ich habe nie verstanden, wie diese Leute, die wissentlich geltendes Recht umgehen und mit der Existenz anderer spielen, am Abend noch gut schlafen können. Wie kann Empathie einen so weiten Bogen um manche Menschen machen?

»Der Kerl is'n Riesenaas. Nächsten Monat ist Rejans Verhandlung. Sie hat darum gebeten, dass wir kommen und sie unterstützen.«

Rejan. Die hohlwangige Rejan, die einst aus ihrem Wagen in ihrer geliebten Wagenburg auszog, nachdem sie hinter einem Club vergewaltigt und anschließend ohnmächtig geschlagen wurde. Die Wände ihres Bauwagens seien ihr zu dünn, hatte sie damals erklärt, die Nacht zu nahe, sie könne dahinter die Bedrohung atmen hören. Sie war eine Zeitlang in Brunos WG untergekommen, bis sie mit viel Glück in einem Altbau im Nordkiez eine kleine Wohnung mit Kohleofen, schlecht isolierten Fenstern und einer Etagendusche beziehen konnte. Die Hausgemeinschaft war herzlich, Rejan kam zur

Ruhe. Als das Haus an Babic verkauft wurde, fing der Ärger an. »Aufwerten« wollte er das Haus und plante dafür, Balkone und einen Fahrstuhl nachzurüsten, Heizung, Außendämmung und Strangerneuerung sollten gemacht werden. Vor allem aber sollte die Miete für Rejans und andere Wohnungen sich beinahe verdreifachen. Der Krieg begann. Ein Krieg, in dem Babic definitiv routinierter ist, am längeren und finanzkräftigeren Hebel sitzt und vor allem nicht existentiell betroffen ist, wie es die Mieterinnen und Mieter der Schreinerstraße sind. Es war der Auftakt zu Babics Absurditätenkabinett: Er erhöhte rechtswidrig die Mieten, ließ fällige Reparaturen schleifen, so dass die Hausgemeinschaft mehrere Wochen im Winter ohne warmes Wasser verbrachte, und ging schließlich dazu über, einen Mietvertrag nach dem anderen zu kündigen – unter fadenscheinigen Gründen, ohne sich an Fristen zu halten und immer nach dem Motto: Dreistigkeit siegt.

Doch die Gemeinschaft rebellierte. Sie schlossen sich zu einem Aktionsbündnis zusammen, das mit den Jahren größer und entschlossener wurde und systematisch die Machenschaften des Investors in Berlin aufzudecken versuchte. Man war nicht mehr allein. Das Böse hatte System und die Gegenbewegung organisierte sich und profitierte von den unterschiedlichsten Informationen, die sie über Babic hatte, und von den sich ähnelnden Erfahrungen. Und dennoch: Nach und nach ging den Bewohnern der Schreinerstraße der Atem aus. Sie fanden andere Wohnungen oder ließen sich Abfindungen zahlen, die empörend gering waren. Die ständige Unsicherheit und die verbalen Bedrohungen durch die Hausverwaltung wurden den meisten zu viel. Wer etwas Gleichwertiges oder ähnlich Erschwingliches fand, ergriff die Gelegenheit. Am Ende war nur noch Rejan übrig. Und weil sie nicht wusste, wohin sie sollte, ging sie zum Angriff über und nahm sich einen Anwalt. Seit mehreren Wochen schon trotzt sie seinen Attacken.

»Die is am Ende, dit sach ick dir. Die kann nüscht mehr. Und dit weeß der falsche Fuffzijer. Irgendwann sind wa alle dran, Tequila. Alle.« Thom macht eine ausladende Geste mit seinem Bierglas und schließt alle ein, die sich heute Abend Haut an Haut im *Flatline* drängen. Als wäre es nur eine Frage der Zeit, bis einer von uns unter einem Dach von Babic wohnen wird. Und vielleicht hat er recht. Berlin verändert sich so schnell, dass man mit dem Verstehen kaum hinterherkommt. *Der Wind ändert sich. Berlin stirbt.*

Nur wenige Meter von mir entfernt tanzt Fabio einen unbeholfenen Mix aus Elektro und internationalem Volkstanz, indem er in abwechselndem Seitschritt einen Fuß an den anderen tippt und dabei mit dem Kopf zu den Beats nickt.

»Fridoooo«, brüllt Miller auf einmal und seine Stimme nimmt sofort diesen kehlig-dunklen Unterton an, wie ich ihn nur von den Union-Fans aus meinem Hinterhaus kenne, wenn sie morgens aus rauer Kehle ihre Fußballhymne »Eisern Union« an die gegenüberliegende Backsteinwand grölen.

Ich zucke zusammen. Fridolin taucht immer sehr unvermittelt auf. Man bemerkt ihn nicht, bis er mitten in der Szenerie steht, meist mit einem dümmlichen Grinsen im Gesicht und einem blöden Spruch auf den Lippen. Und auch jetzt steht er wohl schon eine ganze Weile hinter seinem besten Kumpel und wartet auf seinen Auftritt.

»Worum geht's? Im Zweifel sind die Schwaben schuld.«

»Ach, du.« Miller grinst und haut seinem Kumpel auf die Schultern.

Fridolin ist ein Neu-Berliner aus Reutlingen in Baden-Württemberg. Vor drei Jahren begann er hier sein »zweites Leben«, wie er es nennt. Er kam über Nacht, nachdem er herausfand, dass ihn seine Frau mit seinem Bruder betrogen und ihm ein Kind untergejubelt hatte. Seitdem arbeitet er montags bis freitags als Berater in einem Baumarkt und besäuft sich nach Feierabend und am Wochenende mit Miller auf dem Boxi, wo sie Frauen oder Punks auf die Nerven gehen.

»Babic«, sagt Thom. Fridolin nickt.

»Wenn der wenigstens die Eier hätte, selbst vor den Richtern aufzutauchen. Aber nee, dit is'n Raffke, nur Zaster im

Kopp.« Thoms Gerechtigkeitssinn geht steil. Ich sehe das an der anschwellenden Ader an seinem Hals.

»Die Jesetze sind für die Jeldjeilen jemacht, die den Zaster bringen«, fährt er fort. »Und sie vajessen all die Dinge und Menschen, die dazu jeführt ham, dass Berlin für de Jeldhaie überhoopt interessant jeworden is. Die janze Kultur, dit Wilde und Freie, dit es hier nach der Wende jab. Ick meen, 'ne janze Weile war dit hier'n jesetzloser Raum. In den Wochen nachm Mauerfall ham wa mit Flaschen nach vorbeifahrenden Bullenautos jeworfen. Eenfach, weil wa Bock druff hatten oder weil uns'n Furz quersaß. Da ham die aber dit Weite jesucht, wa! So war dit damals. Wir konnten Anarchie leben und uns de Diktatur aus der Seele brenn'. Und dit ham wa ooch jemacht. Mit Drogen, mit Liebe. Und Kunst.

Und dit is der Punkt, ooch heute noch. Die Kunst, die wa etabliert ham, die zieht die Bohème an, die stinkreichen Bonzen, die Hipster und Normalos. Davon wollen se kosten, da wollen se Teil von sein, sich mit uns schmücken. Und sie ziehn inne Simon-Dach-Straße über de Bar und dann heulen se rum. Weil Kunst nun mal Lärm macht. Und Dreck. Weil Kunst *lebt*. Und zwar vierundzwanzig Stunden rund umme Uhr, nüscht nur von 8 bis 13 Uhr und von 15 bis 22 Uhr oder bis dit erste Kind kommt. Neee, imma! Nonstop!«

»Prost.« Miller und Fridolin stoßen an.

»Und du, Tequila?« Miller packt mich an der Schulter. »Bist du auch so bohème?«

»Nee«, sagt Thom und er blickt das erste Mal an diesem Abend von seinem Glas hoch. »Tequila is 'ne Jute. Nur Wessi halt.«

*Nur Wessi. Gut wie Tequila. Seit Otto. Seit Patrick.* Die Worte vermischen sich in meinem Kopf, Perspektiven auf mein Sein. Beurteilungen, Freisprüche von einer Schuld, die an mir vorbeigegangen ist. Ich bin nur Wessi. Viel schuldiger bin ich in ihren Augen nicht. Und doch klebt an meinen Händen Blut. Es hat mit den Jahren an Farbe verloren, aber es ist noch da.

Ich suche Brunos Blick und deute auf mein Glas. Er nickt. Dann schlendert er zu uns herüber, in der einen Hand eine Flasche *Sierra Tequila* mit dem roten Hütchen, in der anderen den obligatorischen *Pirates Grog*. Unter dem Tresen holt er fünf kleine Gläser hervor.

»Heute trinken wir auf das Leben, Piraten«, sagt er. Und ohne abzusetzen, befüllt er schwungvoll die Gläser.

Wir grölen, wir heben die Gläser, wir stoßen an und Bruno füllt nach. Mit jedem Schluck wird der Rum dickflüssiger und der Whisky ätherischer. Thom wankt, verlangt das Dartspiel, was Bruno vehement ablehnt. Es sei nicht Mittwoch und außerdem zu voll.

»Schmeiß se raus! Alle raus.« Thom fegt die Bierdeckel vom Tisch. Er lacht und Bruno hebt die Augenbraue.

»Komm, Thom. Wir schnappen frische Luft.« Fridolin packt den zarten Thom an seinem T-Shirt, greift ihm unter die Achseln und die beiden wanken Arm in Arm ins Freie.

Ich schließe die Augen, während die Beatschläge wie Nadelstiche durch meine Haut dringen und durch meinen Körper fahren. Der Zigarettenrauch klebt an mir, ich möchte ihn abschütteln, und als ich Millers Hand spüre, die mich auf die Tanzfläche ziehen will, gebe ich dankbar nach.

Im Tanz liegt Befreiung. *»Tanz ist Verwandlung des Raumes, der Zeit, des Menschen, der dauernd in Gefahr ist, zu zerfallen, ganz Hirn, Wille oder Gefühl zu werden«*, hat Aurelius Augustinus einmal geschrieben. Und so tanzen wir an diesem Abend, als ginge es darum, den Tod in seiner ganzen Dunkelheit von uns zu schütteln. Wir tanzen uns den Schmerz aus den Eingeweiden, schütteln die Lähmung ab und werden eine einzige große, zuckende Masse im Akt der Befreiung. Und unter den trommelnden Beats, die wie Befehle auf uns niederpeitschen, haben Hirn, Wille und Gefühl keine andere Wahl, als sich von Tod und Verlust loszureißen und sich dem Leben zuzuwenden.

Der Kiez tanzt sich zurück ins Leben, eint sich und akzeptiert den Beginn der neuen Zeitrechnung. Mit jedem Glas, das Bruno uns über die Theke reicht und das wir an die Lippen setzen, visieren wir die Zukunft an und mit jedem Song tanzen wir einen weiteren Schritt in ihre Richtung.

Der Alkohol geht mir die Kehle hinab wie ein alter Bekannter. Er kennt seinen Weg, breitet sich aus, über meinen Magen den Himmelsrichtungen meiner Extremitäten folgend in die Arme und Fingerspitzen, die Hüften und den Beckenboden, in die Knie und Zehen, bis er mir schließlich zu Kopf steigt und von dort den Weg direkt in Herz und Seele findet. Leichtigkeit ist mein Guardian und als Miller sich von hinten an mich herantanzt, mein Becken greift und mich in die Melodie des Trance-Stückes schiebt, lasse ich es zu. Sein Atem riecht nach Bier und Pfefferminze, sein Haar ist gewaschen und er trägt ein beigefarbenes Hemd. Wir alle zollen Patrick auf unsere ganz eigene Art Respekt.

Wir sprechen nicht und das liegt nicht nur an der lauten Musik. Miller hat die Augen geschlossen und so tue ich es ihm gleich und für einen Moment bin ich wieder Anfang zwanzig und das *Flatline* ist die Uniparty und Millers Hände gehören Dennis. Es ist tröstlich, berührt zu werden, vielleicht sogar begehrt. Wir tanzen eine zeitlose Ewigkeit, der DJ führt und wir folgen.

Irgendwann öffne ich die Augen. Die Bewegungen erscheinen mir verlangsamt, die Gefühle gleichgültiger. Zuerst sehe ich Bruno. Er steht noch immer hinter der Theke, hin und wieder wird sein dunkler Teint durch die bunten Lichter auf bizarre und abstrakte Weise erleuchtet. Er hat die Beine überkreuzgestellt, den unteren Rücken an die Arbeitsplatte gelehnt, in der Hand eine der Nelkenzigaretten. Unsere Blicke treffen sich, was nicht schwer ist, denn es scheint, als würde er mich schon eine ganze Weile beobachten. Und ich habe recht. Mit zwei Fingern deutet er auf seine Augen, dann auf mich und signalisiert mir, dass er mich im Blick hat. Und ich weiß: Er meint eigentlich Miller. Ich lächle und wende den Kopf. Und dann sehe ich Mathias und Madlen. Sie stehen an der Tür, Madlen sieht mich und winkt mir aufgeregt zu. Ich bin froh, von Musik umhüllt zu sein.

Es wäre nicht das erste Mal, dass meine Freundin uns mit einem scheinbar belanglosen Zuruf in Verlegenheit bringt. Das letzte Mal passierte das am Boxi. Sie kam von der Arbeit an einem Frühlingsnachmittag, in der Hand die Tüten unseres Einkaufs, den sie nach Feierabend erledigte. Und als sie mich sah, konnte sie es nicht erwarten, mir die freudige Nachricht zu übermitteln: »Ich habe das Gleitgel gefunden, über das wir gesprochen haben. Ich habe gleich fünf Tuben genommen, es war grad im Angebot.« Was eine ziemlich eindeutige Aussage zu sein schien, war dem Gerücht geschuldet, dass Gleitgel das bessere Haargel sei. Zumindest für Locken, wie Madlen sie hatte.

Madlen entreißt mich Millers Fängen, schiebt mich hinter sich und macht ihm wohl eine deutliche Ansage, denn Miller hebt abwehrend die Hände, zwinkert mir zu und verschwindet dann in der Menge der zuckenden Leiber.

Wenn Madlen um mich ist, blüht mein Herz auf. Dann ist es, als würde der innere Anker gelichtet, und in mir macht sich die Bereitschaft breit, mit ihr in Richtung unbekannter Horizonte zu segeln. Allein an der Umsetzung haperte es bisher, denn oft wird meine Freundin dort vom Leben abgelenkt, wo mich die Dunkelheit packt. Wir kommen meist nur bis zur nächsten Hafenausfahrt, dann trennen sich unsere Wege, wir winken uns wehmütig hinterher, bis wir uns nach einer Weile wiedertreffen. In einem anderen Hafen. Oder in dem langen Altbauflur unserer Wohnung. Und manchmal treffen wir uns auch mitten im Leben, so wie heute. Das sind dann die Momente, wo ich mich frage, warum sich unsere Wege dieses Mal eigentlich getrennt hatten? Warum hatten wir nicht gemeinsam gelebt, geliebt, getanzt? Ja, ich vergesse schnell. Und vielleicht ist es das, was mich am Leben hält.

Ich habe keine Ahnung, wie spät es ist oder wie lange wir getanzt haben, als die Musik langsam leiser wird und Bruno zu uns auf die Tanzfläche tritt.

»Ende, Ladys.« Er nimmt uns rechts und links an seine Seite und drückt jeder von uns einen Kuss auf die Stirn. »Letzte

Runde, dann kehre ich euch raus.« Madlen jubiliert und bestellt uns zwei Caipis.

Mit unserem letzten Drink lassen wir uns auf das Sofa neben Klaus fallen, der unter seiner Zeitung eingenickt ist. Sein Unterkiefer ist nach unten geklappt, den Oberkörper hat er leicht nach vorn gebeugt, so, als hätte er in der Bewegung innegehalten und wäre eingeschlafen. Ein monotones, röchelndes Schnarchen dringt aus seiner Kehle.

»Der sieht aus, als würde er gerade das Zeitliche segnen.«

»Madlen, bitte!«

Ich stupse Klaus in die Seite, als müsste ich mich vergewissern, dass sie nicht vielleicht doch recht hat. Aber Klaus sinkt nur zurück in die Tiefen des Sofas und lässt mit einem kurzen Seufzer das Kinn auf die Brust sinken, seine Arme und Schultern entspannen sich endgültig und die Zeitung rutscht ihm von den Knien. Madlen entdeckt den blassblauen Umschlag mit dem blau-roten gesäumten Rand, noch bevor ich sie ein weiteres Mal zur Zurückhaltung ermahnen kann, hat sie das seidene Papier aus dem Umschlag gezogen, auseinandergefaltet und beginnt, laut vorzulesen.

»*Ich habe es getan*«, liest sie. »*Es ließ mir keine Ruhe, und so habe ich es getan und mich in ihre Reihen begeben. Ich habe das Spiel der Liebe gespielt – mit all seinen neuen Regeln. Das Spiel der Liebe und des Geliebtwerdens. Und ich wage kaum, es zu sagen, aber die Regeln unterm Strich sind dieselben geblieben, nur die Eröffnung ist eine andere. Dieselbe Achterbahn der Gefühle, nur ein anderer Einstieg.*

*Wie ich es gemacht habe, wirst du fragen, und ich vertraue mich nur dir an: eine Website. Ein Profil, ein Foto, ein paar klare oder unklare Worte, auch das wirkt vorselektierend (ich habe mich für einen Ausschnitt aus einem Gedicht von Pablo Neruda entschieden, ›Ode an das Leben‹, du kennst es). Ich habe das Internet genutzt, ich alter Greis habe auf meine alten Tage noch einmal den Horizont angehoben und meinen Kopf dahinter gesteckt. Und ich kann dir nicht in Worte fassen, wie sehr es mich bereichert hat. Eine wahre Begegnung hatte ich. Und wir sind keine zwan-*

*zig mehr, Klaus. Wir wissen, dass die körperliche Liebe eine listige Schlange ist, die uns souffliert von Unsterblichkeit und Wahnsinn, aber so etwas hat nichts mit Seelenliebe zu tun. Dafür mit Ehrlichkeit, mit aufrichtiger Präsenz und, ja – einer Form ehrlicher Zuneigung. Ich habe gelebt, was ich mir so lange verwehrte. Sein Körper war magisch. Jede Berührung wie eine neue erfahrbare Dimension.*

*Detaillierter werde ich nicht und ich weiß nicht, ob ich mich dafür entschuldigen muss oder ob es dich beruhigt. Und wo ich mir in schwierigen Zeiten eine Religion gewünscht hätte, die mich hält, bin ich jetzt ebenso froh, mich vor keinem Gott dafür rechtfertigen zu müssen. Aber lass dir gesagt sein, nach meinem letzten Brief hätte ich nicht geglaubt, noch einmal so schreiben zu können. Ich bin erfüllt, begnadigt von dieser Erfahrung. Denn ich weiß jetzt – Liebe ist kein Privileg. Sie ist da, immer und in jeder Form. Und jeder von uns hat immer ein Anrecht darauf. Wie eine Tüte Bonbons, aus der wir uns nur bedienen müssen. Und wenn ich morgen sterbe, dann ist es in Ordnung. Ich habe alles von diesem Leben bekommen, was ich mir hätte wünschen können. Die Zukunft hat ein Gesicht. Und es wird ein schönes sein, Klaus.*

*Sei willkommen, neue Welt, sei willkommen, schöne Liebe!«*

Wir schweigen. Das *Flatline* ist fast leer, der Großteil des Rauches ist mit den Gästen gegangen, aber unter der Decke schwebt noch eine Ahnung von Tod und Abschied, dem eigentlichen Anlass dieses Abends. Es ist ruhig, nur Brunos übliches Geklapper zum Feierabend sind vertraute Melodien in unseren Ohren und das selige Schnarchen, das aus Klaus' offenem Mund kommt, erinnert uns daran, dass wir gerade unerlaubt etwas sehr Intimes an uns genommen haben.

Ich meide Madlens Blick. Hinter ihr auf der Lehne des Sofas sitzt Mathias. Er ist uns nachgegangen, bereits bei »… das Spiel der Liebe und des Geliebtwerdens« hatte er seine Hand auf Madlens Schlüsselbein gelegt. Jetzt schiebt er seine Finger durch ihr Haar und in meinem Kopf vermischen sich die Bilder. Ich sehe Klaus' alten Freund vor mir, wie seine feingliedrigen, faltigen Finger nach langer Entbehrung das kräftige Haar eines Mannes liebkosen. Gerade noch rechtzeitig, bevor er zu seinem letzten Ziel aufbricht.

»Das passt nicht zu dem, was er im letzten Brief geschrieben hat«, versuche ich, die peinliche Stille in Worten zu ertränken.

»Dinge ändern sich von jetzt auf gleich. Zwischen zwei Luftpostbriefen kann ’ne Menge Zeit liegen.«

Ich mag ihn nicht. Mathias hat eine Art, sich mit einer Selbstverständlichkeit in Dinge einzumischen, als wäre er immer schon ein Teil davon gewesen. Madlen und ich haben schon lange keine Zeit mehr für uns gehabt. Aus den Zeitfenstern, die wir zwischen ihrer Arbeit und meinen dunklen Phasen haben, schaut jetzt Mathias heraus, als wäre er schon bei uns eingezogen. Vor ein paar Tagen fand ich zwei seiner Boxershorts und ein Paar ausgebeulte Tennissocken zwischen meinen frisch gewaschenen Shirts. Er muss sie mit großer Ungeniertheit in die Maschine gelegt haben, annehmend, dass sie schon irgendwie in frischer Form den Weg zu ihm zurückfinden würden. Ich warf sie in Madlens Zimmer. Einen Socken behielt ich, füllte ihn mit Madlens ungekochten Kichererbsen und benutze ihn seitdem als Türstopper für meine Balkontür.

In unseren Anfangszeiten machten wir lange Filmabende. Wir schauten in Serie. Nach Genre, Schauspielerin oder Regisseur kategorisiert. Zum Beispiel schauten wir alle Filme, bei denen Tarantino Regie geführt hat, auch *Sin City*, dem eine lange Diskussion vorausging. Madlen fand, dass die Regie einer einzigen Szene nicht ausreichte, um den Film als einen Film von Tarantino zu bezeichnen. Ich sah das anders. Die Szene, in der Bruce Willis in der Bar nach Nancy sucht, hat typische Tarantino-Elemente, obwohl die Stimme aus dem Off untypisch ist. Aber er hinterließ Spuren. Und genau das macht doch eine gute Regie aus – dass man die Person dahinter wiedererkennt, auch wenn es nicht auf den ersten Blick ist.

Wir tranken Sterni und aßen Gewürzgurken, weil wir den Kontrast der Geschmäcker liebten. Madlen meinte, so könnte man es sich nicht zu bequem machen in seiner Geschmackskomfortzone. Später gönnten wir uns dann meist noch ein zweites Bier mit Erdnussflips.

»Ich habe dich heute zum ersten Mal hier unten gesehen«, sage ich zu Mathias.

Er grinst mich an. »Und sicher nicht zum letzten Mal.«

Schade, möchte ich sagen. Aber ich schweige. Die Bilder in meinem Kopf werden schneller, die Szenen eindeutiger. Zwischen meinen Beinen pocht es. Lukas hat recht, die körperliche Liebe ist eine listige Schlange.

Ich gehe an die Theke zu Bruno und bemerke, wie der Raum um mich herum seine Balance sucht. Ich habe noch nie doppelt gesehen, wenn ich betrunken war. Ich glaube, doppelt sehen ist eine Urban Legend.

»Ich bin betrunken«, sage ich zu Bruno.

Er lacht. »Das ist wohl auch meine Schuld.«

»Die Liebe ist wie eine Tüte Bonbons.«

»Ich habe es gehört.« Er schiebt mir ein Glas Wasser über den Tresen. Seinen Blick kann ich nicht deuten.

»Verurteilst du uns?«

»Für das Lesen fremder Briefe?« Er hebt eine Augenbraue. »Ich wäre ein schlechter Kneipier, wenn ich mir über alles ein Urteil erlauben würde. Na ja, vielleicht kein schlechter, in jedem Fall aber ein gestresster. Hier am Tresen gibt es wenig Moral.«

»Erzähl!« Mühsam hieve ich meinen schwankenden Körper auf den Barhocker.

»Welche Geschichte willst du?«

»Die verwerflichste.«

Bruno schmeißt sich das Handtuch, mit dem er gerade noch die Reste von Bier von der Theke gewischt hat, über die Schulter und stützt sich auf die Unterarme. Er blickt mich lange an und in seinen braunen Augen fallen mir zum ersten Mal helle Sprenkel auf.

»Es ist sehr verwerflich und nicht schön, zu hören.«

»Ich bin betäubt, also heute oder nie.«

»Ein junger Kerl aus Süddeutschland, Typ Hipster, Haare vorne nach oben gegelt, Hemd mit hochgekrempelten

Ärmeln und zu lange Hosenbeine, die sich am Stiefelansatz stauen. Ihm war eine Katze zugelaufen und weil Mr. Hipster zu viel in seinem Start-up gearbeitet und deshalb im rauen Berlin nicht so recht Fuß gefasst und sich einsam gefühlt hat, hat er die Katze bei sich behalten und dafür gesorgt, dass sie nicht mehr raus konnte. Eine Zeitlang ging alles gut, er hat mir an jedem Abend der Woche erzählt, wie sehr sie sein Leben bereichert. Bis er begriffen hat, dass das arme Tier aber zu allem Unglück trächtig war und sich – als er sie eingefangen hat – nur einen schönen Platz gesucht hat, um ihre Jungen zu werfen. Und gezwungenermaßen hat sie das nun in seiner Wohnung getan.«

»Oh, nein.« Ich ahne das Ende der Geschichte.

»Oh, doch.« Bruno nimmt das Handtuch und putzt weiter. »Er hat alle vier in der Toilette ertränkt und anschließend im Müll entsorgt.« Ich würge und schiebe meinen Caipi von mir.

»Der Mensch ist halt schlecht. Magenbitter?« Bruno will mir in die Wange kneifen, aber ich weiche ihm aus.

»Schlecht und abgebrüht«, höre ich mich sagen und denke, dass ich mich nicht so geschockt anhöre, wie ich bin. Aus dem Augenwinkel sehe ich Klaus heranschlurfen kommen. Er klettert neben mir auf den Hocker.

»Bruno, alter Junge«, sagt er und seine Stimme ist von der Rauheit eines tiefen Schlafes geprägt. »Erzähl ihr lieber die Geschichte von dem Akrobaten. Dieser schnieke Kerl, der hier damals pitschnass reinkam. Wie hieß der noch? Jack? John?«

»Jakob.« Bruno lächelt bei der Erinnerung.

»Nur, wenn die Geschichte schön ist.« Mir ist schlecht genug. Ich will mich heute nicht mehr ekeln.

»Schön nicht grad. Aber nicht verwerflich.«

Ich nicke zustimmend.

»Also, Jakob war ein schottischer Akrobat, vielleicht Mitte zwanzig. Der wäre mit seinem wilden Haar übrigens auch als Hipster durchgegangen. Aber gut, dieses Privileg steht nicht jedem zu. Wir haben dieses Unwetter, der Tag, als ein Orkan über Berlin gefegt und Fabios Bistrotische mitgenommen hat.

Da springt auf einmal die Tür auf und der Sturm schubst uns diesen jungen Kerl hier rein – nass bis auf die Knochen. Die Klamotten kleben wie eine zweite Haut an ihm – der war so durchtrainiert, das habe ich noch nicht gesehen. Er setzt sich an die Theke und bestellt mit einer Selbstverständlichkeit Gaelic Coffee – das ist wie Irish Coffee, nur mit schottischem Malt. Hatte ich natürlich nicht, denn für eine gute Kreation braucht man besondere Utensilien. Und außer einem schottischen Akrobaten will das niemand. Das hat ihn überzeugt – also, dass ich ihm keinen Gaelic Coffee ohne die Utensilien mache. Also hat er pur getrunken, ohne rocks.«

»Elf Whisky hat es gebraucht, bis er gesprächig wurde.« Klaus haut auf den Tresen.

»Oha«, sage ich.

»Jakob ist mit einem alten Zirkuswagen durch die Welt gereist, mal hier und mal dort aufgetreten. Ganz klassisch von der Hand in den Mund hat er gelebt. Gerade war er aus Paris gekommen, er war erst drei Tage in Berlin zu einem Zirkus-Festival und hatte die Büx voll, dass bei diesem Sturm irgendetwas auf seinen Bus fallen könnte. Das war berechtigt. Aber was nach einem guten und aufregenden Leben klingt, war zumindest in der Zeit eine sehr nervenaufreibende Stalking-Geschichte. Der arme Kerl ist vor seinem Ex-Lover geflohen, dem er in Paris das Herz gebrochen hatte, als er wieder etwas mit seiner Ex-Freundin angefangen hat. Am Ende hat er beide verloren.«

Die beiden blicken mich erwartungsvoll an.

»Hmm.« Ich habe keine Ahnung, was ich sagen soll. Und als sie mich weiter anblicken, füge ich hinzu: »Das war's?«

»Mensch, Tequila. Du bist die unromantischste Person, die ich kenne.« Bruno wendet sich lachend ab und Klaus kichert in sich hinein.

Ich weiß nicht, ob das nun ein Kompliment ist oder nicht. Mir fehlt auch die Geduld, das herauszufinden, und als ich vom Hocker klettern will, verliere ich für einen Moment das Gleichgewicht. Klaus packt mich am Arm. »Nana«, sagt er, und an Madlen auf dem Sofa gerichtet: »Dein Schnuckelchen muss ins Bett.«

Die Nachtluft ist schwer von Feuchtigkeit. Es hat geregnet und niemand von uns hat es bemerkt. Weit hinter dem Häuserblock sehe ich einen schwachen rosafarbenen Schein, der den Himmel einfärbt. Meine Beine sind instabil. Dickflüssig und schwer fließt das Blut durch meine Adern. Ich schmecke Melancholie unter meiner Zunge. Wir haben es nicht weit. Keine fünfzig Meter sind es bis zu unserer Eingangstür. Mathias begleitet uns – natürlich.

»Sind schon alle weg?«

Ich blicke mich um. Das Straßenbild liegt vor uns wie die angehaltene Szene aus einem Schwarzweißfilm.

»Klar. Guck mal auf den Tacho«, sagt Mathias. »Es gibt auch Leute, die arbeiten müssen.«

»Aber doch nicht nach einer Trauerfeier.«

Ich stütze mich auf Madlens Schulter, die ihren Arm um meine Taille geschlungen hat und sich in mein Seitenfleisch krallt. Ich greife nach ihrer Hand und drücke sie tiefer in meinen Körper.

»Alles gut, Tequila?«

»Ja«, flüstere ich in ihr Ohr. »Du hast mich nur lange nicht mehr in den Arm genommen.«

Ich sehe den Blick nicht, den Madlen ihrem Lover zuwirft, von dem sie mir aber später erzählen wird, während ich ihr anklagend im Flur gegenübersitzen und zweifeln werde, an allem, was man gemeinhin Freundschaft nennt.

Ich bemerke nicht, wie die beiden Plätze tauschen und sich nun Mathias' Finger in meine Rippen graben. Ich bin damit beschäftigt, die Treppenstufen hinaufzukommen. Im ersten Stock muss ich mich hinsetzen. Ich bin erschöpft und meine Gedanken sind noch im *Flatline*.

»Wir müssen auf meine Gedanken warten«, sage ich laut und zeige die Treppe hinunter. Ich mag unseren Hausflur. Er ist erst vor wenigen Monaten in blendendem Weiß gestrichen worden, die Bordüren auf Hüfthöhe sind in dunklem Grün gehalten, Moosgrün hat es der Hausmeister genannt. Er ist ein guter Mann, glaube ich. Er macht seinen Job, wissend, dass er sich damit in einem gefährlichen Spannungsfeld befindet. Aber das tut er generell. Sich in einem gefährlichen Spannungsfeld befinden, denn er hat Rücken und arbeitet immer noch. Dies ist definitiv sein letzter Job.

Vielleicht ist er der Nächste, überlege ich und mir fällt ein, dass wir Probleme mit der neuen Zeitrechnung hätten. *Seit dem Hausmeister* klingt holprig, aber wir kennen seinen Namen nicht.

»Geht man eigentlich auf die Beerdigung von Menschen, deren Namen man nicht kennt?«, frage ich.

»Wenn man hungrig ist, vielleicht. Dann kann man sich am Leichenschmaus laben.« Mathias' Stimme kommt von schräg hinter mir aus der Dunkelheit. Das Licht ist ausgegangen und er und Madlen haben sich hinter mir auf die Stufen gesetzt, wo ich sie jetzt knutschen höre.

»Ich höre euch knutschen.« In meinen Beinen steigt ein Kribbeln auf.

»Die körperliche Liebe ist eine listige Schlange.« Mathias sagt es theatralisch, die Worte langgezogen und mit einer Betonung, als würde er Großes verkünden.

Ich muss lachen. »Das war ein hotter Brief!«

»Ich hab ihn richtig vor mir gesehen«, sagt Madlen.

»Aber du kennst Klaus' Freund doch gar nicht.«

»Muss ich das dafür?«

Ich schüttle den Kopf. Körperliche Liebe kann listig *und* gesichtslos sein.

»Meine Gedanken sind da. Wir können weiter.« Ich stolpere über Madlen und Mathias, die wieder knutschen, spüre eine Hand an meinem Schenkel und versuche, mich auf die Stufen zu konzentrieren.

In der Wohnung brennt noch Licht. Jedes Mal, wenn ich nach Hause komme und die Tür hinter mir schließe, kehrt Frieden ein. Es ist, als wenn jemand den Volume-Knopf dreht und alles Laute, der ganze Lärm hinter mir zurückbleibt wie ein abgehängter Verfolger. Manchmal bleibt nur noch das leise Rauschen meines Blutes, das Summen meiner Existenz.

Es klopft. Ich öffne und Madlen und Mathias fallen zur Tür herein, ihre Hände haben sie überall. Ich habe Probleme, Bewegungen zu folgen, mein Gehirn übersetzt alles in Zeitlupe.

»Ich mache uns Tee. Ich glaube, wir müssen ganz dringend wieder nüchtern werden. *Ganz* dringend.« Madlen verschwindet in der Küche.

»Was hat sie?« Ich blicke Mathias an, der mir immer noch im Flur gegenübersteht. So dicht, dass ich die Wurzeln seiner Barthaare erkennen kann. Es sieht aus, als wären sie nur locker in seine Haut gesteckt. Er trägt einen Drei-Tage-Bart und ich frage mich, ob das gewollt ist oder ein Resultat der körperlichen Exzesse mit meiner Freundin, die zu viel seiner Zeit fressen.

»Keine Ahnung«, sagt er und starrt mir auf die Lippen. Die seinen sind leicht geöffnet. An einer Stelle ist seine Unterlippe rau, als hätte er sich darauf gebissen, ich versuche, Blut zu erkennen, überlege, ob er ein Pflaster braucht. Aber ich glaube, Pflaster halten nicht auf Lippen.

»Lass gut sein, Madlen«, sagt er laut, »wir brauchen keinen Tee.« Dann küsst er mich.

Seine Lippen sind noch rauer, als sie aussehen. Er schmeckt nach Bier, nicht nach Blut. Ich bin erleichtert, aber ich habe das Gefühl, dass es nichts mit Mathias' Lippen zu tun hat. Zumindest nicht mit seinen Wunden darauf. Sein Griff ist rau, als er mein Handgelenk packt und gegen die Wand drückt, sein Körper hart. Er presst sich gegen mich, lässt mir wenig Raum zum Atmen und so schnappe ich nach dem seinen, der stoßweise wie ein Wind über meine Haut fährt, als er mir den Hals leckt. Es ist absurd, es ist falsch, aber es ist neu, es ist anders und es ist eine Chance auf Licht.

»Soll ich nochmal in Unterhose durch die Wohnung laufen?« Meine Stimme ist ein Raunen, ein heiseres Flehen ohne

Würde. Ich spüre das Ungleichgewicht, das wächst, spüre, wie es Mathias anfacht, sein Begehren entflammt.

»Eine listige Schlange«, flüstere ich und als wäre es eine Aufforderung, presst er sein Becken gegen mich.

Dann sehe ich aus dem Augenwinkel, wie Madlen aus der Küche tritt.

# 19

Ich wache schlagartig auf und als hätte es bis dahin mit dem Arbeiten aufgehört, fängt mein Herz wie wild zu klopfen an. Ich versuche, mich zu orientieren, suche das Sonnenlicht, das durch die weiße Spitze der Vorhänge fällt, bemühe mich, Schemen zu erkennen und zuzuordnen, aber mein Blick streift unbekannte Silhouetten – unbekannt zumindest aus dieser Perspektive. Ich liege in Madlens Bett, der übergroßen Matratze auf Paletten, und blicke von unten auf ihren Kleiderschrank und die wenigen Bücherregale, die sie hat. Ich habe keine Ahnung, wie viel Uhr es ist. In dem Moment, als es an der Tür klingelt, spüre ich die Brust in meiner Hand. Madlen liegt auf dem Rücken, den Kopf zu mir gedreht, meine Hand quer über ihrem Bauch, die Fingerspitzen auf ihrer steifen Brustwarze. Sie ist komplett nackt. Mathias liegt daneben, auf dem Bauch, sein Atem klingt, als würde er ersticken, aber sein Rücken hebt und senkt sich in zufriedener Gleichmäßigkeit. Auf seinem nackten Hintern zeichnet sich dunkler Flaum im Dämmerlicht ab. Mein Herz setzt wieder aus.

An der Tür klingelt es erneut, dieses penetrante Geräusch aus der Billig-Gegensprechanlage, das sich weder aus- noch leiser stellen lässt. Panisch springe ich auf. Nur in Unterwäsche stehe ich im halbdunklen Zimmer meiner Freundin und suche meine Klamotten. Erfolglos. Als es klopft, greife ich nach einem T-Shirt, das auf dem Boden liegt, und streife es über. Es riecht nach Schweiß und einer Vertrautheit, die sich falsch anfühlt. Auf Zehenspitzen und mit angehaltenem Atem schleiche ich mich bis zur Wohnungstür und halte vorsichtig mein Ohr an das Holz, ohne es zu berühren. Ein kühler Wind fährt durch den Briefschlitz und berührt mich am Oberschenkel. Mein Körper erzittert in Erinnerungen, die er meinem Bewusstsein nur langsam mitteilt. Ich spüre Mathias' Zunge in meinem Hals, seine Hände, die sich langsam durch sämtliche Stoffschichten bis zu meiner Haut vorarbeiten, direkt hier an der Wohnungstür, nur wenige Zentimeter entfernt von der Stelle, an der ich jetzt stehe. Ich sehe Madlens Blick vor mir, wie sie aus der Küche trat und uns beobachtete. Dieser Blick, den ich nicht an ihr kannte und den ich nicht erwartet habe. Ihre Augen blitzten. Aber nicht vor Wut. Sie war erregt. Es erregte meine beste Freundin, mich mit ihrem Lover rummachen zu sehen. Und das wiederum erregte mich. Ich schrie auf, das weiß ich noch. Vor Scham über mich selbst, was Mathias wiederum erregte, der sich daraufhin noch enger an mich presste.

»Einschreiben für Tiersen«, schallt es dumpf durch das Holz.

Ich öffne die Tür einen Spalt. Der Postbote blickt mich mit fischigen Augen an. Seine Haut ist grau und sein Blick gehetzt.

»Die schläft noch.«

»Ja, dann weckste sie eben.«

»Ich kann unterschreiben«, biete ich mich an.

»Nee, kannste nich. Dit is'n Einschreiben. Kennste, ne? Persönlich und so.« Ich verdrehe die Augen und gehe den langen Flur entlang.

»Nice, nice.« Der Kurierfahrer hat die Wohnungstür aufgestoßen und starrt mir auf den Arsch.

»Fick dich«, murmel ich.

Im Zimmer riecht es wie in einem Puff – abgestandene, verdickte Luft, Pheromone, Zigarettenrauch, durchmachte Nächte. Mathias und Madlen haben sich nicht bewegt. Er auf dem Bauch liegend, sie auf dem Rücken, sehen sie aus wie ein Liebespaar, in deren Privatsphäre man unerlaubterweise eindringt, kurz nach dem Akt, diesem heiligen Moment friedvoller Zeitlosigkeit. Nur, dass ich kein Eindringling bin, sondern Teil des Geschehenen.

Ich beuge mich über Madlen, deren Mund leicht geöffnet ist. Ihr Atem strömt leicht pfeifend durch ihre Zahnlücke ein und aus, ihre Lippen sind rau und eingerissen. Vorsichtig berühre ich sie am Arm. Ihre Haut ist weich und mit hellen Härchen übersät. Ich will nicht flüstern, will nicht, dass Mathias aufwacht und mich ansieht mit einem Blick, der womöglich mehr Erinnerungen birgt, als ich gerade abrufen kann. Als ich sie noch einmal berühre, dieses Mal etwas fester, stellen sich die Härchen auf und Madlen gibt einen Seufzer von sich. Mit geschlossenen Augen tastet sie die leere Stelle neben sich ab, an der ich bis eben noch gelegen habe. Ich weiche zurück. Mit angehaltenem Atem beobachte ich, wie meine Freundin langsam wach wird, sehe die Konturen ihres durchtrainierten Körpers, die verführerische Taille, erinnere mich, wie ich mich an ihren Hüftknochen festhielt, während ich mein Gesicht in ihrem Bauchnabel vergrub und die Stöße von Mathias abfederte.

»Wird dit heut' noch was?« Der Kurierfahrer klopft erneut an die Wohnungstür.

So leise wie möglich ziehe ich mich zurück, schließe die Zimmertür und versuche, wieder in einen Atemrhythmus zu finden. »Nein«, sage ich, als ich an der Wohnungstür angekommen bin und sie der aschgrauen Gestalt vor der Nase zumache.

Ich höre ihn noch »Alter« sagen, dann dringen noch ein paar dahingerotzte berlinerische Gemeinheiten durch den Türschlitz, ehe er mit wütenden Schritten die Treppen hinunterläuft.

Als ich mich umdrehe, steht Madlen am Ende des Flurs. Ihr Haar ist zerzaust, sie ist noch immer splitterfasernackt und blickt mich aus zusammengekniffenen Augen an.

»Wer war das?

»Ein Zeuge Jehovas.«

Madlen murmelt etwas und ich merke, dass sie zu müde und noch immer zu betrunken ist, um die Situation einzuordnen. »Was stehst du da rum?«

Ich blicke an mir herunter. Ich sehe lächerlich aus in dem großen T-Shirt, unter dem ich meine auf links gedrehte Unterhose trage. Unterhose. Das Wort ist so unsexy. Wer sagt noch Unterhose?

»Mir ist kalt. Ich suche einen Pulli.« Innerlich beiße ich mir auf die Lippen. Es ist logisch, was folgt.

»Dann komm halt wieder ins Bett.«

Madlen geht mit ausgestreckter Hand auf mich zu und ich erstarre ein zweites Mal. Ich sehe ihre wippenden Brüste, das dunkel gekräuselte Schamhaar, die Wölbung ihrer Vulva, die nackten, zu perfekten Füße. Als sie neben mir steht und meine Hand greift, fährt es wie ein Stromschlag durch meinen Körper. Ihre Wärme, diese neue Energie, die zwischen uns steht, triumphierend, sich die Lippen leckend. Das ist nicht meine Freundin. Das ist eine Frau, mit der ich Sex hatte und von deren Freund ich mich ficken ließ.

Als sie mein Kinn mit ihrer Hand umschließt, packe ich ihr Handgelenk. Ich will sie anfauchen, ihr sagen, dass sie zu weit geht, eine Grenze überschreitet, aber es wäre lächerlich. Wir waren schon viel weiter. Es gibt kaum noch eine Grenze, die sie überschreiten könnte. Wie kann ich ihr da sagen, dass sie mich nicht berühren soll? Was kann ich ihr überhaupt noch sagen?

»Tequila ...« Sie bringt meinen Namen nur schwer heraus, sie wankt noch ein wenig und ihre Augenlider hängen kraftlos über den Augäpfeln. Aber ich sehe ihn. Diesen Funken, der nicht da sein sollte. Dieser Funke, aus dem ein Inferno entstehen wird, in dem unsere Freundschaft in Flammen aufzugehen droht. »Baby, komm ins Bett.«

Ihr Satz gibt mir den Rest. Ich möchte schreien und alles in mir verlangt nach Flucht. Als ich sie wegstoße, taumelt sie gegen ein Bücherregal und ich falle in eine ambivalente Gefühlsschlucht. Intuitiv greife ich nach ihr, damit sie nicht stürzt, halte die Bücher, die gefährlich wackeln und ihr auf den Kopf zu fallen drohen, und wünsche mir im selben Moment, das Regal möge sie erschlagen. Ich will Madlen nicht mehr in meiner Nähe. Ich will sie nicht mehr in meinem Leben. Wir haben die Grenzen zu einem Land überschritten, für das ich kein Visum habe und dessen Sprache ich nicht spreche. Und ich will sie auch nicht lernen, ich will hier nicht bleiben.

Als ich sicher bin, dass Madlen sich gefangen hat, stürze ich in mein Zimmer, schließe die Tür ab und sammle alles zusammen, was ich brauche, um bis zum Abend klarzukommen: Ein paar Kekse, ein Notizbuch und meine rote Schatulle mit Gras, die ich in einem Wahn von Kreativität mit Ornamenten bemalt habe. Oder in einem Wahn von Dunkelheit. Who knows.

Dann ziehe ich mich an, lausche an der Tür, ob Madlen noch in der Nähe ist, und eile schließlich den Flur entlang, ins Treppenhaus, eile die Treppe hinunter und werde erst im Hauseingang von einem Gefühl der Erleichterung empfangen. In meinem Blut pulsiert noch immer der Alkohol und für einen Moment beschleicht mich die Hoffnung, dass sich alles nur deshalb so katastrophal anfühlt, weil Alkohol eben die Emotionen verstärkt. Ich habe mit meiner besten Freundin und ihrem Lover geschlafen, es gibt wahrlich Schlimmeres. *Dit is Berlin,* höre ich eine Stimme in meinem Kopf. Der Spruch kommt meist von Nicht-Berlinern, Menschen, die das Ganze in einen Bezug setzen und mit einer Erklärung versehen müssen. Aber es stimmt. Menschen gehen regelmäßig in den KitKat-Club. Sie tanzen nackt im Berghain, hängen an einem freien Tag ihr Gemächt oder ihre Brüste in die Sonne, konsumieren alle Arten von Drogen und das an jeder Ecke, um am Abend gegen das System zu rebellieren. Hier wird Liebe jenseits von Geschlecht und konventionellen Modellen gelebt. Wenn es irgendwo Freiheit gibt, dann doch wohl hier. Ich habe nur gerade das Gefühl, dass ich alles will – außer Freiheit.

Ich brauche einen Kaffee und es gibt nur einen Ort, wo mir nicht allzu viele Fragen gestellt werden, und wenn doch, dann wenigstens die richtigen.

Fabio ist blasser geworden in den letzten Wochen. Wie ich ihn da so stehen sehe vor seinem *Ristorante*, den Rücken gegen die gekalkte Hauswand gelehnt und an seiner Zigarette ziehend, während hinter ihm die Sonne über den Giebeln der Häuser ihren höchsten Punkt schon längst hinter sich gelassen hat, frage ich mich, ob Fabio eigentlich Freunde hat. Nie sehe ich ihn mit vertrauten Menschen. Er hat einen Angestellten, den Koch und einige Aushilfen – eine aschblonde Studentin, die regelmäßig kommt, und einige andere, die ständig wechseln. Fabio ist der Erste im Kiez, der morgens seine Stühle aufstellt und der Letzte, der abends das Licht im Laden ausmacht. Der Sizilianer, der eigentlich nie in die Gastronomie einsteigen, sondern als Gärtner in einem abgelegenen Dorf in der Mitte Italiens alt werden wollte, kam irgendwann aus Liebe nach Berlin. Aus Liebe zu seinem Vater, der alt und kränklich geworden war, aber nicht aufhören wollte, zu arbeiten. Fabio kam und entlastete ihn, dennoch starb sein Vater ein Jahr später an Herzversagen. Fabio hat es nie geschafft, die Brücken zur letzten Erinnerung seines Vaters abzubrechen – dem *Ristorante*.

»Ciao, Bella«, sagt er und küsst mich auf die Wange.

»Fabio, ich habe dich noch nie lachen gesehen.«

»Worüber lachen? Worüber?« Er hebt die Schultern, dann drückt er mir seine Zigarette in die Hand.

»Einen Witz vielleicht?«

»Sehr komisch. Wirklich, Bella.« Er runzelt die Stirn, dann schiebt er mir einen gusseisernen Stuhl zurecht. »Ich hole Kaffee, setz dir«, sagt er und verschwindet im Ristorante.

Ich setze mich so, dass ich die Eingangstür unseres Hauses im Blick habe. Ich will unter allen Umständen vorgewarnt sein, wenn Madlen oder Mathias das Haus verlassen. Ich brauche Distanz. Zu ihnen. Zum Geschehenen. Zu mir selbst. Ich atme tief in den Bauch und versuche, einen klaren Kopf zu bewahren. Ich will es locker sehen, ich will es wirklich. Aber je höher die Sonne steigt und je länger Fabio braucht, um mit Kaffee zurückzukommen, desto klarer wird mir, dass dies jetzt meine neue Realität ist. Dass Dinge geschehen sind, die sich nicht ungeschehen machen lassen. Sei es durch Zeitreise oder Verleugnung oder durch den niedlichen Versuch, mein persönliches Desaster in den Kontext einer verrückten Stadt ohne Regeln zu setzen. Für mich bleibt es ein Desaster. Mein Gefühl bleibt komisch. Egal, ob ich es berlinerisch oder bayerisch betrachte, ob aus Madlens Sicht oder Mathias' Sicht. Oder ob ich so tue, als hätte ich nichts anderes gewollt als das. Seit wenigen Stunden ist die Welt nicht mehr dieselbe. Ich werde das nicht ändern können.

Als Fabio nicht wiederkommt, gehe ich ins Ristorante, um nach ihm zu suchen. Eine kühlende Dunkelheit empfängt mich. Fabio steht an der Maschine, die Stirn in Falten gelegt, eine Hand hat er in die Taille gegraben, mit der anderen tippt er wie wild auf verschiedenen Knöpfen herum.

»Si è rotto, cazzo!« Er haut mit der flachen Hand oben auf die Maschine, dass die Tassen scheppern.

»Ich brauche eh was Stärkeres«, sage ich.

Fabio schaut mich an, einen wissenden Moment zu lang. »Oh, oh, Bella.«

Er nimmt einen Ramazzotti und füllt das Glas bis über den Eichstrich. Dann füllt er ein zweites, wir reiben die Gläser aneinander und kippen die beißende Flüssigkeit in einem Rutsch runter.

»Tina ist krank. Tempesta di merda.«

Die unzuverlässige Studentin, die Fabio bis Jahresende helfen sollte. Sie hat nichts zu verlieren, wenn sie sich an einem Samstag krankmeldet. Fabio reibt sich den Kopf. »Ich mache zu«, sagt er. »Es ist ohne Sinn, schon den ganzen Tag nix los. Bella, wir gehen zu Bruno. Es ist ein Tag für unter Freunden.«

Seine Spontaneität bringt mich zum Lachen. Er ist mit Sicherheit einer der diszipliniertesten Gastwirte, die ich kenne. Nach seinem Tagesablauf kann ich die Uhr stellen. Wenn ich in meinem Zimmer den Vorhang zur Seite schiebe, kann ich anhand der Anzahl der Tische, die Fabios bereits vor dem Ristorante aufgeklappt hat, sehen, wie viel Uhr es ist. Zumindest bilde ich mir das ein. Fabio ist nie krank, sein Geschäft nie zu. Und doch kann er so erfrischend überraschend sein, dass mein Herz einen kleinen Hüpfer macht.

»Weißt du, man muss mit dem Wind gehen.«

Die flattrige Geste seiner Hand macht es uns vor.

Bruno hat vier der Tische im *Flatline* zu einem großen Rechteck zusammengeschoben. Die Rauchschwaden vom Vortag sind verschwunden, nur der kalte Geruch des üblichen Zigarettenkonsums klebt am Inventar. Im *Flatline* ist heute Ruhetag und Bruno und Chris, der schlaksige Leiter des Stadtteilbüros, sind gerade dabei, Zettel von Klemmbrettern zu lösen und aufeinanderzustapeln. Am Seitenteil der Bar sitzt Klaus und raucht Pfeife.

»Zweihundert allein gestern vor dem Ring Center.« Chris klingt zuversichtlich.

Seit Wochen rennt er auch er mit Zetteln und Klemmbrettern durch Berlin, auf den Lippen eine Reihe von Argumenten, die er gebetsmühlenartig auf jeden Bürger und jede Bürgerin abfeuert, der oder die sich seinen glänzenden Augen nicht entziehen kann und stehenbleibt. Chris ist charismatisch, wie Madlen kann er die Menschen fesseln, sie überzeugen – und genau solche Menschen braucht die Initiative zur Rettung des Tempelhofer Felds derzeit. Was hätte ich dort bewirken können? Ich, die Inhaltslose, durch die man hindurchschauen kann wie durch eine glibberige Qualle. Wer hätte mich bemerkt, wer wäre stehengeblieben, um sich mein Plädoyer für die Freiheit anzuhören?

In der Sitzgruppe, in der sonst Klaus seine Zeitung ausbreitet, sitzt ein Typ, den ich nicht kenne. Bruno stellt ihn mir als Göran vor, einen alter Freund »von früher«, und ich bin versucht, mich zu erkundigen, ob er auch so ungefragt aufgetaucht ist wie Dennis. Göran bittet mich mit einem Lächeln, Platz zu nehmen. Fabio ist in ein intensives Gespräch mit Chris vertieft und so folge ich der Einladung. Brunos Freund von früher ist ein höflicher Mann, gut gekleidet und mit einem perfekt getrimmten, bis auf wenige Millimeter gestutzten Bart. Er ist diskret, denn falls er mich mustert, um mich einzuordnen, so bekomme ich davon nichts mit. Ich mag ihn auf Anhieb und frage mich, aus welchem von Brunos früheren Leben er kommt, aber da hat Göran mir auch schon einen Tee bestellt und beginnt die Konversation.

»Was machst du? Wohnst du hier? Hast du Familie?«

Es sind einfache Fragen an ein einfaches Leben. Ich finde Gefallen daran, sie zu beantworten, weil ich das Komplizierte weglassen darf, weil Göran das Einfache aus dem Komplexen will – Informationen und keine Tragik. Ich mag diese Darstellung meines Lebens. Ich mag es, einen richtigen Namen zu haben, einen Abschluss in Sozialpädagogik und nun in Fortbildung zu sein, schon seit fast fünfzehn Jahren in Berlin zu wohnen und »noch« keine eigene Familie zu haben. Ich mag die Eckpunkte dieser Definition meiner Persönlichkeit, mag die Aussicht, die das bietet, Handlungsoptionen, die ich nur zu ergreifen brauche, an einem anderen Tag, wenn es mir besser geht und ich denke, dass es nun Zeit wäre, diesen oder jenen Weg einzuschlagen und zum Beispiel einen nächsten Karriereschritt zu gehen oder eine Familie zu gründen.

Und ich frage ihn nach seinen Eckpunkten, und ich spiele mit den Möglichkeiten der Konversation, drehe das Spiel um, suche in Göran das Komplexe im Einfachen. Ich frage ihn nach dem Warum hinter den Antworten und ob er zufrieden ist und glücklich. Und Göran erzählt. Dass er Berliner ist, aber seine Eltern in der Türkei aufgewachsen und erst im Laufe ihres Lebens aus Istanbul nach Berlin gekommen seien. Dass sie sich ihren muslimischen Glauben bewahrt und ihn und seine Geschwister in streng religiöser Tradition erzogen haben. Dass er Allah liebe, aber sich seinen vierzigsten Geburtstag herbeigesehnt habe wie ein Kind das jährliche Zuckerfest nach dem Ramadan. Er wusste, dass er dann »über den Berg« sei, dass die Aufmerksamkeit von ihm auf seine jüngeren Geschwister, Cousins und Cousinen schwenken werde, die noch in einem Alter waren, dass man hoffen konnte, dass aus ihnen etwas würde. Vierzig und unverheiratet, das erschien ihm wie seine Rettung.

*Ist der Ruf erst ruiniert*, denke ich, aber ich sage nichts, trinke meinen Pfefferminztee, in den mir Göran Honig träufelt, und frage ihn, was er sich wünsche. Eine Frau, sagt er. Eine attraktive, liebevolle Frau, die arbeiten geht und ihn nicht verurteilt,

Hausmann sein zu wollen. Dass er gern zu Hause bleiben und sich um den Haushalt und die Kinder kümmern würde, mit ihnen spielen und sehen, wie sie groß würden. Und seine Familie? Göran legt die Stirn in Falten und lächelt beschämt, als fühlte er sich ertappt. Die dürfe davon natürlich nichts wissen. Die solle denken, dass er arbeiten gehe und die Frau sich zu Hause um die Kinder kümmere. Alles andere wäre in ihren Augen ein Versagen als Mann. Nicht weil die Arbeit mit Kindern und im Haushalt weniger wert wäre, sondern weil es einfach feste Aufgaben für den Mann und feste Aufgaben für die Frau gebe und weil es nicht richtig sei, bestimmte Traditionen ändern zu wollen. Wozu, würden sie ihn fragen, es würde mehr Komplikationen als Vorteile bringen, und an Görans Blick erkenne ich, dass er darauf keine guten Argumente hätte, außer den persönlichen Wunsch – und der steht bekanntlich hinter den Traditionen ein.

Ich wünsche ihm viel Glück und finde es schade, dass ich mir die Frage nach seinen Vorstellungen von der Umsetzung verkneifen muss. Ich will ihn nicht demaskieren, ich will nicht in diesem See einer Idee rühren, unter dessen ruhiger Oberfläche die Zweifel und die Ausweglosigkeit des Unterfangens zu erahnen sind, die sich vielleicht endlich am Grund abgesetzt haben und ihm erst ermöglichen, darin zu schwimmen. Und so trinken wir noch mehr Tee, bis Fabio kommt, um sich zu verabschieden. Die beiden Männer nicken sich respektvoll zu, und ich drücke Fabio lange.

»Lachen, Bella«, sagt er. Seine Augen sind von müdem Braun und der einsame Wolf in ihm beginnt bereits wieder, langsam zu heulen.

»Selber«, sage ich, dann schwebt Fabio davon.

Nur kurz darauf schenkt uns Bruno noch mehr Tee ein, aber als er ihn mit Rum veredeln will, lehnt erst Göran ab, dann ich. Er zwinkert mir anerkennend zu und stellt die Flasche weg.

Draußen ist es bereits dunkel, als mir Bruno mit einer Kopfbewegung signalisiert, dass ich Klaus nehmen und mit ihm oben in der Wohnung auf ihn warten kann. Es passiert selten, doch manchmal lassen wir den Abend noch gemeinsam bei Bruno ausklingen. Und heute ist mir jedes Mittel recht, um den Abend zu strecken.

Ich nehme Brunos Wohnungsschlüssel und stupse Klaus sanft am Arm. Doch der grummelt nur leise, aber bestimmt, rückt seinen Po noch einmal demonstrativ auf dem Barhocker zurecht und liest weiter in seiner Zeitung. Und so gehe ich alleine vor.

Durch die Hintertür des *Flatline* gelangt man zu Brunos Wohnung. Die schmale und viel zu niedrige Holztür mit den schiefen Scharnieren, von der ich mir schon so oft gewünscht habe, sie möge einfach in eine andere Welt führen, in der die Menschen aufrichtig und die Männer schön sind. Das war meist, wenn ich mit Fridolin und Miller unter der Woche beim Kartenspiel oder Trinken versackt bin und draußen vor der Tür winterliche Nebelschwaden und eine trostlose Zukunft warteten. Und drinnen eben Fridolin und Miller – beide weder aufrichtig noch schön und mit ebenso trostloser Zukunft. Ich wünsche mir, die Tür würde auffliegen und mich quasi auffordern, hindurchzutreten in die Parallelwelt, die mich vor dieser hier und damit vor all den Ereignissen rettet, die sich derzeit in ihr abspielen. Eine Art persönliche Exit-Strategie, die ebenso auf Ausweglosigkeit fußt wie Görans Träume.

Obwohl es nur zwei Treppenabsätze bis in den ersten Stock sind, ist der Weg zu Brunos Wohnung zäh und lang, denn auf jeder der mit rotem Sisal bespannten Treppenstufen lauert ein Bild der letzten vierundzwanzig Stunden. Die bröckligen Grabsteine auf dem Friedhof, dazwischen unzählige Seelen, suchende, trauernde Seelen, mein Erbrochenes und Dennis' Hände in meinem Nacken, auf meinem Körper, demselben, der nur wenige Stunden später versucht, sich zu elektronischen Rhythmen der nicht enden wollenden Traurigkeit zu entledigen und der Angst vor dem Kommenden. Der Rum in Brunos Hand, Millers Hände auf meinen Hüften, das hauchdünne Papier der Luftpost, ferne Worte einer fernen

Leidenschaft, Mathias und sein aufdringliches Grinsen, Klaus' zusammengesunkene Gestalt auf einem vertrauten Sofa, eine ebenso vertraute Madlen, die jetzt nichts weiter als eine Fremde in bekannter Hülle ist. Und alles, was danach kam.

Ich erinnere mich wieder an die eiskalte Luft, die beinahe lautvoll meine Haut gestreift und sie dann vereinnahmt hatte, als ich aus dem *Flatline* auf die Straße getreten war. Das Gefühl der Trunkenheit, das mich fliegen, aber auch zweifeln lassen hat. Nicht nur im verkaterten Nachgang, wenn ich mich frage, ob ein gepeinigter Körper das Ganze wert war, nein, bereits währenddessen.

Wenn ich betrunken bin, verengt sich mein Brustkorb, ich fühle mich, als hätte jemand meine Existenz gestaucht, ich bin gepresster und kleiner und wo sich meine Persönlichkeit im guten und nüchternen Zustand in horizontaler und vertikaler Weise von Gleichzeitigkeit und Ambivalenz nährt, wo ich zeitgleich weinen und lachen kann, genauso, wie ich hassen und lieben kann zur selben Zeit oder banal sein und Tiefgang stiften kann, so zwängt mich der Alkohol in eine Beinahe-Eindimensionalität. Es ist, als würde sich meine Persönlichkeit durch den engen Hals eines Trichters pressen müssen und mein Dasein verringert sich schlicht auf das, was durch diesen Hals passt. Für Gleichzeitigkeit ist kein Platz. Es gibt einen Gedanken. Ein Gefühl. Einen Fokus. Einen Schritt nach dem anderen. Ein Denken, das sich selbst nicht überholen kann. Was nicht durch den Trichter passt, wird nicht gedacht, nicht gesagt, nicht gemacht und nicht gefühlt. Es ist ein Zustand zum Ersticken, zum Flüchten und Fürchten. Und doch kehre ich aber und abermals zurück zu ihm. Denn so untragbar er ist, dieser Zustand, so leicht ist das Leben in ihm. Mein toxischer Geliebter. Und wann immer ich in diesem Zustand mit einem Element in Berührung komme, an einem Feuer stehe, auf der Erde hocke, eine Böe mich packt, es regnet oder ich schwimmen gehe, habe ich das Gefühl, es ist meine Chance, diesen Trichter, der über mich gestülpt ist, abzunehmen und zu mir selbst zurückzukehren. Das Zeitfenster ist kurz, wie ein Flüstern. Oder anschmiegsam wie die eisige Luft vor dem *Flatline* gestern. Für die Ewigkeit einer Sekunde hatte ich das Gefühl, ich müsste nur tief Luft holen und Trunkenheit und Unheil würden von mir abfallen wie getrockneter Lehm und alles, was zurückbliebe, wäre das pure Sein und ein lichtes Wesen. Adieu Dunkelheit, adieu Bewegungslosigkeit, wie schön diese Vorstellung doch wieder ist.

Aber ich weiß es besser und ich habe akzeptiert, dass ich in die eine Lichtlosigkeit tauchen muss, um vor der anderen zu flüchten. Und je höher ich die sisalbespannten Treppenstufen steige, desto präsenter wird dieser Moment des gestrigen Abends, in dem ich den Kopf hob, mit geschlossenen Augen, damit sich diese Nacht der Trauer und des Abschieds an mich schmiegen konnte und die Chance auf Nüchternheit vergehen würde, wie sie es immer tat. Glasklar und so lautlos wie am Tag zuvor höre ich auch jetzt meine Stimme, die in der Nacht zerbarst: *Spring, mein Herz. Und stimme ein, in das Lachen der ewig Fallenden.* Habe ich das wirklich gesagt? Ich weiß es nicht, aber ich habe es mit Sicherheit gedacht. Ich habe es mit Sicherheit gefühlt. Und alles, was danach passierte, ist der Beweis, dass es genauso gewesen sein muss. Denn ich falle. Und falle. Und alles, was mir bleibt, ist ein verzweifeltes Lachen. Eine Exit-Strategie wäre dringend notwendig, denn zuhause wartet die Realität auf mich, wartet Madlen mit ihren Blicken, die mich anschauen, als wäre ich ein anderer Mensch. Ein Mensch, der ich nicht sein will. Nicht für sie.

In Brunos winziger Zweiraumwohnung atme ich für einen Moment durch. Es ist, als hätte mich jemand mit einer Zeitmaschine in einer falschen Epoche fallen gelassen. Die Wohnung ist dunkel und wirkt beengend. Die dichten, schweren Vorhänge sind auch am Tag zugezogen und beinahe alle von Brunos Möbeln sind aus dunklem Mahagonifurnier. In der Ecke neben der Öffnung, die in eine kleine Küchennische führt, stehen auf einem alten Buffet Kelche aus Zinn und Messer mit versilberter Klinge und Elfenbeingriff. An der Wand hängt der vordere Teil einer Ritterrüstung, darunter ein Kettenhemd, dem ein Arm fehlt. Trifft man Bruno unten in seiner Bar, ahnt man nichts von diesem mittelalterlichen und fantastischen Museum, in dem er lebt. Er ist zu jeder Zeit schlicht gekleidet, meist trägt er eine schwarze Skinny-Jeans, die an den Knien etwas aufgeschabt ist, dazu ein graues Hemd, das zu unwillkürlichen Teilen in seinen Hosenbund gestopft ist, Sneakers an den Füßen und um den Hals eine Kette aus unbehandelten Holzperlen. Ich war schon einige Male bei Bruno, seine Wohnung ist wie eine inoffizielle Verlängerung des *Flatline.* »Langsam gehörst du zum Inventar«, sagte Bruno, als er mir die Schlüssel gab.

Ich erinnere mich besonders gut an das erste Mal. Weil es der Beginn einer realen Hoffnung auf ein gutes Ende meiner Geschichte war, die ihren dramatischen Höhepunkt im Viktoriapark hatte. Mein erster Besuch bei Bruno war mein Ankommen in Friedrichshain, war wie das erste Kapitel eines neuen Lebens nach einem etwas holprigen Prolog.

# 20

Nachdem der Bestatter Adrian aus dem Viktoriapark abtransportiert hatte, saßen wir eingehüllt in goldenen Schockdecken zwischen lauter Schaulustigen und Umherstehenden. Man hatte uns ein Beruhigungsmittel gegeben, letzte bürokratische Notwendigkeiten wurden erledigt, dann wirkte das Medikament, die Helfer und die Polizei verabschiedeten sich und Dennis und ich blieben allein zurück.

Ich würde gern sagen, dass sich noch jemand um uns kümmerte, wir mit Tee und guten Worten versorgt wurden, dass wir langsam zu uns kamen und gemeinsam mit einem Taxi nach Hause fuhren, wo wir uns bis spät in die Nacht im Arm hielten und Trost spendeten – weil wir beide dieselbe schreckliche Erfahrung teilten und weil es nichts und niemanden geben konnte, der uns in dieser Situation mehr Halt hätte sein können, als wir es füreinander hätten sein müssen. Aber so war es nicht. Wir hatten gerade einen unserer besten Freunde sterben sehen. Ich weiß nicht, warum man uns allein zurückließ, nicht wenigstens jemanden anrief oder uns nach Hause fuhr.

Wir wankten irgendwann aus dem Viktoriapark wie tödlich getroffene Stiere nach einem blutigen Kampf, hinter uns eine leere Arena, in der es keine Überlebenden gab. Der Speer steckte tief in unseren Seelen und so stiegen wir in die nächste Tram, die wir fanden, wo wir uns am Ticketautomaten aufrecht hielten, fassungslos über das Geschehene und unfähig, einen einzigen klaren oder sinnvollen Gedanken zu greifen. Dennis telefonierte pausenlos mit dem Handy oder schrieb Nachrichten. Seine Gesichtszüge waren hart, ebenso seine Worte und seine Stimme, die atemlos durch unzusammenhängende Themen raste.

Wir fuhren bis zur Endstation, wo wir erst nach mehrmaliger, persönlicher Aufforderung des Tramführers ausstiegen.

Ich begann, ziellos in eine Richtung zu laufen. Mein einziger Wunsch war, dass es weitergehen möge, dass das Leben vorwärtsstreben und der Abstand zu dem soeben Erlebten so schnell wie möglich so groß wie möglich wurde. Ich wollte laufen. Meine Beine zitterten, der Drang nach Bewegung war größer als die Überforderung meiner Muskeln oder meines Körpers, der einfach nur zusammenklappen und schlafen wollte. Es war Dennis' Wut, die mich einfing.

Er packte mich von hinten, riss mich an der Schulter und schrie mich an, ich solle aufhören, wie eine Wahnsinnige herumzurennen. Dass mir das Weglaufen nicht helfen würde, dass dieser Tag vorprogrammiert gewesen war und ich Adrian immer in Schutz genommen hatte. Und dass Adrian ein beschissener, psychopathischer Egoist gewesen sei. Es waren Worte der Liebe, die er in Hass kleidete. Hass auf Adrian, der gegangen war und uns alleine ließ, Hass auf die Welt und das Leben. Er projizierte alles auf mich, schleuderte mir die abscheulichsten Dinge entgegen.

Ich wiederum reagierte mit Gewalt. Ich schlug ihm hart ins Gesicht. Dennis verstummte für einen Augenblick und hielt inne in seinem Tun, genau so lang, wie der Riss in seinem inneren Zeitgefüge ihm zugestand, um sich zwischen Vernunft und totaler Eskalation zu entscheiden. Er entschied sich für die Eskalation. Erst schubste er mich, griff mir an die Kehle und hielt mir dann seinen Kehlkopf hin. »Na, los. Schlag zu! Das ist es doch, was du willst. Du würdest mich töten, wenn es ihn zurückholen würde!«

Ich boxte ihm zwischen die Augen. Meine Hilflosigkeit manifestierte sich in Aggression. Ich verlor mich in der Unumstößlichkeit von Tatsachen, deren Nachhall Erkenntnisse sein würden, für die ich nicht bereit war. Denn heute weiß ich: Dennis hatte recht gehabt. Hätte ich wählen müssen, zwischen zwei Leben, dort, in jenem Moment, ich hätte mich gegen ihn entschieden. Ich schlug ihn noch mehrmals ins Gesicht. Ich wollte ihn verletzen, ich wollte, dass er verschwand. Aus meinem Leben, aus meiner Erinnerung. Ich muss in dem

Augenblick schon gespürt haben, was sich in der Zeit darauf als traurige Realität in der Sprachlosigkeit unserer Clique manifestierte: Unsere gemeinsame Geschichte fand mit Adrians Tod ein Ende. Etwas, das niemals hätte passieren dürfen. Wir waren so eingeschworen aufeinander gewesen, dass uns nach dem Auseinanderbrechen unserer Welt nichts anderes übrigblieb, als gebrochen in alle Himmelsrichtungen zu ziehen. Und es begann bereits an diesem Nachmittag.

Irgendjemand rief irgendwann die Polizei. Wir verzichteten darauf, uns gegenseitig anzuzeigen, und die Polizei ließ erst mich gehen und wartete ein paar Trams ab, bevor sie Dennis gehen ließ. Wie ferngesteuert wankte ich nach Hause. Ich zitterte, obwohl ich schwitzte, und hatte Mühe, den Schlüssel in das Schloss meiner Wohnung zu kriegen. Da Dennis einen Zweitschlüssel hatte, steckte ich meinen von innen in die Tür und schob den Schuhschrank davor. Ich zog die Vorhänge zu und löschte das Licht. Im Kerzenschein packte ich zwei Koffer und wartete darauf, den Schlüssel zu hören, der im Schloss stocherte, das Rütteln an der Tür, wenn er begriff, dass sie nicht einfach so aufgehen würde, und dann seine Stimme, die blass durch die Wohnungstür zu mir drang, diese vertraute Stimme der vergangenen Jahre, die meinen Namen rief – bedauernd und voller Reue, bereit, meine Trauer um Adrian zu teilen.

Aber Dennis kam nicht. Er kam nicht, während ich mein Leben auf den Inhalt zweier Koffer reduzierte, und nicht, als ich damit fertig war. Und er kam auch nicht, als der Docht der Kerze zu Boden sank, wo er in seinem eigenen Wachs ertrank und mich in eine spröde Schummrigkeit tauchte. Dennis kam nicht in dieser Nacht und nicht an den darauffolgenden Tagen. Und alles, was ich tat, war die verbarrikadierte Wohnungstür anzustarren, hoffend, dass das, was davor passiert war, es niemals hindurch schaffen würde.

Eine Woche lang verhielt ich mich wie das Kaninchen vor der Schlange, dann schmiss Ibrahim mein Fenster mit einem Stein ein, nachdem er mich so lange angerufen hatte, bis meine Mailbox voll war, und ich weder auf sein Klingeln noch auf sein Rufen reagiert hatte.

Ich traf Dennis erst auf der Trauerfeier wieder, diesem Event, zu dem ich nicht hingehen wollte, weil ich das Gefühl hatte, zerbersten zu müssen, und weil ich wusste, ich würde auf dieser Feier nicht nur einen Freund verabschieden, sondern gleich fünf. Aber ich überwand mich, und ich tat es allein wegen Leona. Dennis hatte dieselben Klamotten an, die er am Tag von Adrians Tod getragen hatte. Und unter dem Auge ein verblassendes Veilchen. Wir sahen uns nur einmal kurz an, scheu, wie zwei Fremde. Sein Blick war schmerzvoll und von einer dunklen Ahnung, als spürte auch er, was geschehen würde. Wir schauten weg, keiner von uns ertrug, was er sah. Wir verhielten uns friedlich, Trauer und Schock wogen zu schwer, als dass sich einer von uns hätte aufbäumen können. Am selben Abend nahm ich meine beiden Koffer und verließ fluchtartig Charlottenburg.

Es dauerte zwei Tage, dann hatte ich eine neue Bleibe am anderen Ende der Stadt. Ich hatte eine Besichtigung in der Grünberger Straße gehabt, eine uninspirierte Einzimmerwohnung ohne Dusche, die mich nicht lockte, und so nahm ich meine beiden Koffer wieder an meine Seite und machte mich auf eine weitere Nacht auf der Parkbank gefasst, als der Hausmeister im zweiten Stock stehenblieb und eine unverschlossene Wohnungstür aufstieß. Mit einem Augenzwinkern bedeutete er mir, einzutreten. Und da stand ich auf der Schwelle, am Anfang des langen Flurs, der an seinem Ende kreuzförmig nach links und rechts in zwei gleich große Zimmer mündete und der mich in den Folgejahren jedes Mal, das ich nach Hause kam, daran erinnerte, dass ich hierhergekommen war, um zu leben. Dass ich nicht aufgeben konnte und auch nicht durfte, weil es reichte, dass einer von uns gestorben war. Ich drückte dem Hausmeister die Kaution in die Hand und zog direkt ein.

In dieser Nacht lag ich auf dem nackten Holzboden, die unausgepackten Koffer neben mir. Ich spürte den Neubeginn in jeder Faser meines Körpers und versuchte, dieses neue Leben zu erhorchen. Aber das einzige Geräusch, das der Nacht den Takt vorgab, war mein eigener Herzschlag. Ich war wie eine Überlebende, wie jemand, der nur knapp einer gewaltigen Naturkatastrophe entkommen war. Die Tragödie, die in unsere Mitte gefallen war wie ein Meteorit, der lautlos, aber mit voller Wucht vom Himmel stürzt, hatte uns auseinandergerissen und in Sekundenschnelle das Konstrukt unseres Lebens zerstört. Zu allen Seiten stoben wir auseinander, panisch, kopflos, nach Atem ringend, jeder und jede einem inneren Instinkt folgend. Ich versuchte noch, einen klaren Gedanken zu fassen, mich umzudrehen und zu schauen, ob es Trümmer gab, die sich reparieren ließen. Aber die Angst war größer. Und so nahm ich die Beine in die Hand und floh. Ich rannte, ohne zurückzublicken, und hielt erst an, als ich sicher war, dass ich außer Sichtweite war und mich niemand finden würde – nicht die Verwüstung und Zerstörung, die der Tragödie folgten, und nicht die Menschen, mit denen ich diese durchlebt hatte. Ich stolperte die Treppen in der Grünberger Straße hoch, schlug die Tür hinter mir zu und sackte auf den Boden. Hier war ich in Sicherheit. Hier war das Floß, mit dem ich in ruhigeren Gewässern wieder zu Kräften kommen konnte. Ich entsorgte mein Handy, löschte meine E-Mail-Adressen, riss jede Brücke in die Vergangenheit ein und verbaute sämtliche Schleichwege. Ich war gewillt, zu vergessen.

Diese Wohnung war wie ein Wurmloch, das mich aus der Zeit katapultierte. Ich saß zwischen den wenigen Sachen, die ich mitgebracht hatte, schlief auf provisorisch ausgelegten Kissen auf dem Boden und versuchte, zu begreifen. Hier lag ich, körperlich völlig entkräftet, überfordert mit der Situation – aber am Leben. Ich meldete mich arbeitslos und besorgte mir kurz darauf eine Krankschreibung. Es war nicht schwer. Ich erzählte von Stress im Studium und hohen Anforderungen, von der Dunkelheit und den Hochschulpsychologen. Ich erwähnte Codewörter, vermied die Diagnosen, aber ließ den Ärztinnen und Ärzten keine andere Wahl, als genau die zu benennen, die ich brauchte. Und ich wechselte von einer Praxis zur anderen. So konnten sie ihr Gesicht und ihre Kompetenz wahren und ich konnte zurückkehren in die Zeitlosigkeit meiner neuen Wohnung, diesen tröstlichen Raum zwischen zwei Welten.

Das alte Leben vorbei, das neue noch nicht begonnen. Adrians Tod hatte mich atemlos gemacht. Aber hier konnte ich einfach nur sein, ohne funktionieren zu müssen. Ich war viel zu schwach, um zu weinen. Alles, was ich schaffte, war, zu überleben. Essen, schlafen und durch meine innere Wüste streifen. Mehr nicht. In regelmäßigen Abständen erneuerte ich die Krankschreibung, ließ mir sogar eine Einweisung in die Klinik geben. Niemand fand mich. Niemand suchte nach mir. Ich suchte nach niemandem. Viele Monate verharrte ich in diesem Zustand und schloss Bekanntschaft mit einer Dunkelheit, die übermächtiger war als je zuvor. Wie Blei hing sie an meinem Körper und es gab Momente, da hätte ich gern nachgegeben und mich in die Tiefe ziehen lassen. Aber ich gab nicht nach. Und schließlich zwang ich mich, rauszugehen. Es war der Moment, in dem ich begriff, dass die Leere unendlich dehnbar ist und dass sie sich nicht von alleine füllt. Und so entdeckte ich Friedrichshain.

Ziellos ging ich durch die Straßen, meist nachts, weil dann der Unterschied zwischen inneren und äußeren Lichtverhältnissen nicht so verstörend war, und begann, den Kiez zu erforschen. Ich lief jede einzelne Straße ab, berührte nach und nach alle Hausmauern und stellte so einen eigenartigen Kontakt zur Welt her, der mich weiter am Leben hielt. Nacht für Nacht schritt ich ihre Meter ab, wieder und wieder war es vor allem die Schlaflosigkeit, die mich um die Blocks trieb. Irgendwann wusste ich, wo sich welches Hausprojekt befand, wann welche Demo stattfand und welche politische Entwicklung anstand. Meine Unterschrift stand auf den Listen aller Petitionen, die in irgendeiner Bar zu irgendeinem Thema auslagen, ich kannte die verlebten und gezeichneten Gesichter der Obdachlosen und wusste die Öffnungszeiten jedes Spätis.

Dann begann ich, meine Touren am Tag zu machen – und damit auch endlich Bekanntschaften. Klaus schenkte mir das erste Lächeln des Kiezes. Es war Frühling und er saß oft in der Sonne am Boxi, wo er las oder aber mit zusammengefalteten Händen die Menschen beobachtete. Irgendwann folgte dem Lächeln ein Hallo, dann gingen wir dazu über, uns regelmäßig zu grüßen, ein paar Worte auszutauschen, freundliche Worte, positive, aber unverbindliche. Und dann kam Jade.

Es war zu einfach, zu verlockend, weil sie so sehr nach Normalität roch. Oder weil sie mich an Leona erinnerte, mit ihren Netzstrumpfhosen, den schwarz umrandeten Augen und den Perlen im Haar. Jade quatschte mich an, wollte eine Zigarette, nach der ich selbst gerade suchte, und so schnorrten wir uns durch den Nachmittag. Jade erzählte ohne Unterlass von sich, ihrem Lover und den verrückten Ideen in ihrem Kopf und ich war ihr dankbar, dass sie keine Fragen stellte. Irgendwann kaufte sie zwei Flaschen Tequila und jede Menge Bier.

Als ich im Krankenhaus nach einer Woche das erste Mal die Augen aufschlug, saß Klaus neben meinem Bett, sein Kopf hing über der Lehne des Stuhls und ich konnte tief in seinen Rachen schauen. Er schnarchte und über seinen Beinen lag weit ausgebreitet eine Zeitung, aus der er mir jeden Tag vorlas. Als ich entlassen wurde, war er es, der mich abholte. Der alte Mann hatte mir täglich einen Besuch abgestattet. Irgendwie waren wir Freunde geworden und ich hatte es nicht mitbekommen.

Mit Klaus fand ich das *Flatline* und mit ihm auch Bruno, Thom, Claudi und die anderen. Ich setzte meine Tour durch den Kiez fort, fest gewillt, wieder ein Leben zu haben, und wählte Orientierungspunkte, die am *Flatline* starteten, vorbei am Boxi und dem stinkenden Urinal führten und über die Wühlischstraße und die Simon-Dach-Straße bis zur Frankfurter Allee hochgingen, wo ich manchmal beim Inder an der Ecke einen Tee trank, um dann die Mainzer und die verbliebenen Spuren der Hausbesetzungen abzulaufen, zurück zum *Flatline*. Ich schritt sie ab, meine Orientierungspunkte, verband sie und zeichnete die Linie von einem Punkt zum anderen, aber dennoch blieb immer dieses schale Gefühl, wenn ich mich umblickte und die Spur hinter mir verschwunden war. Auf eine Art irrte ich durch einen Kiez, den ich vom ersten Augenblick an geliebt hatte, fand aber nichts, wo ich mich und meinen inneren Anker festmachen konnte. Täglich zwang ich mich vor die Tür und suchte mein neues Leben, täglich kehrte ich unverrichteter Dinge zurück in meine Wohnung. Ich sprach mit Menschen oder vielmehr sprachen sie mit mir. Sie erzählten, ich hörte zu. Ich war der Schwamm, der lauschte und sich am Abend selbst auswrang und zum Trocknen an die Heizung lehnte.

Bis zu diesem einen Mittwoch, an dem ich zusammen mit Claudi und Iri vor dem verschlossenen *Flatline* stand. Zuerst dachten wir noch, dass Bruno vielleicht verschlafen hatte. Wir hatten keine Ahnung, ob das ein Grund zur Sorge war oder nicht, weil weder Claudi noch ich jemals so früh Lust auf ein Bier gehabt hatten. So warteten wir also, teilten uns eine Zigarette und fühlten uns unwohl. Claudi wischte ständig mit der Fußspitze über den Boden und ich geriet beinahe in Panik, wenn sic mir die Zigarette aus der Hand nahm, an der ich mich, irritiert von der Situation, festhielt. Im sicheren Inneren des *Flatline* hatten wir unseren Platz, unsere Aufgabe und eine Rolle. Hier aber waren wir allein und gezwungen, uns unmittelbar und ausschließlich miteinander auseinanderzusetzen. Es war, als hätten wir einander zum ersten Mal wirklich gegenübergestanden. Letztendlich war es sicher auch dieses Unbehagen des neuen und unbekannten Terrains, das uns schließlich dazu trieb, Bruno in seiner Wohnung aufzusuchen. Er öffnete uns erst nach mehrmaligem Klopfen und Klingeln. Auch diese Hartnäckigkeit war allein unserer Unsicherheit geschuldet. Was hätten wir sonst tun sollen? Zumindest ich kann von mir sagen, ich hätte nicht gewusst, wie ich unbeschadet aus dieser Situation den Weg zurück in meine Wohnung hätte finden können.

Das Erste, was mir an Bruno auffiel, als er endlich die Tür öffnete, waren seine roten und aufgedunsenen Augen, das

Zweite seine Boxershorts und das zu kurze Shirt, das die Ausläufer dunkler Behaarung zu erkennen gab, die aus seinen Shorts bis auf seinen Bauch wuchs. Und das Dritte die Tatsache, dass ich gerade bei einem mir eigentlich völlig Fremden klopfte, um ihn unter sehr intimen Umständen zu fragen, wann er denn endlich seine Bar aufmachen wolle. Und all das nur, weil ich eine soziophobe Orientierungslose war. Aber ich war nicht allein. Bruno stank nach Alkohol und bemühte sich nicht einmal, normal zu wirken. Und in dem Moment schloss ich ihn in mein Herz. Der formgewandte, seriöse Bruno, der vor seinen Gästen weder rauchte noch trank, der ein Auge auf seine Gäste hatte und auch nicht davor zurückschrak, sie vor sich selbst zu schützen, dieser Bruno stand nun selbst am Abgrund und bemühte sich nicht einmal um Souveränität.

»Sie hat mich verraten«, sagte er nur und ließ uns dann in der offenen Tür stehen. Und er sagte es, als trügen wir in irgendeiner Form einen Anteil von Schuld daran. Als Zugehörige einer verlorenen Spezies, als die einzigen, die gerade anwesend waren und denen er die Schuld geben konnte – oder einfach als zufällig anwesende Projektionsflächen.

Aus dem Off hinter der Tür hörten wir einen Kronkorken zu Boden fallen. Und zum ersten Mal an diesem Vormittag sahen Claudi und ich uns als Verbündete an, zuckten ratlos die Schultern und folgten der stillen Aufforderung, einzutreten. Bis zum Mittag hinein saßen wir mit Bruno, kauten an der zähen Pizza von irgendeinem Vorabend, tranken Club Mate und kosteten von Brunos süßem Liebesschmerz. Von diesem Drama einer zerbrochenen Hoffnung auf Zweisamkeit, das er auf eine selbstverständliche und offenherzige Weise mit uns teilte, als wären wir seelenverwandt oder zumindest gut befreundet.

Als ich nach Hause ging, war vieles anders. Ich weinte, weil die Erleichterung es aus mir herausschwemmte. Denn was von außen einfach nur nach einer Versammlung armseliger Gestalten mit alter Pizza und aromatisiertem Zuckerwasser ausgesehen haben musste, bedeutete mir eine Welt.

Erst auf dieser Ledercouch, im rotgeweinten Blick von Bruno, zwischen Claudis kratziger Lache und Iris bebendem Körper und mit dem Geschmack von kalter Pizza und Club Mate auf den Lippen, erfuhr ich wieder, was es hieß, wenn jemand sich wirklich verletzlich machte. Bruno und Claudi teilten ihren Schmerz mit mir, ihre Wunden. Ihr Leben. Und das war etwas völlig anderes als die Menschen, die mir im Vorbeigehen ihre Geschichten erzählten, ohne wirklich wert darauf zu legen, dass ich es war, der sie sie erzählten. Sie hätten sie auch dem Kneipier an der nächsten Ecke, dem Busfahrer oder der Hauswand erzählt. Aber dieser Vormittag mit Claudi und Bruno war anders. Sie sahen mich, nahmen mich wahr, berührten mich – in einem Inneren, in dem schon lange niemand mehr gewesen war. Es waren so scheinbare Nichtigkeiten wie die Frage, ob ich ein Kissen wolle, warum mein Haar so zerzaust sei und wie lange mein letzter Liebeskummer her sei, die meine Identität zurückholten und mir Bedeutung verliehen, weil jemand tatsächlich auf eine Antwort wartete und dann etwas sagte, was er dazu in Bezug setzte.

Bruno erzählte von seiner abgebrochenen Ausbildung und dass er sich immer die Freiheit eines Studentenlebens gewünscht, aber nie Abitur gemacht habe. Er erzählte von seinen Reisen um die Welt, auf denen er sich als Barkeeper verdingt hatte und deshalb nun Smalltalk auf sechs verschiedenen Sprachen halten konnte.

Claudi war gelernte Tänzerin, sie hatte für verschiedene Promis gearbeitet. Ein Bruch der Schulter hatte sie zunächst in die Arbeitslosigkeit und schließlich in die Medikamentenabhängigkeit getrieben und von dort hatte der soziale Abstieg begonnen, bis sie erst auf der Straße und dann bei Hagen gelandet war. Sie wuschelte mir durchs Haar und sagte, ich solle den Kopf heben, bisher habe es noch immer einen nächsten Tag gegeben.

Sie klärten mich über die Persönlichkeiten des Kiezes auf, über Thom und Klaus, über Miller und Fridolin und über Otto Kern, der damals noch lebte. Sie ließen mich teilhaben, schauten mich an während ihrer Erzählungen, beantworteten meine Nachfragen und warteten auf meine bestätigenden Lacher am Ende ihrer Anekdoten. Und sie fragten, warum ich allein wohnte, und meinten, dass doch der Freund einer Cousine oder der Stammgast X eine Wohnung suchten und wie viel Geld ich doch sparen könne, vielleicht bräuchte ich dann auch das Amt nicht mehr. Und obwohl ich ihnen viele Antworten schuldig blieb, verurteilten sie mich nicht. Und wenn sie es taten, dann so, dass ich es nicht bemerkte.

Ja, dieser magische Moment in Brunos kleiner Wohnung war der Wiederanfang meines Dialogs mit dem Außen, war mein Ankommen im Kiez, machte Friedrichshain zu meinem Friedrichshain.

# 21

Klaus betritt die Wohnung nur wenige Minuten nach mir. Ich habe mir inzwischen ein Pils aus dem Kühlschrank genommen. Zielstrebig schlurft er zu der Sitzecke mit dem grauen Ecksofa. Er hat sein Dünnbier dabei, unter dem Arm die Tageszeitung.

»Wohin reisen wir heute?« Ich lasse etwas Platz zwischen Klaus und mir und stecke das Pils in die Lücke zwischen den Sofakissen, wo Klaus es nicht sieht.

»Weit weg, Tequila. Weit weg.« Er schaut mich an mit einem Blick zwischen Prüfung und Verschwörung, leckt sich dann einen Finger an und blättert zum Reiseteil. Er faltet die Doppelseite auseinander und hält sie mir entgegen, so dass ich die Freiheitsstatue sehen kann.

Es ist eine Reportage über das Überleben in New York, selbst dann, wenn man eigentlich nicht zu einer sozialen Unterschicht gehört. Die Geschichte hat drei Protagonisten, die von der Autorin begleitet werden. Es ist eine Geschichte über das große Träumen, über Schicksalsschläge und das Haschen nach Wind. Eine Geschichte, wie sie jedem und jeder von uns passieren könnte. Ich habe die Augen geschlossen, versuche, mich nicht von Klaus' stockender Stimme beirren zu lassen, die mich stolpernd in eine andere Welt bugsiert. Ich fokussiere mich auf den Inhalt der Reportage, lausche den in journalistischer Präzision aneinandergereihten Wörtern, die zu Sätzen werden, zu Worten und ganz allmählich zu Bildern in meinem Kopf.

Ich sehe das grüne Straßenschild mit der Aufschrift *Amsterdam Avenue*. Hinter einem Imbiss biege ich in einen Hinterhof, dessen Kopfsteinpflaster mit einer feinen sandig-gelben Schicht bedeckt ist. An der Hauswand entlang führt eine eiserne Treppe nach oben zu einer grauen Tür. Das Geländer ist so rostig, dass es fast durchgehend rot glänzt, und so stütze ich mich an der Hauswand ab und steige hinauf zu meiner Wohnung. Der Raum misst knappe vierzig Quadratmeter. Die Decken des Lofts sind so hoch über der Erde, dass ich mit einer extra angefertigten Stange das Fenster im Dach öffnen muss, um am Morgen zu lüften oder am Abend den Sternenhimmel zu betrachten. Das Fenster macht ein gutes Drittel der Gesamtfläche des Dachs aus.

Am Morgen lasse ich mir die Sonne in meinen Kaffee scheinen. Um Punkt acht. Ich sitze dort an jedem Morgen um Punkt acht Uhr in meinem Satinpyjama an einem langen, hellen Holztisch, den ich vom Vormieter übernommen habe. Es gibt nur zwei Stühle – an jeder Seite des Kopfes einen. So kann ich sichergehen, auch dann meinen morgendlichen Raum und die nötige Distanz zum Leben zu haben, wenn einer meiner zahlreichen Liebhaber bei mir übernachtet hat. Ich verkaufe es gerne als romantische Idee, sich morgens wie an einer langen Rittertafel gegenübersitzen und den Salzstreuer mit Schwung auf die andere Seite befördern zu können. Das hat bisher noch jedes Mal geklappt. Aber die Wahrheit ist, dass ich eigentlich nur meine Ruhe will.

Um halb neun stehe ich auf, lasse das Satingewand auf dem Weg zum Bad an mir heruntergleiten und gehe duschen. Ich trage eine Kurzhaarfrisur, so dass ich schnell fertig bin. Unter der Dusche sage ich ein Gedicht von Christian Morgenstern auf, manchmal singe ich es auch. Ich vergeude ebenso wenig Zeit mit Anziehen wie mit der Körperpflege, da ich mir die Klamotten bereits am Vortag zurechtgelegt habe. Ich frühstücke nie, auf dem Weg zur Wohnungstür schlürfe ich im Vorbeigehen den angedickten Rest kalten Kaffees aus meiner Tasse, leihe mir noch auf der eisernen Treppe mit einer App ein kleines Auto und fahre in die Redaktion, oder besser: in die kleine Sendestation, von der aus ich als Auslandskorrespondentin für Deutschlands größte Tageszeitung berichte. Ich bin Fashion-Reporterin, treibe mich in der Welt der Schönen und Reichen herum und gehe jeden Abend mit einer anderen wichtigen Person aus. Das Gute an meinem Job ist, dass sich die Leute mehr darum reißen, mit mir auszugehen als umgekehrt. Sie wollen Presse und den meisten ist es egal, ob gute oder schlechte. Ich erinnere mich nicht mehr daran, wann ich meine Moral abgelegt habe. Vielleicht an dem Abend mit Jean-Luc, dem König unter den Modedesignern, als dieser sich mit einer Stoffserviette den Mund abtupfte und diese, ohne mit der Wimper zu zucken, neben seinen Stuhl fallen ließ. »Hier soll ja niemand arbeitslos werden«, sagte er, tonlos und ohne jeglichen Anflug von Arroganz.

Und ich brauchte einige Atemzüge, bis ich begriff, dass in seinen Worten tatsächlich vielmehr eine beunruhigende Nuance Sorge mitschwang. Die Sorge, dass das Rad anhalten und sich die Gesellschaft neu ordnen könne. Und von seiner Position in diesem Gefüge aus betrachtet, war es sicher eine gute Idee, die Leute beschäftigt und damit das Rad am Laufen zu halten. Vielleicht hat meine Moral an diesem Abend das Zeitliche gesegnet. Irgendwann zwischen Jean-Lucs französischem Akzent und dem Schampus, der gereicht wurde. Vielleicht ist sie aber auch gar nicht erst durch den Sicherheitscheck am Berliner Flughafen gekommen. Am Ende ist es gleichgültig. Hier in New York brauche ich sie nicht. Hier komme ich klar. Mit Kälte und Arroganz. Und besser noch: Ich werde genau dafür geliebt. Nähe kreiert sich hier über Distanz. Die Spielregeln dieses Lebens sind so einfach, dass es nichts anderes sein kann als gut.

Als Bruno dazukommt, ist Klaus gerade mit Lesen fertig und hat begonnen, Platten aufzulegen, von Ella Fitzgerald und Dizzy Gillespie. Er schließt die Augen und wiegt die Hüften. Ich komme nicht umhin, mir vorzustellen, wie er mit Rita tanzt, in seinen Gedanken, dort, wo er sie jederzeit wieder lebendig werden lassen kann. Sie tanzen auf einer staubigen Straße in New Orleans, zwischen Shotgun-Fassaden, Sazerac Cocktails und tief fallender Abendsonne. Wer braucht schon die Loftbüros von New York, wenn er in New Orleans zu Jazz swingen kann?

Bruno ist ruhig, er ist erschöpft und das färbt die Stimmung. Ich suche einen Platz zwischen den Noten, versuche, Saxophon und Hi-Hat die Hand zu reichen und eine Liaison mit der Melodie zu beginnen. Aber die Dunkelheit hat den Raum in mir begrenzt, es ist zu eng, es ist kein Platz für Widerhall. Was mir bleibt, ist die Funktion eines personalisierten Schalldämpfers für die Emotionen dieser Welt. Ich grabe noch einmal in mir und stoße nur auf schwarzen Staub. Was soll ich sein, wenn ich nichts bin und somit alles sein kann? Drei sind eine Gruppe und wo eine Gruppe besteht, gibt es Rollen zu verteilen. Ich habe das einmal recherchiert. Es ist ein komplexes Konstrukt, abhängig von dem Kontext, in dem die Gruppe entsteht, der Aufgabe, die sie zu bewältigen hat, und der persönlichen, inneren Neigung, die jeder Charakter mitbringt. Manche Rollen fließen ineinander über, manche Theoriekonstrukte unterscheiden mehr Rollen, manche weniger. Bruno ist in jedem dieser Modelle das Alpha-Tier von uns dreien. Es ist sein Zuhause und er ist der am wenigsten Kaputte von uns. Klaus hat heute die Rolle des Bedürftigen übernommen, des Hilflosen, des Mitläufers. Was bleibt für mich? Die Organisatorin? Der Sündenbock? Die Außenseiterin?

Bruno beginnt einen Monolog über die Ambivalenz der Freiheit am Beispiel der Musik. Wenn Bruno müde ist, stimmt er schwere Themen an, Themen, deren Komplexität er selbst gar nicht gerecht werden kann. In diesem Fall ist es das, was der Fortschritt der modernen Technik mit Mensch und Musik gemacht hat: die Freiheit, einen speziellen Song hören zu können, zu jeder Zeit und überall, ohne erst lange vorspulen zu müssen oder Titel verschiedener Alben in neuen Playlists zu arrangieren, ohne auf Reihenfolge oder Zusammenstellung eines Albums festgelegt zu sein. Dass diese Freiheit wie eine Zeitmaschine ist, die es einem mental ermöglicht, der Realität zu entkommen, ohne körperlich abwesend zu sein. Dass es gleichzeitig aber auch eine Umkehr der Kommunikation ist – Musik wird heute an die Stimmung angepasst, dort, wo die Stimmung sich früher der Musik anpasste.

Ich bleibe ohne Orientierung in diesem so seltenen Moment unaufgeregter Vertrautheit und der Schmerz darüber trifft mich tief. Ich sollte mich gut fühlen, ich weiß das. Ich habe alles, was man sich von einem Moment wünschen kann: gute Menschen, ein Pils und große Stimmen, die die Zeit überdauern. Ja, ich sollte mich gut fühlen, das weiß ich. So wie damals, als ich meinen Rücken das erste Mal gegen Brunos Polster drückte und mit Claudi und Iri das Lachen wiederentdeckte. Die Nähe fühlen, den Alkohol genießen und Musik sein. Aber lediglich der Alkohol ist präsent, denn er funktioniert auch, wenn ich nicht präsent bin. Für den Rest nutze ich die Gabe der Beobachtung und mein Talent der Nachahmung. Ich beantworte Brunos Lächeln mit einem Lächeln und klopfe den Rhythmus auf meinem Knie, genau vier Takte, nachdem Klaus damit aufgehört hat. Ich beantworte Fragen, aber stelle keine. Ich bleibe thematisch konform, gebe keine Impulse und bewege mich somit immer am Rand des gesellschaftlichen Suchers. Kein Initiator sein für eine Wendung der Stimmung, deren emotionaler Welle ich niemals standhalten könnte. Auf diese Art bleibe ich im Rennen, ich, die Meisterin der emotionalen Reproduktion.

# 22

Ich habe mich hinter dem Turm aufgestapelter Stühle vor dem *Ristorante* versteckt. Irgendwann kam er, der Zeitpunkt, da Klaus verkündete, es sei spät und er haue sich nun »in die Falle«. Bruno nickte, klopfte sich den Bauch, nickte wieder und sah mich fragend an.

»Gute Idee«, sagte ich, lächelte zurück und versuchte noch im Treppenhaus, den Kloß wegzuatmen, der sich fest und unnachgiebig in meinem Magen bildete.

Ich konnte auf keinen Fall nach Hause, solange Madlen dort war. Und so positionierte ich mich vor dem *Ristorante*, darauf hoffend, dass es nicht zu lange dauern würde, bis sie entweder das Haus verlässt oder aber hineingeht. In letzterem Fall würde ich mich dann in den Hinterhof begeben und warten, dass das Licht in unserer Wohnung von links nach rechts erlöschen würde: Zuerst in der Küche, wenn Madlen sich ihr Glas Wasser für die Nacht geholt hat, es in ihr Zimmer neben das Bett stellt, sich dann im Bad fertig macht, dieses verlässt und hier das Licht löscht, um schließlich noch einige Kapitel in einem Buch zu lesen oder Mathias zu vögeln, bevor sie schließlich die Nachttischlampe ausknipsen und mir damit, ohne ihr Wissen, das Zeichen geben würde, mich in meine eigene Wohnung schleichen zu können. Doch diese lange Wartezeit bleibt mir erspart. Ich stehe erst ein paar Minuten auf meinem Posten, als die Haustür aufgeht und Mathias und Madlen hinaustreten.

Sie gehen über den Bürgersteig in meine Richtung, steigen in den Harlekin und brausen mit wenigen Metern Abstand und heulendem Motor an mir vorbei. Ich presse mich eng an die Hauswand und wende den Kopf ab, erhasche jedoch einen kurzen Blick auf Madlen, die mit lässig aufgestütztem Arm auf dem Beifahrersitz sitzt, zwischen ihren sich eifrig bewegenden Lippen eine Kippe.

Entspannt sieht sie aus im Licht der Straßenlaterne, jung und wenig beeindruckt davon, dass sich erst wenige Stunden zuvor unsere Welt komplett verändert hat – ganz so, als hätte sich nichts für sie geändert, weder jetzt noch in irgendeiner Zukunft. Und genau das ist auch der Fall. Madlen hat eine Zukunft, weil es sie nicht in ihrem Kern tangiert, dass sie von »best buddy« auf »dirty lover« gewechselt hat, wegen nichts – oder allenfalls wegen eines toten Kiez-Junkies und ein paar Gläsern zu viel. Madlen wird weitermachen, sie tänzelt durchs Leben und nichts bringt sie aus dem Takt, sie *ist* der Takt. Ihr Morgen wird immer glorreich sein, weil sie Komponistin und Dirigentin zugleich ist. Sie beherrscht die Partitur des Lebens. Warum ist mein Fall so anders? Warum schleiche ich um sie herum, um unsere Wohnung und um alles, was wir je gemeinsam erlebt haben – in einem Leben vor dieser fatalen Nacht?

Ich eile die Treppen hinauf, getrieben von einem Gefühl der Unruhe, von dieser Frage, die mir wie ein Scheideweg erscheint. Und als ich die Wohnungstür hinter mir zuschlage und mein Blick die langen Dielen im Flur liebkost, weiß ich, dass ich nicht nur keine Zukunft mehr habe, sondern auch keine Gegenwart mehr. Wo Madlens innere Stabilität sie jede Kurve im Leben nehmen lässt, bricht mein Konstrukt zusammen, wenn man es nur anschaut. Ich kann nicht mühelos auf »dirty lover« wechseln, weil ich schon kein stabiler »best buddy« war. Wo Madlen ohne Ruckeln von einem Gang in den nächsten wechselt, kracht mein Getriebe, ich muss vom Gas runter und in den Leerlauf, mich sammeln und je nach Geschwindigkeit den entsprechenden Gang wählen. Ich bin sicher, in dieser Zeit ist Madlen schon auf der Überholspur und bereitet sich auf den Übergang vom vierten in den fünften Gang vor. Und sie wird weiter beschleunigen und bald schon hinter einem Horizont verschwunden sein, den ich nie erreichen werde, weil die Beschleunigungsspur zu Ende sein wird, bevor ich den richtigen Gang habe und neben mir die 40-Tonner langbrettern werden. Ich sehe keine Chance mehr, hinüberzuziehen. Ich habe kein Morgen, weil es sich aus der staubigen Dunkelheit eines Heute nährt, in dem ich mir das einzige Licht ausgeknipst habe, das ich hatte: Eine Freundin, der ich mich anvertrauen konnte, der ich unbedarft gegenübertreten konnte, ohne mich verstellen zu müssen.

Auf dem Küchentisch finde ich einen von Madlens Zetteln: *Bin ein paar Tage weg. Denke, das kommt dir gelegen. Hugs, Madlen.*

Sie hat recht. Und allein das bewirkt, dass sich mein Magen schmerzhaft zusammenzieht. Ich möchte sie lieben für ihre Kenntnis von mir, möchte glauben, dass sie mir die Wohnung aus Rücksicht überlässt, aber ich finde nur Abwehr, Ekel und schlechte Gedanken. Ich schließe die Augen und sehe Mathias vor mir, wie er im Dunkeln aus Madlens Armen schlüpft, als er hört, dass ich nachts durch die Wohnung tappe. Wie er sich danach wieder an den nackten Körper meiner Freundin schmiegt, sie befummelt, und als sie ihn fragt, wo er war, ihr erzählt, dass er nichts dagegen hätte, seine Hände in meinen Arsch zu graben, mir diese unsexy Unterhose auszuziehen und mir dieses Unwort aus meinem Wortschatz zu vögeln ... Und wie sie Pläne schmieden, auf einen guten Moment warten, diese Pläne umzusetzen, und wie recht ihnen Patricks Trauerfeier kam, dieser fragile Moment, als der ganze Kiez zwischen Abschied und Neuanfang wankte, ein jeder mit sich und seinen Emotionen zu kämpfen hatte und niemand in der Lage war, so ein teuflisches Hexenwerk zu durchschauen.

Ich zerreiße Madlens Zettel, werfe ihn in den Mülleimer und seile einen langen Spuckefaden hinterher. Langsam zieht er sich in die Länge und unter dem Schleim verwässern die Worte. Vorsorglich stecke ich den Wohnungsschlüssel von innen in die Tür. Ich wünsche mir, dass sie sich mit Mathias streitet und vergeblich versucht, die Wohnungstür aufzuschließen. Sie wird es auf den Tränenschleier vor ihren Augen schieben, bis sie erkennt, dass ich sie ausgesperrt habe. Und dann soll sie fühlen, was ich gerade fühle: Heimatlosigkeit. Ausgeschlossensein. Nur dass es für die Tür, vor der ich stehe, keinen Schlüssel gibt.

Es geht los. Ich spüre meine Zehen nicht mehr. Ich gehe den langen Flur entlang und wünschte, er würde nie enden. Vertrauter, glatt geschliffener Holzboden, weiße Wände, Überschaubarkeit. Und ein Weg, der immer geradeaus führt. Neben dem Telefontischchen drehe ich um, gehe den Weg zurück, an der Haustür dasselbe. Wenn ich mich nur lange genug auf meine Füße konzentriere, wenn ich die Zehen immer wieder zusammenziehe, in Bewegung bleibe, dann kann Stillstand nicht möglich sein. Es wäre nicht logisch. Wo Bewegung ist, ist kein Stillstand. Ich gehe weiter und weiter, zähle die Dielen, die Astlöcher, die Unebenheiten. Gehe zum Telefontischchen. Zur Wohnungstür. Telefontischchen. Wohnungstür.

Die Bettdecke in Madlens Bett ist zurückgeworfen, Standbild einer Bewegung, Zeugnis von Lebensfreude. Sie haben mich reingezogen in ihr Wellenmeer, ohne zu fragen, ob ich schwimmen kann. Madlen kennt mich, sie sprach von Loyalität, von Sorge, ja, sogar von Liebe. An der Schwelle ihres Zimmers bleibe ich stehen. Wenn das ihre Liebe ist, dann ist sie Teil meines Problems. Ich zögere, spüre das Kribbeln, die Enttäuschung, die Notwendigkeit, zu handeln. Ich muss die Oberhand behalten. Meine Haut brennt. Das Kribbeln hat sich bis zu meinen Ellenbogen vorgearbeitet. Es ist wie ein Karren voller Steine, den ich hinter mir herziehe. Ich werde es nicht schaffen. Es ist einfach zu schwer. Wie lange soll ich mich noch abrackern? Ja, Claudi hat recht, ich gehöre zu der Kategorie der Gescheiterten. Ich sitze im selben Boot wie sie, so sehr ich mir auch einrede, dass es anders sein könnte. Überheblichkeit ist nur ein verzweifelter Versuch der Abgrenzung, um eine Andersartigkeit herzustellen, die sich der Norm so weit annähert, dass man noch im Dunst der Existenzberechtigung weilt. Man gehört noch zur Mitte. Der Rand, das sind die anderen. Was Überheblichkeit so fatal macht, ist die Tatsache, dass nicht man selbst sich der Norm annähert, sondern mit Verachtung und Arroganz die anderen weiter davon wegschiebt. Denn um auf jemanden hinabzusehen, muss man entweder aufsteigen oder jemand anders muss noch tiefer fallen als man selbst. Ich aber bin ganz unten. Und wenn ich den Kopf zum Himmel drehe, sehe ich ihn fallen. Diesen jungen Menschen von vor dreizehn Jahren. Er fällt, und nichts kann ihn aufhalten. Kann man Höhe in Jahren messen? In Leben?

Die Nacht beruhigt mich mit ihren grauen Nuancen. Wanke ich sonst durch blinde Dunkelheit, ist es heute ausgerechnet der farbloseste und tiefste Punkt des Tages, der mir mit seinen grauen Schattierungen tröstlich erscheint. Ich sitze in der Tür des Balkons, der untere Teil des Rahmens schneidet schmerzhaft in meinen Oberschenkel und ich schnippe kleine Glutpartikel von meinem Joint in die Stille der Nacht hinaus. Ich ziehe nicht daran, nur hin und wieder nehme ich das Feuerzeug und entzünde seine Aschespitze wieder, um weiter an der Glut schnippen zu können. Ich denke an den Blutmond, daran, wie leicht das Marihuana mich an diesem Abend befreien konnte. So, als wären die Fesseln der Gefühllosigkeit nur locker um meine Gelenke gelegt, aber nicht verknotet worden. Wie ich in Begleitung von Erinnerungen durch die Straßen flanierte, an einer Ecke Caruso aufgabelte und schließlich im *Flatline* endete, nur um nicht Mathias begegnen zu müssen.

Ich denke an Klaus, wie er mit Zärtlichkeit in jedem Wort von Rita und ihrem gemeinsamen Freund Lukas sprach. Lukas, der pathetische Amerikaner voller Melancholie, der sich als wahrer Freund in Klaus' schwersten Stunden erwiesen hatte. Wie angefüllt seine Worte waren, seine Stimme beinahe ehrfürchtig vor diesem Freundschaftsdienst. Er wird ihn vermissen, jetzt, wo Klaus selbst ein hohes Alter hat, wo er anfängt, Resümee zu ziehen, mehr mit dem Betrachten von Erinnerungen beschäftigt ist als damit, welche zu schaffen, und obwohl Lukas viele Länder und zwei Weltmeere entfernt ist, ist es für Klaus so, als säße er jeden Samstagabend zusammen mit Lukas bei einem Dünnbier. Ich beneidete ihn, beneidete ihn glühend in meinem vollmondgetränkten Marihuanarausch um diese Abwesenheit von Einsamkeit. Beneidete ihn um das Gefühl der Freiheit und die Fähigkeit, anderen tatsächlich zu begegnen, mit ihnen zu verschmelzen, sie zu fühlen, zu *sein* – wenigstens für einen Moment. Und derselbe Fakt, der nämlich, dass Klaus gehalten und getragen wird, dass er sich anlehnen kann, Empathie erhält, wo ich mich Verständnislosigkeit gegenübersehe, dass er eine Hand hat, die er greifen kann, wo ich im Leeren nach Optionen fische, provoziert heute keinerlei Gefühlsregung bei mir. Dort, wo Neid sich breitgemacht hat, schlägt bei mir ein Herzschlag so flach, als läge ich im Koma. Keine Veränderung in den Tatsachen, lediglich eine Veränderung der Wahrnehmung davon. Wie ist das möglich? Wenn die Fakten dieselben sind, was beeinflusst dann meine Wahrnehmung davon in einer Unterschiedlichkeit, die ein Leben ausmacht? Wenn äußere Zustände und Fakten mich so wenig verlässlich tangieren, ja beinahe zufällig auf mich einwirken, ist das dann nicht ein Indiz dafür, dass ich tatsächlich dem Libertarianismus angehöre und damit der freieste Mensch unter dieser Sonne bin?

Der Libertarianismus, der, frei von äußeren Zuständen, seinen Ursprung nur im Zufall finden kann, erscheint mir wie ein Abbild meines Lebens – so ist mein Alltag. Ich wache morgens auf und habe keine Ahnung, was mich erwartet. Was mir heute hilft, lässt mich morgen kalt, was einmal schön war, ist morgen hässlich, und umgekehrt. Hell und dunkel, die sich in einer nicht vorhersehbaren Folge ablösen, mischen und mit mir spielen wie Wind und Luftwiderstand mit einem vom Baum fallenden Blatt. Das würde auch erklären, warum ich mich so handlungsunfähig fühle. Ich repräsentiere eines der Grundprobleme des Libertarianismus': Da seine Freiheit auch auf der Abwesenheit aller Wünsche und Vorgänge im Gehirn und somit auf Zufälligkeiten basiert, ist es irrelevant, was ich will oder nicht will. Ich bin zu Handlungsunfähigkeit verdammt. Egal, was ich entscheide, es ist zufällig. Ich kann alles entscheiden und nichts. Und genauso fühlt sich mein Leben an. Und genau an diesem Unverständnis und dem Unwissen meiner Mitmenschen scheitere ich, wenn ich mich all den Phrasen gegenübersehe, dass ich doch einfach nur positiv zu denken und zu *wollen* bräuchte, dass es doch meine eigene Schuld und ich nur pessimistisch sei, dass mein Zustand ein Zeichen von Schwäche sei und ich mich nur reinsteigere. Alles mehr oder weniger dezente Hinweise darauf, dass ich es anders machen kann – wenn ich mich nur dazu entscheide, wenn ich mich nur dazu entscheiden *wollen würde, zu wollen*.

Ja, *alles ist eine Entscheidung*. Das hatte Adrian gesagt. Entscheidung und Wille waren für ihn Positionen gewesen, die man einnahm – ob man sie nun philosophisch benennen konnte oder nicht. Und doch hatte er mir nie vorgeworfen, selbst schuld an meinem Zustand zu sein, mich für ihn entschieden oder ihn gewollt zu haben. Er hatte seine Positionen gehabt und in totaler Kompromisslosigkeit danach gelebt, etwas, das ihn erst seine Beziehung gekostet hatte und dann das Leben. In der Theorie des freien Willens war er wohl ein akteurkausaler Libertarianer gewesen – jemand, der weder an Vorbestimmung noch an Zufall glaubt. Adrian war überzeugt davon gewesen, dass er frei genug war, eine Wahl zu haben, und dass er Entscheidungen traf, weil er allein sie treffen wollte und nicht, weil es einen äußeren Grund oder einen Auslöser gab, der zwingend die eine oder andere Entscheidung herbeiführen musste. Was ihn aber auch ausgezeichnet hatte, war, dass er ebenso ein großer Wissensskeptiker gewesen war und selbst seine eigene Überzeugung auf den Prüfstand gestellt hatte. Er war gewillt gewesen, mit seiner Entscheidungsfreiheit zu experimentieren, um herauszufinden, ob am Ende nicht doch alles ereigniskausal oder determiniert war. Und manchmal denke ich, wir hätten das berücksichtigen müssen. Spätestens an dem Abend, als er sich von Leona getrennt und ich begriffen hatte, was Philosophie für Adrians Leben bedeutet hatte. Spätestens da hätte uns klar sein müssen, wie weit zu gehen er gewillt gewesen war.

»Was ist das Problem?«, hatte Dennis gefragt, als Adrian uns mitgeteilt hatte, dass er sich trennen würde. Und alles, was dann gefolgt war, hatte mich zerrissen zwischen dem

Schock des Ausmaßes seiner Entscheidung und grenzenloser Bewunderung für den Mut, mit dem er seine Wahrheit gesucht hatte.

Es war ein Abend in der Mitte unseres Studiums gewesen. Dennis und ich hatten an einer Hausarbeit schreiben wollen und erfolgreich prokrastiniert und das irgendwann auch zum offiziellen Ziel des Tages erklärt. Wir hatten geplant, den ganzen Tag im Bett zu verbringen, zu essen, zu lesen, zu schlafen und uns zu lieben, und genau das hatten wir gerade getan, als Adrians SMS gekommen war: *Ich werde mich von Leona trennen.* Dennis hatte mir die Nachricht vorgelesen und wir hatten uns angestarrt. Es war klar gewesen, dass etwas Schlimmes passiert sein musste. Dass es einen Verrat gegeben hatte, einen Betrug oder eine andere Person, die auf der Bildfläche aufgetaucht war. In jedem Fall aber ein großes Desaster. Nichts hatte uns auf das vorbereitet, was dann gekommen war. Wir hatten ihn angerufen und Adrian war nur eine halbe Stunde später bei uns gewesen. Statt zu klingeln, hatte er mit der flachen Hand an meine Wohnungstür geschlagen. Dennis hatte geöffnet und Adrian war reglos vor der Tür stehengeblieben, als hätte er auf die Frage gewartet, die Dennis unweigerlich stellen würde: »Was ist das Problem?«

»Dass es keines gibt.« Das war seine Antwort gewesen. Er hatte Dennis umrundet, war direkt in die Küche gegangen, hatte den Kühlschrank geöffnet und einen halben Liter Milch direkt aus der Flasche getrunken. Dann hatte er seinen Monolog begonnen: »Es ist aus. Manche Dinge sind aus, bevor sie begonnen haben. Und das ist gut so. Ich meine, ich liebe sie. Natürlich. Sonst hätte ich ihr nicht meine Zeit geschenkt, meine Energie, meine Hingabe. Sie liebt mich ja auch. Wir haben also gar kein Problem. Was genau letztendlich das Problem ist. Wohin soll das führen? Wie soll man sich entwickeln, wenn man schon angekommen ist? Wir streiten nicht. Wir lieben dieselben Dinge, haben dieselben Ansichten. Unsere Gespräche sind schön, aber betrachte ich es aus der Distanz, ist es ein ernüchterndes Dahingeplänkel, weil es keine Chance auf eine Perspektive gibt, die die meine befruchtet. Es ist eine Balance, die Dinge sind im Ausgleich, es gibt kein Spiel nach rechts oder links. Keinen Windhauch, der uns aus dem Konzept bringen würde, nichts, was mich dazu triebe, voranzuschreiten und mein Potenzial zu verwirklichen. Ich bin froh und wunschlos in ihren Armen und ich kann mir vorstellen, dass alles so bliebe und ich dennoch zufrieden sein könnte.« An dieser Stelle hatte er eine Pause gemacht, sein Brustkorb hatte sich gehoben und er hatte alle Anspannung rausgelassen, als er ihn wieder gesenkt und laut ausgeatmet hatte. »Und genau das ist es, was mir Angst machen sollte. Versteht ihr?«

An dieser Stelle hatte er schließlich geschwiegen, als hätte er uns Zeit geben wollen, über seine Frage nachzudenken. Und wir hatten darüber nachgedacht. Philosophie war unser Nebenfach gewesen, Adrian hingegen hatte Philosophie mit jeder Faser seines Körpers studiert. Und es war dieser Moment gewesen, als er, ohne mit der Wimper zu zucken, etwas so Schönes zerstört hatte wie die Beziehung mit Leona, der mich das Ausmaß hatte begreifen lassen. Dennis hatte mir die Hand auf die Schulter gelegt und nach etwas gesucht, das er hätte erwidern können. Eine Geste, die mich unglaublich gestört hatte, weil ich sie als Beschwichtigung von seiner Seite aufgefasst hatte, als Zeichen, dass zwischen uns alles in Ordnung war und dass ich mir seiner sicher sein konnte, auch, wenn unser Freund gerade bewies, dass man sich nie sicher sein konnte – auch, wenn die Beziehung noch so gut lief. Oder gerade, *weil* sie so gut lief. Adrian hatte uns eine Erklärung dafür gegeben, seine Beziehung zu beenden, die in allen Aspekten absurd gewesen war. Es war Wahnsinn, was er getan hatte. Und Dennis hatte ihm das auch gesagt. Nur war dies sein einziges, sein stärkstes Argument gewesen. Und er hatte keine Chance gehabt gegen Adrian, dessen Worte nicht nur durch Präzision, sondern vor allem durch Substanz bestochen hatten. Zumindest mich.

»Es ist ganz einfach. Es gibt kein Potenzial. Leona zu lieben, würde bedeuten, dass alles vorbei ist, dass wir stagnieren. Die Fragen sind beantwortet. Das Leben ist vorbei, hat keinen Sinn mehr. Voilà. Der Vorhang kann fallen. Es gibt keine *dynamis* in dieser Geschichte, diese Liebe würde morgen noch genauso aussehen wie heute und wir wären kein Stück weiter.«

An dieser Stelle hatte Dennis ihn unterbrochen und Adrian die Chance genutzt, ein paar Blätter von unserem Basilikum abzureißen und sie sich in den Mund zu stecken.

»Ernsthaft? Du begründest deine Trennung mit Aristoteles? Beziehungstipps aus dem antiken Griechenland?«

Adrian hatte den Kopf geschüttelt und weiter den Basilikum kauend gesagt: »Ich glaube nicht, dass man im Alten Griechenland Beziehungstipps brauchte. Dort herrschte die freie Liebe, Toleranz gegenüber Homosexuellen und man hatte für alle Facetten der Liebe ein eigenes Wort. Worum es geht, ist die Anwendung von Fähigkeiten – das eine ist nicht ohne das andere denkbar. Und ja, für Aristoteles ist das Ausüben einer Fähigkeit bereits in ihr angelegt – Verwirklichung und Vermögen, du erinnerst dich? Was immer die Griechen damals also getrieben haben – dieser Ansatz ist durchaus auf die Beziehungen des 21. Jahrhunderts übertragbar.«

»Ja, ich erinnere mich. *Energeia* und *dynamis*, *Akt* und *Potenz*, *Verwirklichung* und *Vermögen*. Du hast wochenlang von nichts anderem gesprochen. Fehlendes Potenzial, Fähigkeiten und Anwendung ... Ich bitte dich – es ist doch ein großes Potenzial, wenn zwei Menschen sich so gut ergänzen. Andere Paare fighten genau darum, um eine gute Partnerschaft, und zerfetzen sich auf der Suche danach in irrsinnigen Streits, bis sie sich schließlich nach zwanzig Jahren Ehe und drei Kindern trennen und nur Scherben hinterlassen. Ihr habt die Harmonie, nach der andere ihr Leben lang streben. Ihr habt dieselben Werte und Ansichten und ihr liebt einander. Kann einem etwas Besseres passieren? Was könntet ihr alles erreichen!«

»Was denn, Dennis? Was denn?« Adrian hatte aufgehört, zu kauen.

Dennis hatte ihn angestarrt, entgeistert und ratlos, und

keine andere Antwort gehabt außer *Glück und Harmonie,* und wir hatten beide gewusst, dass das niemals Adrians Antrieb gewesen war.

»Es gibt nichts mehr zu erreichen, Dennis, wir sind bereits an diesem Punkt, wo alles erreicht ist.«

»Eine stabile Beziehung, ein gutes Leben, das, was doch alle wollen«, hatte Dennis es versucht und damit den Startschuss für Adrian gesetzt, ihn diskursiv in die Ecke zu treiben. Wie eine Schlange, die sich langsam um ihre Beute windet und ihr die Luft abschnürt, hatte er ihm argumentativ den Todesstoß versetzt.

»Oh, das Argument der starken Mehrheit. Ein empiristischer Fehlschluss, Dennis. Es ist simpel: Nur, weil etwas harmonisch ist, bedeutet das nicht, dass es gut ist. Und nur, weil die Mehrheit der Menschen nach Harmonie strebt, heißt das nicht automatisch, dass Harmonie ein erstrebenswerter Zustand ist. Und es geht hier nicht um die Anleitung zum Glücklichsein, sondern um das Potenzial im Miteinander. Comte, Dennis, Auguste Comte und die Kulturentwicklung. Du kannst dich entweder der Tradition verschreiben und in Harmonie dahinkopulieren oder dem Fortschritt, indem du deine Erkenntnisfähigkeit in den Dienst des kulturellen Wandels stellst. Ich habe das nochmal nachgelesen, und es ist genau das, was ich seit Wochen denke. Die drei Entwicklungsstadien des Geistes. Erst dann ist vollständige Entfaltung möglich.«

»Liebe gehört zum Menschsein, sie ist Teil unserer Natur. Liebe ist nie perfekt, ist immer ein Kompromiss. Das ist doch auch Entfaltung. Und eine Beziehung hat doch keine Chance, wenn es dir primär um das Streben nach Perfektion und Optimierung geht. Da lebst du doch an den schönen Dingen des Lebens vorbei. Kulturentwicklung und Liebe, Adrian, du bist doch nicht bei Sinnen. Das ist sowas von lebensfern.« Dennis war außer sich gewesen.

»Naturalistischer Fehlschluss, Dennis, aber egal. Ich war nie klarer, glaub mir. Und wenn du das nicht siehst, dann bist du einfach nur ein borniertes Opfer deiner eigenen Gedankengrenzen. Es geht doch nicht nur um einen Status quo aus Herzchen und Blümchen, zwischen die man sich bettet und zufrieden ist, sondern eben genau darum, die Grenzen zu verschieben, ein Maximum des Möglichen zu erreichen. Der beste Beweis ist der Mensch selbst. Glaubst du, die Zivilisation wäre jemals geboren worden, wenn wir alle in Harmonie und Eintracht nur von Sonnenauf- bis Sonnenuntergang gedacht hätten, statt Reibung als konstruktiven Motor zu betrachten? Wir säßen heute noch in Höhlen und hätten Angst vor Blitz und Donner. Aber wir sind vorwärtsgestrebt und wir haben unsere Intelligenz genutzt, entwickelt und unser Wissen vervielfacht. Und jetzt sind wir in diesem dritten Entwicklungsstadium, von dem Comte sprach, in dem sich Zusammenhänge und Gesetzmäßigkeiten erkennen lassen. Durchs Beobachten, durchs Ausprobieren. Diese Harmonie mit Leona ist wie ein Ausbremsen, ein Zurückdrängen in eine toxische Komfortzone.«

»Klar ist die Zivilisation toll. Unser Geist ist toll. Aber das Meiste, worauf du dein Handeln basierst, sind Theorien, Buddy. Wenn du die zur Grundlage von Liebe machst, ist das nicht nur asozial, sondern erbärmlich. Dann bist *du* das Opfer einer überbewerteten Fortschrittsideologie.«

»Falsch, Dennis. Du bist ein Opfer von Stagnation und nicht hinterfragten Traditionen.«

Adrian hatte diesen Blick bekommen, der sich an Konflikten nährte und in Distanzlosigkeit mündete. Er war Dennis überlegen gewesen, argumentativ, aber auch was seine Position angegangen war. Es war seine Beziehung gewesen. Er hatte Schluss gemacht. Er hatte nicht gehadert. Dennis war es gewesen, der sich aufgerieben, echauffiert, ein Thema zu seinem gemacht hatte, was nicht seines gewesen war.

Es war nicht eskaliert, dafür waren wir beide, Dennis und ich, zu perplex gewesen und Adrian in der überlegeneren Position. Er war schließlich wortlos hinausgegangen, im Mundwinkel das Lächeln von einem, der im Recht war. Damals hatten wir noch eine Weile gerätselt, was er sich von dem Besuch bei uns erhofft hatte, wo seine Entscheidung längst gefallen war und festgestanden hatte. Und es ist meine größte Angst, dass er auf einen argumentativen Gegner gehofft hatte, der ihn zurückhielt. Dass er seine Entscheidung in einem letzten Diskurs auf die Probe hatte stellen wollen, aber wir seiner Rhetorik nicht gewachsen gewesen waren. Aber selbst, wenn es so war – warum hatte er sich dann ausgerechnet einen hoffnungslosen Romantiker wie Dennis dafür ausgesucht, der die Liebe niemals rational und schon gar nicht philosophisch betrachtete, und eine Zweiflerin wie mich, die mit schlüssigen Argumenten leicht zu überzeugen war, auch wenn sie von meiner ursprünglichen Position abwichen? War er sich tief innen seiner Sache so sicher gewesen, dass er sich gar nicht erst die Mühe gemacht hatte, nach einem ebenbürtigen Gegenüber zu suchen, aber seinem Anspruch, Dinge auf die Probe zu stellen, doch irgendwie hatte gerecht werden wollen? Denn so sehr ich mich mit Fragen geißele, so sehr ist es das, woran ich mich klammere, was ich glauben will und muss: dass es niemanden gegeben hätte, der ihn argumentativ hätte überzeugen können.

Adrian war niemand gewesen, der sich leicht hatte beirren lassen. Wir hatten nicht versagt, weil niemand hätte gewinnen können. Er hatte sich innerhalb des theoretischen Feldes des freien Willens positioniert und niemals damit gehadert, die Möglichkeiten, die er in diesem Feld wissenschaftlicher Definitionen gehabt hatte, auszuschöpfen. Er hatte es ja nicht einmal versteckt und ich frage mich, wieso wir es übersehen haben. War es so leicht gewesen, wie Dennis es glaubte? Dass wir einfach jung und damit entschuldigt waren? Aber war diese Antwort nicht zu simpel gewesen, zu fehlgeleitet von der Annahme, dass Menschen arglos sind, wenn sie jung sind?

Bin ich ganz ehrlich, dann war Adrians Weg und unsere Reaktion darauf keine Frage von Alter oder Reife und somit kann Jugend auch nicht als Entschuldigung dafür gelten, dass wir ihn in seinen Tod ziehen lassen haben. Denn nur kurz nach der Trennung hatte sich Adrian aufgemacht, seine eigene

Definition von Glück umzusetzen: Fortschritt im Sinne von Wachstum. Leona war nur das erste Hindernis auf diesem Weg gewesen. Das zweite Hindernis war seine begrenzte körperliche Leistungsfähigkeit gewesen, die in einem verhindernden Gegensatz gestanden hatte zu den Potenzialen, die er in der geistigen Leistungsfähigkeit des Menschen gesehen hatte.

Ich stecke mir das befilterte Ende meines beinahe abgefackelten Joints in den Mundwinkel und ziehe lustlos daran, nur für den Fall, dass es doch sein könnte, dass etwas passiert, dass sich etwas verändern könnte, ich mich verändern könnte oder zumindest meine Wahrnehmung, aber auch wenn ich mich verstreuter fühle, kann ich den Neurotransmittern beinahe dabei zusehen, wie sie weiter und weiter meinen Körper durchfluten, spüre, dass die Zirbeldrüse ihren korrekten Dienst versagt und der Abstieg voranschreitet. Ich sterbe bei lebendigem Leib. Und mit jeder Gefühlsschicht, die sich auflöst, steigt der Grad der dumpfen Verzweiflung in mir.

Verlange ich wirklich zu viel vom Leben? Ich will doch einfach nur ein Stück Gefühl, ich erwarte nicht einmal Glück, egal, in welcher Definition. Nur eine Prise Licht, die nicht zerbirst, sobald ich danach greife. Wenn das zu viel ist, was sonst soll ich dann vom Leben erwarten? Wenn das zu viel ist, weiß ich keinen Grund, warum ich hier bin, warum ich hierbleibe. Ich fühle mich heimatlos, ziellos und die Gründe, es zu bedauern, wenn es zu Ende wäre, werden weniger und weniger.

Die Müdigkeit umarmt mich, hüllt mich in Schwere und ich lehne mich dankbar gegen sie. Ich sollte schlafen gehen. Mich an einen Rhythmus klammern wie an einen Blindenstock. Rhythmus und Struktur, das ist das Credo für Menschen wie mich. Innerhalb der Struktur sei ich weniger angreifbar, hatte der Hochschulpsychologe mit dem Babyface gesagt. Aber ich fühle mich weder angreifbar noch fühlte ich mich jemals angegriffen. Die Dunkelheit ist keine Attacke, die plötzlich auftaucht und mich hinterrücks niederringt. Sie war immer einen Schritt hinter mir, wie ein Schatten, von dem ich lange Zeit dachte, er gehörte einfach ganz natürlich zu mir, gehörte zum Leben. Bis ich bemerkte, dass ich die Einzige mit diesem schattengleichen Begleiter war. Die Einzige mit einem Eimer Zement um die Schultern und Steinen in den Stiefeln.

Die Leben der Menschen um mich herum waren keine Zimmer mit einem halb geöffneten Türspalt. Ihre Leben waren unendliche Gefühlswelten, waren mehrdimensionale Räume mit Fenstern und Türen, die man beliebig öffnen und aus denen man hinaustreten konnte in das große Unbekannte, das sich Welt nannte. Dort, wo ich von Mauern umgeben war, lebten sie unter freiem Himmel.

Nein, ich werde nicht schlafen gehen. Niemand garantiert mir, dass es nach dem Aufwachen besser ist, heller oder zumindest farblich akzeptabler. Es könnte genauso gut schlimmer sein. Und ich weiß, dass jedes bisschen Schlimmer eines zu viel wäre. Ich muss angreifbar sein, muss es werden, muss wach sein, wenn es mich übermannt, das Leben oder ein Gefühl. Irgendeines. Ich lehne meinen Kopf an die Hauswand und summe. Es ist das, was mich hier hält, dieses Geräusch, das tief aus meinem Inneren von meinen Eingeweiden widerhallend nur in einer dumpfen Ahnung im Außen zu hören ist. Ein monotones Brummen als Zeichen meines Daseins, wie ein Dialog mit mir selbst. Die Stunden verrinnen, verloren und ungenutzt, und irgendwann öffnet sich der Vorhang der Nacht und der Tag beginnt wieder. Die Sonne wird stoisch ihre Bahn ziehen, unbeeindruckt von Wind und Wolken, ungerührt vom Elend der Welt und nur geleitet von der simplen Logik physikalischer Gesetze. Ich werde hier sitzen und summen und wenn die Sonne hinter dem Giebel meines Hauses in den Nachmittag eintritt, werde ich ihn nachlesen, ihren Verlauf auf meiner Haut, dort, wo brennende, rote Flecken von ihrer Existenz zeugen und somit auch von meiner. Nein, ich will nicht unangreifbar sein. Ich möchte zum Ziel werden, zur Zielscheibe des Lebens. Und wenn der Lauf der Sonne das Einzige ist, was mich berührt.

Die nächsten Tage sind zeitlos. Irgendwann schaffe ich es, mich zum Schlafen zu überreden, ohne Angst vor dem Aufwachen zu haben. Ich kreiere einen chaotischen Rhythmus, gehe ins Bett, wenn es noch hell ist, und stehe auf, wenn es schon dunkel ist. Oder noch dunkel. Oder schon hell. Ich liege und es ist tatsächlich das Einzige, was ich noch zustande bringe. Ich esse nichts. Ich trinke nichts. Ich wünsche mir, dass Madlen anruft, mir eine Nachricht schickt. Dass sie mir den Glauben an ihre Idee von Loyalität zurückgibt, mich von ihrer Liebe kosten lässt. Aber ich kenne keine Brücke, die sie mir bauen könnte. Kein Wort, das ich ihr glauben würde.

Das Gegenteil der Murmel in mir ist der klaustrophobische Zustand. Das Gefühl, dass mir meine Haut zu eng ist, dass ich nicht hineinpasse und gleich unter den Armen, im Schritt, am Gesäß, dem Hals und am Kopf aufreißen werde, dass ich herausplatzen werde aus mir selbst und nackt und schutzlos vor der Welt stehen werde und ihr ausgeliefert bin. Die Panik davor ist so groß, dass ich völlig erstarrt auf dem Rücken in meinem Bett liegenbleibe, die Finger in die Matratze gekrallt, auf einen Punkt an der Decke starrend, als könnte ich damit den Status quo fixieren, bis ich wieder so klein bin, dass ich in mir selbst verschwinden kann.

Als es das erste Mal an der Tür klingelt, nehme ich es nur am Rande wahr. Aber dann klingelt es wieder und wieder und ich horche auf. Die Wiederholung dieses Geräuschs, das nach Kontakt schreit, nach Einlass, ist in seiner Penetranz kein Zufall. Es ist kein Kurier, der mir einen der unzähligen Umzugsflyer in den Briefkasten stecken oder mir das Paket für den Nachbarn andrehen will. Hier geht es um mich. Jemand klingelt an meiner Tür.

Ich gehe zur Wohnungstür und bleibe vor dem Spiegel im Flur stehen. Rote, gehetzte Augen sehen mich an, in ihrer Mitte tiefschwarze, große Pupillen. Ich habe nicht genug Phantasie für Erklärungen. Es klingelt noch ein paar Mal, dann ist es wieder ruhig.

# 23

Ein paar Tage später erinnere ich mich an die Musik. Sie schallt durch Piets geöffnete Fenster in den zweiten Stock zu mir herauf, durchdringt meine hermetisch abgeriegelte Festung und berührt mein Sein wie ein seichter Lufthauch, der an die Ferne des Meeres erinnert. Ich schalte das Radio an und lasse es eine Weile laufen, wippe leicht mit dem Kinn, nehme irgendwann das Knie dazu, lasse die Finger einen Rhythmus begleiten und stehe schließlich auf, um meine Hüften Millimeter um Millimeter in die Bewegung zu treiben. Mein Körper reibt sich schmerzlich an sich selbst, die Muskeln, die sich verklebt anfühlen, lösen und entfalten sich einer nach dem anderen, so, wie ein Insekt seine mit Zuckerwasser verklebten Flügel voneinander trennt und in der Sonne spreizt und trocknet.

Ich erinnere mich an Lisz Hirn, die junge Dozentin, bei der ich im Sommer meines vierten Semesters ein Seminar belegt hatte. *Im Tanz befreit die Seele den Körper vom Geist*, hatte sie gesagt. Und genau das will ich jetzt. Ich will geistlos sein, ich will wie sie die Loslösung von Seele und Geist. Wenn die Seele der reine und unveränderbare Urzustand ist, dann ist vielleicht der Geist das Problem, dann ist er derjenige, dem die Dunkelheit entspringt.

Ich nehme die Handgelenke dazu, schließlich setze ich zaghaft einen Fuß vor den anderen und bewege mein Körper-Seele-Konstrukt durch die Wohnung. Es ist beängstigend, die ersten Bewegungen nach der Scheintotenstarre fühlen sich immer bedrohlich an, bis irgendwann der Körper den Geist ablöst, das Ruder übernimmt und sich zuckend und in Eigenregie hin- und herwirft. Und gerade, als ich das Gefühl habe, dass ich fast wieder über den Rand schauen kann, dass die Luft ein Stück zurückweicht, sich die Lungen des Lebens etwas weiten können, klingelt es wieder an meiner Tür. Intuitiv weiß ich, dass es nicht bei dem einen Mal bleiben wird. Und kurz darauf klingelt es erneut. Mehrmals hintereinander. Ich halte inne. Und da höre ich es. Jemand ruft meinen Namen. Draußen, vor dem Balkon. Die Stimme ruft nicht nach Tequila. Sie ruft nach mir. Und es gibt in Friedrichshain im Moment nur einen Menschen, der meinen Namen kennt.

Durch den Spion wirkt Dennis' Gesicht wie eine übergroße Kugel auf einem lächerlich kleinen Körper. Er hat die Stirn in Falten gelegt.

»Verdammt, mach auf! Du stehst doch garantiert wieder hinter der Tür und stellst dich tot.«

Sein Gesicht verschwindet aus dem verzerrenden Rund des Spions, dann scheppert es kurz und ich sehe seine Hände durch die Katzenklappe nach meinem Bein greifen. »Verdammte Scheiße, ich wecke noch das ganze Haus, mach die kack Tür auf!«

Ich drehe den Schlüssel im Schloss um, reiße die Tür auf, mein Herz pocht zu schnell, zu laut, zu hoch oben in meinem Hals. »Lass mich in Ruhe!«, schreie ich in sein rotes, übernächtigtes Gesicht und im selben Moment schon hält er mir den Mund zu. Ich kreische, hohe Töne entweichen einem tiefliegenden Ort zwischen Nasenwurzel und Gaumen.

»Alter, hast du sie noch alle?« Dennis schaut sich um. Er sieht schuldbewusst aus, als er mich in den Flur drängt und die Wohnungstür schließt.

Ich reiße mich los, mir ist schwindelig und ich wanke in die Küche. Am Rand der Spüle finde ich Halt.

»Alles gut?«, höre ich ihn schräg hinter mir sagen und erwarte beinahe, seine fürsorglichen Hände zu spüren, die mir erneut die Haare im Nacken zusammenhalten. Wenn man doch nur auf Knopfdruck brechen könnte.

»Wie spät ist es?«

»Fast drei.«

»Nachts?«

Dennis zieht die Vorhänge zurück. In einem stockdunklen Fenster sehe ich mein Spiegelbild in der hell erleuchteten Küche. Ich bin noch immer in Unterwäsche und sehe genauso durchgefickt aus, wie ich bin. Von Madlen und Mathias. Vom Leben.

»Warum klingelst du mitten in der Nacht an meiner Tür?«

Ich versuche, wütend zu sein. Weil man ein Recht hat, wütend zu sein, wenn jemand nachts bei einem klingelt. Es ist normal. Es ist nicht verdächtig. Die Norm kann ein rettendes Floß im Strom der Verhaltensmöglichkeiten sein.

»Ich mache mir Sorgen, verdammt. Ist das so schwer, zu kapieren?«

»Ja, ist es. Mir geht es gut. Mir ist nur etwas schwindelig.« Ich wende mich ab.

Da ist sie wieder, seine Präsenz, seine Loyalität, zum Greifen nahe, hier in meiner Küche. Da steht er vor mir, mein alter Gefährte, der sich verantwortlich fühlt und nicht nur bereit ist, eine Hand zu reichen, sondern ein ganzes Rettungsboot zu bauen. Und es fühlt sich alles einfach nur falsch an. Falsch, dass wir Patrick nicht retten konnten, falsch, dass ich mit Madlen geschlafen habe, und falsch, dass er nach so vielen Jahren hier aufgetaucht ist und ich ihm hier gegenüberstehe, ohne Scham- und ohne Zeitgefühl.

»Ich mache dir einen Tee.« Er will nach dem Wasserkocher greifen, aber ich stelle mich ihm in den Weg.

»Ich will keinen Tee. Lass mich einfach nur in Ruhe.«

Unbehagen ergreift mich und ich weiß, es ist nicht nur seine Anwesenheit. Diese fatale Nacht hat die Küche, den Flur, das Bad – all das zu öffentlichen Orten gemacht, an denen ich der neuen Madlen begegne, obwohl sie gar nicht da ist. Mein Zimmer ist der einzige unberührte Ort, der einzige Ort, der noch mir gehört. Dennis folgt mir und setzt sich provokativ in meinen Sessel. Ich verschließe die Zimmertür.

»Schließt du uns ein oder jemand anderen aus?«

»Mich aus, andere ein«, sage ich knapp und entscheide mich für Konfrontation: »Was willst du hier?«

»Direkt wie immer.«

»Die einzige Waffe, die verlässlich trifft.«

»Mich nicht.« Er blickt mich an und ich versuche, nicht auszuweichen.

»Schade.« Dennis verzieht die Mundwinkel zu einem schiefen Lächeln.

Er sitzt in meinem Sessel, so selbstverständlich, als wäre es ein ganz normaler Tag nach einer durchzechten Nacht. Irgendein beliebiger Tag während der Studienzeit, an dem wir ausschlafen, im Bett frühstücken, uns lieben und wieder einschlafen, später ein paar Serien oder alte Filme gucken oder tatsächlich auch studieren, irgendwann am Nachmittag in die Uni gehen, immer zusammen, auch wenn einer von uns gar keine Vorlesungen oder Seminare hat. Gleich könnte Adrian klopfen und sich ein weiteres Mal von Leona trennen.

»Was willst du?«, wiederhole ich meine Frage.

»Kannst du dir das nicht denken?« Er blickt mich an, mit diesem intensiven Blick, wie ihn nur gemeinsame Geschichte gebären kann. Ein tiefer Blick, ein wissender, wie der, den er auf der Trauerfeier von Patrick trug. Nur dass er mir diesmal nicht ausweicht. »Deine Antworten neulich waren nicht sehr ergiebig.«

»Herrje. Man kann es auch übertreiben, nicht?«

»Und gleich sagst du mir, es ist acht lange Jahre her. Oder dass Zeit alle Wunden heilt.«

»Tut sie doch auch. Deine nicht?« *Treffer.*

Ich hasse mich für diese Kälte und dafür, dass ich imstande bin, mein Wissen von ihm gegen ihn zu verwenden und ihn zu verspotten. Was für ein Mensch bin ich? *Ein in Unschuld ewig Wachsender*, höre ich Adrian sagen. Sein Konzept von Schuld und Unschuld – es hatte so einfach geschienen. Und ich hätte alles gegeben, um es glauben zu können.

»Hör auf, Tequila.« Dennis verschränkt die Arme vor der Brust und blickt zu Boden.

»Womit soll ich aufhören?« Ich funkle ihn an und mein Herz dreht höher, wie ein aufheulender Motor an der Startlinie eines Rennens.

»Dich so unnahbar zu geben.«

»Ich habe dich nicht gebeten, dich zu nähern.« *Treffer.*

Dennis steht auf und vergräbt die Hände in seinen Hosentaschen. Dann dreht er mir den Rücken zu und wandert in kleinen Schritten durch mein Zimmer. Er bleibt vor meinem Regal mit den Büchern stehen und schiebt die Buchrücken alle auf eine Ebene, streicht mit den Fingern über den in Relief gestalteten Titel von Nietzsches *Menschliches, Allzumenschliches*. An meinem Schreibtisch bleibt er stehen und nimmt ein blaues Buch in die Hand. »Du liest wieder Foucault?«

»Sieht so aus.«

»Mit dem Referat hat damals alles begonnen.« Er sagt es mehr zu sich selbst als zu mir, auch wenn sein Blick kurz zu mir geht, sich dann aber durch den Raum entfernt und in einem fernen Punkt vor dem Fenster verliert. Für einen Augenblick scheint er versucht, alte Geschichten herauszukramen und vor mir auf dem Boden ausbreiten zu wollen. Aber er besinnt sich.

»Ich glaube nicht daran, dass wir uns nach all den Jahren durch Zufall neben einem sterbenden Junkie wiedergetroffen haben.«

»Er war kein Junkie.«

Dennis dreht sich um, in seinem Mundwinkel zuckt die Ahnung von Spott. Seine Worte sind schnell wie Pfeile: »Wer? Patrick oder Adrian?« *Treffer.*

Ich schlucke und versuche, die Tränen, die sich ankündigen, zu unterdrücken. Aus der obersten Schublade des Schreibtischs fingere ich meine rote Schatulle und setze mich mit dem Rücken zu Dennis an den Tisch. »Du reißt alte Wunden auf und es ist dir egal«, sage ich unter großer Anstrengung, damit meine Stimme fest klingt und nicht so zittrig, wie ich mich fühle.

»Sie haben sich doch nie geschlossen.«

»Woher willst du das wissen?«

»Hätte ich dich nicht aufgehalten, hättest du versucht, einen atmenden Menschen wiederzubeleben. Du saßt nicht neben Patrick neulich, du saßt neben Adrian.«

Unbeholfen drehe ich einen Filter und zerkleinere ein paar Blüten im Grinder. Anschließend mische ich alles mit Tabak und fülle es in die Längen des Papers. Die Monotonie der Roll- und Drehbewegungen beruhigt mich.

»Sie haben sich vielleicht nicht geschlossen, aber sie taten nicht mehr weh, bevor du hier aufgekreuzt bist«, höre ich mich sagen. Er nickt, blickt zu Boden, denkt nach.

Ich habe das immer gehasst. Diese stoische Ruhe, diese Unverwüstbarkeit seines Temperaments. Dennis zu provozieren, ist so, als wollte man Feuer durch die Reibung zweier Hölzer machen. Es geht, aber man braucht Zeit und endlose Geduld. Hat man ihn erst mal in eine Position gebracht, die ihm keine Argumente mehr lässt, wird er unberechenbar. Dennis blickt hoch an einen Punkt hinter mir an der Wand.

»Soll ich gehen?«, fragt er die Wand. »Soll ich dich zurücklassen in diesem unübersehbar desolaten Zustand? Und ich meine nicht die Tatsache, dass du in Unterhose und einem fleckigen T-Shirt vor mir sitzt, mit verquollenen Augen und verstörter Aura und nach schlechtem Sex aussiehst. Du kannst uns dieses Spiel ersparen, denn du gewinnst sowieso. Du kennst sie alle, meine wunden Punkte. Und auch rhetorisch wirst du mich um Längen schlagen. Aber wenn dein Ziel ist, dass ich gehe, dann hab die Eier, es einfach zu sagen. Soll ich gehen? Soll ich weglaufen – so wie du damals?« *Treffer. Versenkt.*

Ich gebe auf. Mein Körper versagt, meine Nerven sind nur noch Fetzen, die sich aneinanderklammern wie Ertrinkende, die sich die glitschigen Hände reichen. Es ist zu spät, die Vergangenheit ist zurück und Dennis niemand, der sich mit ein bisschen Hass und kindischem Gehabe vertreiben lässt. Er wird nicht gehen, selbst wenn ich seine Frage mit ja beantworten würde.

Ich reiche ihm den Joint. Nicht so feingliedrig wie der von Thom, aber definitiv makellos. Ich drehe einen zweiten für mich. Dabei konzentriere ich mich nur auf meine Bewegung und meinen Atem. Mein Herzschlag wird gleichmäßiger.

»Ich verstehe das als Einladung, zu bleiben«, sagt er und setzt sich auf die Kante meines Bettes.

Ich rolle mit dem Schreibtischstuhl zu ihm hinüber und schiebe den Aschenbecher in die erreichbare Mitte zwischen uns. Friedensangebote, das kann ich, darin haben wir Übung, Dennis und ich. Ich weiß nicht, wie viel Wahlfreiheit ich habe. Aber jetzt gerade kann ich zumindest das Positive im Negativen wählen: Denn wenn ich in diesem Leben schon keine Siegerin bin, so bin ich doch wenigstens eine gute Verliererin. Ja, auch darin habe ich Übung. Wahrscheinlich sogar die größte.

»Sorry«, sage ich leise.

»Angenommen.«

Dennis zieht stumm an der Tüte, er sammelt sich, ich sehe es an den leicht schräg gestellten Augenbrauen. Und dann sind sie zurück, die Bilder aus einem sehnsuchtsvollen Gestern. Und mit ihnen die Frage nach den Alternativen, nach der verrinnenden Zeit, die ihr eigenes Bild von uns zeichnet. Was wäre gewesen, wenn? Wenn wir einfach so weitergemacht hätten, wenn die Zeit dahingeplätschert wäre, ohne große Ambitionen an die Zukunft zu richten? Ja, was wäre gewesen, wenn ich nicht gegangen wäre? Wenn ich geblieben wäre, so wie Dennis jetzt?

Einige Minuten rauchen wir schweigend vor uns hin. Wir schulden uns nichts. Kein Gespräch, vielleicht Erklärungen, zumindest ich. Ich bin noch immer in Unterwäsche und es ist mir egal. Dennis hat so viel mehr von mir gesehen als meinen nackten Körper.

»Hast du dich eigentlich jemals gefragt, was dein plötzliches Verschwinden mit uns allen gemacht hat?« Dennis hat sich zurückgelehnt, die Beine weit von sich gestreckt, sieht er mich mit großen Pupillen an. Seine Aura ist entspannt, wie es nach gutem Gras sein sollte. Sein mahagonifarbenes Haar fällt ihm seitlich ins Gesicht. Er hat noch immer junge Gesichtszüge, etwas Schelmisches trotz der Beleibung, die sich mit den Jahren schichtweise um ihn gelegt hat.

Ich zögere, spüre den anschwellenden Reflex zur Flucht, den Drang, mich abzuschirmen und mich gegen die Übernahme der Vergangenheit zu stemmen. Aber ich entscheide mich dagegen. »Nein. Habe ich nicht.«

Dennis nickt, als habe er genau das erwartet.

»Darf ich es dir erzählen?«

Ich bemerke seinen Blick, der auf mir ruht, den meinen sucht und nicht bekommt. Ich fixiere die Tabakkrümel auf dem Tisch, die braunen, hauchdünnen Würmer und Kringel, die sich auf der schwarzen Plexiglasplatte in avantgardistischer Manier positioniert haben, eine stumme Performance liefern, begleitet von Dennis' Stimme aus dem Off, der meine Antwort nicht abwartet, sondern einfach zu sprechen anfängt: »Als du damals über Nacht verschwunden bist, habe ich tagsüber nach dir gesucht und nachts wach gelegen. Wochenlang. Erst dachte ich, du wärst verunglückt, und habe alle Krankenhäuser abtelefoniert. Dann dachte ich, du hättest dir etwas angetan. Ich war bei der Polizei, die mich müde belächelt und mir gesagt hat, dass du ein erwachsener Mensch seist und sofern du nicht besorgniserregend krank und unzurechnungsfähig wärst, dürftest du frei wählen, wo du dich aufhalten und mit wem du Kontakt haben willst. Als ich dann endlich herausgefunden habe, wo du bist und dass du lebst, habe ich mich genau daran erinnert.«

»Woran?«

»Dass du faktisch ein erwachsener Mensch warst, der einfach neu angefangen hat.«

»Einfach war es nicht«, sage ich.

»Erwachsen auch nicht.«

Aus dem Augenwinkel sehe ich, wie Dennis seine Hände dreht und wendet und sie nacheinander betrachtet. Er hatte immer sehr schlanke Finger, *Künstlerhände* hatten wir sie genannt. Dann ballt er die Fäuste. »Ich hätte dir gern beigestanden, damals, Tequila. *Uns* beigestanden. Die Clique ist auseinandergebrochen, von einem Tag auf den anderen. Als hätte es niemals etwas gegeben, das uns verbunden hat.«

Ich halte den Atem an, spüre das Klopfen meines Herzens, ein Geräusch ohne Widerhall, aber mit großer Wirkung, sehe die Bilder kommen und wehre mich nicht. Ich habe gelernt, dass ich sie nicht aufhalten kann, dass Erinnerungen, in welcher Form auch immer sie erscheinen, in dem Moment, wo sie sich rühren wie geweckte Schläfer beginnen, ihren Auftrag zu erfüllen. Und in meinem Fall ist dies meist die Zufügung von Schmerz, da alles, wofür diese Bilder stehen, mir von Grund auf besser erscheint als das, was jetzt ist. Manchmal gelingt es mir, diese Erinnerungen als eine Art Zielorientierung zu nehmen, frei nach dem Motto: Dinge sind wiederholbar. Gefühle sind es. Es ist nur die verdammte Perspektive darauf, die sich ändern muss. Ich habe nur noch nicht die richtige Justierung gefunden. Und so beobachte ich stoisch und im Versuch, teilnahmslos zu sein, wie ihre Gesichter, eines nach dem anderen, vor meinem inneren Auge an mir vorbeiziehen: Ibrahim. Ben. Leona. Sie sind ohne Ausdruck, ohne Botschaft, beinahe maskenhaft und ihr Inneres nicht einsehbar, nach so vielen Jahren. Machen sie mir Vorwürfe? Haben auch sie nach mir gesucht?

»Habt ihr Kontakt gehalten, du und die anderen?«

»Eine Weile. Aber es war nichts mehr wie vorher, Adrian fehlte, du fehltest, zunächst hat uns die Sorge um dich zusammengehalten, aber als klar war, dass dir nichts passiert ist, ist schließlich jeder auf seine Art mit dem Geschehenen umgegangen. Ich glaube, wir waren in unserem Schock wenig kompatibel miteinander. Aber wer weiß, vielleicht hätten wir uns sowieso auseinandergelebt, wir waren ja alle am Ende unseres Studiums. Ich weiß nicht einmal, was aus ihnen geworden ist. Ben war auf dem Weg in die freie Wirtschaft, als ich ihn zuletzt gesehen habe, und Ibrahim ausfindig zu machen, dürfte nicht schwer sein, er ...«

»... wohnt wahrscheinlich immer noch bei seiner Mutter«, ergänze ich. Wir lachen und für einen Moment ist alles ohne Schwere.

»Leona ist die Einzige, mit der ich noch Kontakt habe. Oder wieder. Wir arbeiten beide in der Straffälligen- und Bewährungshilfe in Berlin-Wedding.«

Ich lächle, nicke hilflos. Ich fühle mich matt, ich fühle mich schuldig und weiß gleichzeitig, dass mein Weg der einzige gangbare für mich gewesen war, auch wenn ich Dennis darum beneide, dass er noch Leona in seinem Leben hat. Ja, irgendwo da draußen gibt es sie, diese Menschen meiner Vergangenheit, von denen sich jeder auf die Suche nach seiner Vorstellung eines guten Lebens gemacht hat. Es ist so schwer vorstellbar, dass wir ohneeinander weiterleben, jeder auf seine Art, obwohl wir alle dasselbe Trauma teilen. Und natürlich verstehe ich, dass sie an meiner Freundschaft gezweifelt haben. Ich bin zwar diejenige gewesen, die gegangen ist, aber mir ging es eine Zeitlang genauso und ich habe mich gefragt, wie sie mich einfach so haben gehen lassen können.

»Du weißt, wie viel uns verbunden hat.« Ich will ihn beschwichtigen, will, dass wir es an dieser Stelle gut sein lassen, aber ich weiß, Dennis ist nicht gekommen, um so zu tun, als hätten wir uns einfach nur so aus den Augen verloren.

»Eben drum verstehe ich es nicht. Wir waren immer füreinander da.«

Und da spüre ich ihn. Den Kloß, der mir den Hals ausfüllt, dass ich nicht einmal mehr schlucken kann. Die körperliche Manifestation des schlechten Gewissens. »*Du* warst da, Dennis. Du warst immer für mich da.«

Ich hebe den Blick im festen Willen, dem seinen standzuhalten. Er ist hier, auch wenn eine lange Zeit vergangen ist, ich habe ihn eingelassen, in allen nur möglichen Bedeutungen. Die Erinnerung altert nicht, denn obwohl die Dunkelheit mein Inneres auskleidet wie eine unvorteilhafte Tapete, gibt es irgendwo eine kleine Ausbeulung, eine Unebenheit, hinter der sich die alten Bilder, Geschichten und Emotionen verstecken und mich manipulieren. Gespräche mit Dennis waren immer wie ein Tauchen nach Perlen. Unter der Oberfläche, wo es trüb wird und die Luft knapp, da finden sich die unberührten Wunder unserer Seele, die wir so sorgsam hüten vor Anfeindungen und Übergriffen. Zu diesen Schätzen dringen nur Menschen mit einem langen Atem. Und Dennis war immer einer davon. Er war da gewesen, auch wenn ich teilnahmslos die Stunden bis zur Nacht und manchmal bis zum Morgen gezählt hatte. Wenn ich wachgelegen hatte und mit jeder Stunde und jedem Tag, die verstrichen waren, geneigter geworden war, mich ganz der Dunkelheit hinzugeben. Im Gegensatz zu mir selbst hatte Dennis mich schon damals nie aufgegeben.

»Natürlich.« Er schaut mich an in einem Unverständnis, als hätte ich ihn gefragt, ob er sich noch an mich erinnert.

»Du hast es mir vorgeworfen damals, nach dem Viktoriapark.«

»Was?«

»Dass du meinetwegen sogar in einer Psycho-Gruppe gelandet bist, du hast gesagt, dass meine Lethargie dich krank gemacht hätte, dass *ich* dich krank mache.«

»Hat sie ja auch. Aber das ist doch normal.« Und als er meinen Blick sieht, ergänzt er: »Oh, Tequila. Vergiss doch, was wir uns alles an den Kopf geworfen haben. Da sind so einige harte Worte gefallen.«

Nun bin ich es, die aufsteht und durchs Zimmer wandert. Ich wünsche mir räumliche Distanz zu Dennis. Sie ist noch immer da, die Diskrepanz, dieses Ungleichgewicht, das es seit jeher zwischen uns gegeben hat und das sich schon darin äußert, dass er als normal empfindet, was in mir ein Meer an Schuld und Wut ausgelöst hat.

Kurz nachdem Adrian sich von Leona getrennt hatte, hatte ich herausgefunden, dass Dennis zu einer Selbsthilfegruppe für Angehörige psychisch Kranker gegangen war. Zu erkennen, welche Wirkung mein Zustand auf ihn gehabt hatte, hatte mich in ein tiefes Loch ambivalenter Gefühle gestürzt. Ich hatte es als Vorwurf empfunden, als Verrat, hatte mich mit einem Titel versehen gesehen, den ich abgelehnt hatte – *psychisch krank* –, und gleichzeitig hatte ich nicht verantwortlich sein wollen für sein Unglück. Also hatte ich ihn weggestoßen und mich eine Weile von ihm ferngehalten, aber er hatte es schnell geschafft, mich zu beschwichtigen und wieder fester Bestandteil meines Alltags zu werden. Nicht etwa, weil das Gefühl, verantwortlich zu sein für seinen Zustand, nicht so stark gewesen wäre – in der Tat war es immens gewesen und gerade in der Anfangszeit, nachdem ich nach Friedrichshain gekommen war, immer wieder ein Totschlagargument, wenn ich mich fragte, ob es richtig gewesen war, den Kontakt abzubrechen –, sondern weil ich das Gefühl gehabt hatte, es ohne ihn nicht zu schaffen. Der Türspalt hatte sich nicht geschlossen, als Dennis und die anderen in mein Leben getreten waren. Er war immer da gewesen und immer wieder war durch ihn Dunkelheit in mein Leben gefallen. Aber mit Dennis und den anderen an meiner Seite hatte ich es leichter ertragen können, die Dunkelheit hatte es schwerer gehabt, an mich ranzukommen. Sie hatte dafür erst an den anderen vorbeigemusst, hatte Ibrahims fast väterliche Fürsorge umrunden, Bens Witze aushalten und sich an Leonas weichen Worten und Gesten vorbeischleichen müssen. Sie hatte Adrian gute Argumente liefern müssen, vor allem aber Dennis' Arme lösen, die mich nachts gehalten hatten, sie hatte ihm das Essen versalzen müssen, das er für mich gekocht hatte, wenn ich wieder mal ohne Appetit gewesen war, und sie hatte die Tür verriegeln müssen, wenn er hartnäckig davorgestanden hatte, weil ich in tagelanges Schweigen verfallen war.

Die Dunkelheit hatte kein leichtes Spiel mit ihm gehabt, wahrlich nicht. Wie hätte ich das je vergessen sollen? Und seit er auf dem Bordstein seinen Arm um meine Schultern gelegt hat, pocht das Echo dieser Erinnerungen wieder laut und lauter in meinem Unterbewusstsein.

Dennis begleitet mich durch die Nacht. Die Minuten rinnen dahin, reihen sich aneinander, bilden halbe und dann ganze Stunden, lassen uns lachend zurück, zeitvergessend, arglos, fast wie früher. Er erzählt mir von seiner Arbeit und ich werde still und lausche, versuche, in sein Leben zu schlüpfen, es überzustreifen und für einen Tag Bewährungshelferin zu sein. Morgens ins Büro zu kommen, mit den Kolleginnen und Kollegen den ersten Kaffee zu trinken, die erste Besprechung abzuhalten und das erste Gespräch zu führen. Sehe mich den Papierkram erledigen, Wiedervorlagen abarbeiten und Dokumentationen schreiben. Ich stelle mir die Gesichter der Probanden vor und die der wenigen Probandinnen, mit deren Betreuung ich beauftragt bin. Ihre Geschichten und die Geschichten hinter den Geschichten zu verstehen. Und die Herausforderungen, denen sie sich gegenübersehen. Aber meine Vorstellungskraft scheitert an Dennis' Realitätsabgleich.

»Wenn wir zwei Stunden im Monat Zeit haben, mit den Probanden zu reden, ist das schon viel.«

»Wo ist dann der Part mit der Hilfe?«

»Es ist oft mehr Lebenshilfe als alles andere. Aber es ist nicht viel Zeit dafür.«

Ich nicke. Denke an die großen Ziele, die wir damals gehabt hatten. Revolutionäre Gedanken, die Hoffnung, dass akademische Ansätze ihren Weg in die alltägliche Realität finden könnten. Eine Veränderung der Gesellschaft hatten wir angestrebt, eine Graswurzel-Bewegung, von der noch unsere Urenkel sprechen würden.

Und wo sind wir gelandet? Adrian tot, Ben eine Hetäre der freien Wirtschaft, Ibrahim weiter bei seiner Mutter lebend und ich ein psychisches Wrack. Bloß Dennis und Leona machten sich auf, die Realität zu konfrontieren, sie waren die einzigen, die den Weg weitergingen, doch Dennis' Schilderung scheint mir, als wären sie halbherzig losgezogen, mit wenig Antrieb und wackeligen Beinen, das Ergebnis ein mageres Abziehbild dessen, was wir alle uns erträumt hatten. Aber vielleicht ist sie so, die Realität. Vielleicht erreicht man stets nur einen Bruchteil dessen, was man sich wünscht und vom Leben einfordert. Vielleicht muss man superlativ träumen, groß denken und vor allem in neuen Dimensionen, wenn man ein Leben führen will, das halbwegs passabel an die eigenen Vorstellungen heranreicht. Wie auf einem Basar – einen hohen Preis verlangen, um am Ende wenigstens bei einem Viertel zu landen. Wäre da nur nicht die Gefahr, sich in den Träumen zu verlieren und zu vergessen und am Ende die Augen aufzuschlagen und noch immer in Hauspuschen auf der Couch zu liegen. Je größer die Träume, desto größer die Gefahr des sich Verlierens und Vergessens.

All das sage ich ihm, während wir tiefer und tiefer in die Nacht geraten. Dennis nimmt meine Hand und wie früher legt er seine Fingerkuppen in die Zwischenräume meiner Finger, dort, wo wir Menschen mal Schwimmhäute hatten. Und wir blicken uns an und für einen Moment schwirren unausgesprochen die Worte in der Luft, die uns aus einem längst verschollenen Gestern anrufen: *Auch wenn wir nicht mehr schwimmen können. Ich lasse dich nicht untergehen*. Ich hatte es ihm geglaubt damals, jahrelang, so wie ein Kind, dem man sagt: Das Wasser ist nicht tief, du kannst darin stehen. Und das in seinem grenzenlosen Urvertrauen genau deshalb auch nie nach Halt unter den Füßen sucht und nicht merkt, dass es auf einmal schwimmen kann und auch keinen Halt auf dem Grund mehr braucht. Bis zu diesem Tag im Viktoriapark, als wir erst dem Tod ins Auge sahen und dann dem Hass in unseren Blicken. Der Tag, an dem wir uns mit Händen und Worten bis ins Mark verletzten und jeder von uns in die Nacht ging, die den Anfang eines neuen Lebens bedeutete. Indirekt wünschte ich ihm damals den Tod, er würgte mich, ich schlug ihn.

Dennis winkt ab, als ich ihn an unser unrühmliches Ende erinnere. »Liebe verletzt, Liebe verzeiht«, sagt er und schiebt seine Hand weiter in meine, während er mir in die Augen sieht, verloren zwischen Spaß und Sehnsucht.

Und ich fange wieder an, zu zweifeln. Wenn er sich nicht einmal mehr wirklich daran erinnert, ich aber nur die Augen zu schließen brauche, um wieder seine Hand an meinem Hals zu spüren, wenn sich mein Magen noch heute krampfartig zusammenzieht, weil die Energie des Hasses, die zwischen uns entbrannt war, mich noch immer zutiefst erschüttert – ist er dann einfach naiv und blind oder bin ich nachtragend und unfähig, zu lieben? Wie kann er es als Lappalie abtun, als eine

Art Normalreaktion im Angesicht des Schocks und es für unbedeutend erklären in Bezug auf unsere anschließende Entfremdung? Und noch viel weniger verstehe ich, wie er mich gleichzeitig so ansehen kann, mit diesem Blick, der so wenig konform geht mit meinen Erinnerungen an die Verletzungen dieser Nacht, die mit Adrians Tod begonnen und mit meiner Flucht aus Charlottenburg geendet hatten.

Natürlich dachte ich in der ersten Zeit viel an ihn und die anderen. Aber ich wusste, dass es nur eine Frage der Zeit war, bis auch das verebben würde. Ich hatte mich entschieden und ich war gewillt, mich nicht umzusehen. Ich dachte so lange an sie, wie ihre Worte noch in meinen Ohren klangen und ich die Wärme ihrer Körper spüren konnte. Sie waren präsent, bis die Erinnerungen mit ihnen nicht mehr die letzten in meinem Leben waren. Aber in dem Moment, wo ich neue Erinnerungen kreierte, überlagerten diese nach und nach die alten, legten sich wie Schichten eine nach der anderen übereinander, bis schließlich nur noch schemenhaft die Umrisse meiner Zeit im Studium darunter zu erkennen waren. Mein altes Leben war noch so lange präsent, wie es ein Zurück gegeben hätte. Eine Möglichkeit, wieder auf der Bildfläche zu erscheinen und eine Erklärung parat zu haben, die glaubhaft war. Aber das war schon nach ein paar Wochen, spätestens nach zwei, drei Monaten nicht mehr der Fall. Denn ein Verschwinden im Affekt und unter Schock hätte einfach nicht mehr glaubwürdig geklungen.

Der Tag, als ich aufwachte und erkannte, dass ich diese Schwelle längst überschritten hatte, war ein ruhiger Tag. Es fühlte sich an wie ein längst überfälliges Verschnaufen, nachdem man endlich einen hartnäckigen Verfolger abgehängt hatte.

Als Dennis geht, nimmt er mich in den Arm. Lange. Zu lange. So lange, bis mir Tränen in den Augen stehen.

»Ich bin doch da. Was ist das Problem?«, sagt er. Und ich nicke und schweige und nicke wieder und lasse die Tränen frei. Er lächelt und ich spiegle sein Lächeln, und als die Tür hinter ihm ins Schloss fällt, sinke ich auf den Boden und begreife. *Genau das ist das Problem. Dass es keines gibt. Dass du wieder da bist und es keines mehr gibt.*

# 24

Nachdem Adrian uns lang und breit erklärt hatte, warum er seine Beziehung zu Leona beendet hatte, war er genauso abrupt gegangen, wie er gekommen war. Er hatte die Tür leise geschlossen und Dennis und mich ratlos zurückgelassen wie zwei Krieger auf einem verbalen Schlachtfeld, auf dem viele präzise Worte gefallen waren, und die geschlagen in dem Echo großer Argumente zurückbleiben, verständnislos darüber, dass sie soeben eine große Niederlage erlitten haben, aber nicht begreifen können, warum.

Natürlich hatten wir das Gefühl gehabt, dass er völlig irre geworden war, aber gleichzeitig hatte er uns soeben bewiesen, dass das Gegenteil der Fall gewesen war. Seine Argumentation war schlüssig gewesen und auch durchdacht, und dennoch war da diese Diskrepanz gewesen, die wir gespürt hatten. Der Moment in Diskussionen, in dem man gern laut und verzweifelt *Trotzdem* schreien und mit dem Fuß aufstampfen möchte, ehe man sich daran erinnert, dass das ein Pseudo-Argument derjenigen ist, die einfach keine Argumente mehr haben, und eigentlich der Zeitpunkt gekommen ist, sich das einzugestehen. Aber alles in uns hatte sich dagegen gewehrt. Ja, rein rational hatten wir Adrians Position verstanden, aber menschlich betrachtet war sie uns so falsch erschienen, wie sich etwas nur falsch anfühlen konnte.

Und da hatten wir gestanden, wortleer, mit vagen Vermutungen und einem Gefühl totaler Hilflosigkeit. Der Zusammenprall zweier Realitäten, zweier Ansätze, die unvereinbar schienen, denn die eine berief sich auf die Traditionen und die andere auf den Fortschritt. Wir hätten nie gedacht, dass man dies zum Gegenstand der Liebe machen konnte, wenn es so augenscheinlich kein Problem gab, das auf der Beziehung lastete. Ich weiß nicht, was uns mehr paralysiert hatte, die Tatsache, dass Adrian dies so konsequent vorgelebt hatte oder dass wir selbst noch nie auf die Idee gekommen waren, die Dinge so zu sehen und so zu leben. Und natürlich hatte es unausgesprochene Fragen am Horizont unserer eigenen Welt aufziehen lassen, Fragen zu der Stärke unserer Beziehung, die wir gespürt haben mussten, denn da hatte es dieses Echo in uns gegeben, das Echo der eigenen Unzulänglichkeit und einer Ambiguität, die nur schwer auszuhalten gewesen war. Ich denke, tief in uns hatten wir geahnt, dass unsere Fassungslosigkeit mehr mit uns selbst zu tun gehabt hatte als mit Adrian.

Irgendwann dann hatte Dennis getan, was man als sein persönliches Fußaufstampfen bezeichnen könnte und was er eben immer tat, wenn er keine Argumente mehr hatte: Seine Reaktion kippte ins völlig Impulsive, wie bei einem Spieler im Casino, der bereits viel Geld verloren hat und in seiner Verzweiflung sein letztes Bares auf den Tisch wirft, im selben Augenblick, in dem der Croupier *Rien ne va plus* ruft. Er war Adrian hinterhergerannt und ich hatte seine Schritte noch Minuten später gehört, obwohl er nur Socken getragen hatte, als er das Haus verlassen und die Tür hinter sich zugeschlagen hatte, als ginge mich das alles nichts mehr an.

Ich hatte mir etwas zu essen gemacht und auf die obligatorische Nachricht von Leona gewartet, die schließlich am frühen Abend gekommen war. Sofort hatte ich mich angezogen und war Richtung Uni gegangen, wo sie in einer WG unter dem Dach eines alten Fachwerkhauses gewohnt hatte. Ihre Mitbewohnerin hatte mich reingelassen, die Stirn gerunzelt und mit einem besorgten Blick auf Leonas Zimmertür gewiesen. Ich hatte sie am geöffneten Fenster in der Dämmerung sitzend und Wein trinkend vorgefunden.

»Ich warte, dass die Sonne untergeht«, hatte sie gesagt, als ich hinter sie getreten war und ihr meine Hände auf die Schultern gelegt hatte.

Ihre Stimme war leise gewesen, ich hatte nach etwas Brüchigem darin gesucht, aber nur die Heiserkeit eines schweren Rotweins gefunden.

»Ist sie das nicht bereits?«

»Nein. Da kann er mich noch hundertmal verlassen, das schafft er nicht.«

Ich hatte gehört, wie das Glas sacht gegen ihre Vorderzähne gestoßen war. Sie hatte einen großen Schluck genommen, während ich hinter ihr gestanden und gelächelt hatte, den Blick auf die Skyline von Berlin Mitte gerichtet, hinter deren Hausdächern die Sonne in ihrer rötlichen Aura versunken war. Das war Leona. Erhaben über Dinge und Gefühle, ohne das eine abzuwerten oder das andere zu unterdrücken. Mir war vom ersten Augenblick an klar gewesen, dass sich Adrian in sie verlieben musste. Was auch immer verlieben für ihn bedeutet hatte, denn seit diesem Abend hatte ich gewusst, dass seine Liebe anderen Parametern gefolgt war als meine oder Dennis'. Aber Leona hatte intellektuell mit ihm mithalten können und – wichtiger noch – sie hatte Spaß daran gehabt, zudem war sie liebenswert und lustig und sie hatte die Ecken und Kanten, an denen sich sein Wesen hatte stoßen können. Umso weniger hatte ich verstanden, warum er sie verlassen hatte. Ich hatte glauben wollen, dass er es bereuen würde, aber Leona hatte bereits ausgesprochen, was seit einigen Stunden als leise Ahnung in mir geschlummert hatte.

»Er wird es nicht bereuen. Bereuen kannst du nur, wenn du den Anspruch auf die perfekte Entscheidung hast und es dein Bestreben ist, immer alles richtig zu machen. Aber Fehler gehören für Adrian nicht nur dazu, sie sind in seiner Sicht auf die Welt ganz entscheidend.«

»Mich irritiert seine Begründung. Ich finde sie weltfremd und in gewisser Weise absurd.«

Und da hatte sich Leona zu mir umgedreht und mit Tränen in den Augen gelächelt und gesagt: »Natürlich ist sie absurd – rein emotional betrachtet. Aber weltfremd ist sie nur für dich. Deiner Welt fremd. In seiner Welt – in unserer Welt – war es das Einzige, was er tun konnte, denn das war unser Versprechen aneinander gewesen. Dass wir es beenden, sobald die Intensität nachlässt. Qualität vor Quantität. Wir wollten auf keinen Fall eines dieser Paare werden, die sich in der Zeit verlieren und ihren Status irgendwann nur noch über Gewohnheiten rechtfertigen können.«

»Du wusstest, dass er sich trennen würde?«

»Irgendwann war es nur noch eine Frage der Zeit. Er hatte ja recht, es gab kein Potenzial mehr. Es war ja wirklich verdammt harmonisch.« Das Lachen der schönen Erinnerung war ertrunken in einem Anfall kleiner Schluchzer und ich hatte sie in meine Arme genommen, um eine Weile zu schweigen, während das Dunkel uns näher und näher gekommen war und draußen die Grillen ein Begleitkonzert zu Leonas Tränen angestimmt hatten.

Ich war die ganze Nacht bei ihr geblieben, erstaunt darüber, wie sie so stark und aufrecht und gleichzeitig so verwundet und tieftraurig hatte sein können. Ihr Schmerz hatte mich getroffen. Ihre Verwundbarkeit hatte mich berührt.

»Du bist gerade verlassen worden und trotzdem habe ich das Gefühl, einsamer zu sein als du«, hatte ich irgendwann in die Dunkelheit hineingesagt.

Stunden waren vergangen, es hatte kein Licht mehr um uns herum gegeben, erst hatten sich unsere Augen an die abnehmende Helligkeit gewöhnt, dann unsere Stimmung. Und ich hatte den Atem angehalten, als ich auf ihre Reaktion gewartet hatte. Zuerst hatte ich gedacht, sie sei in meinem Schoß eingeschlafen, es fast gehofft, denn mein Gedanke hatte ausgesprochen so ungeheuerlich geklungen, dass ich selbst mich vor ihm und mehr noch vor seinen Nachkommen gefürchtet hatte. Aber Leona hatte nicht geschlafen.

»Ich weiß«, hatte sie schließlich gesagt. »Du bist dir selbst oft nicht die treueste Begleiterin. Und dass Dennis es dir umso mehr ist, muss sich wie Verrat an dir selbst anfühlen.«

Ich hatte nichts mehr erwidert. Was hätte ich sagen sollen? In diesem Satz hatte mehr Wahrheit gesteckt, als ich bereit gewesen war, zu akzeptieren, und so hatte ich geschwiegen. Ich hatte die Strähnen ihrer Haare geordnet und über die salzige Kruste auf ihren Wangen gestrichen. Ihre Tränen würden sie noch eine Weile begleiten, ihr schmerzendes Herz noch eine

Weile wie eine pochende Entzündung in ihrer Brust rebellieren, und doch würde sie bereits am nächsten Morgen gestärkt aufwachen, denn die Tatsache, dass Leona Adrian verstanden hatte in seiner Konsequenz, seine Überzeugungen zu leben, hatte darin begründet gelegen, dass sie genauso gewesen war: Niemals, wirklich niemals hätte sie einen Kampf gekämpft, der von vornherein aussichtslos war.

Und während Leona doch irgendwann eingeschlafen war, den Kopf fest auf meinen Bauch gedrückt, war ich allein mit meinen Gedanken und Emotionen zurückgeblieben, die lauernd im Dunkel des Zimmers auf mich gewartet hatten, und hatte mich an meiner Freundin festgeklammert.

Alle Zeichen hatten auf Alarm gestanden. Schaue ich heute zurück, so ist es mir unbegreiflich, wie blind wir gewesen waren. Oder waren wir naiv gewesen? Ignorant? Abgelenkt? Man mag uns zugutehalten, dass die Trennung von Leona und Adrian auch unsere Clique bestürzt hatte, denn obwohl die beiden sich um einen normalen Umgang miteinander bemüht hatten, war doch jedes Aufeinandertreffen wie eine Anfahrt im falschen Gang verlaufen – holprig, ruckelig und immer kurz vor dem Absaufen. Und wir hatten gemeinsam in diesem Wagen gesessen.

Adrian hatte sich mehr und mehr zurückgezogen und war schließlich nur noch in der Uni anzutreffen gewesen, entweder in der Bibliothek oder bei kurzen Pausen, die er sich von den Büchern genommen hatte. Leona war in sich gekehrter, aber keinesfalls gebrochen gewesen. Sie hatte mehr Zeit mit uns verbracht als er, aber irgendwie war uns auch das logisch erschienen. Schließlich hatte er sie verlassen und es gebot der Anstand, dass er ihr in dieser Übergangsphase nicht auch noch die Freunde streitig machte – so hatten wir gedacht und damit einen Fehler wiederholt, den wir nicht mehr hätten machen müssen: *Empiristischer Fehlschluss, Dennis. Es ist simpel: Nur weil etwas anständig ist, bedeutet das nicht, dass es gut ist. Und nur weil die Mehrheit der Menschen sich anständig verhält, heißt das nicht, dass Anstand eine erstrebenswerte Tugend ist.* Ja, wir hätten darauf kommen können.

Es muss ungefähr zu dem Zeitpunkt gewesen sein, als die Professorin aus Poitiers ihm eine Dissertation vorgeschlagen hatte, dass wir angefangen hatten, Adrians Verhalten in Frage zu stellen. Wir hatten darüber gewitzelt, wie nahe er dem großen Michel Foucault käme, sollte er wirklich an die Université de Poitiers gehen. Wir hatten gesagt, eine Glatze stünde ihm mit Sicherheit gut und eine Garderobe bestehend aus weißen Rollkragenpullovern und schwarzen Hosen sei sehr zeitsparend und kostengünstig. Und falls sein Wunsch nach Konfrontation überhandnähme, wären es auch nur wenige Kilometer bis nach Vendeuvre-du-Poitou zu Foucaults Grab. Adrian hatte nur über unsere Witze gelacht und sich anders als sonst nicht provozieren oder aus der Reserve locken lassen. Wir hatten es der Ernsthaftigkeit hinter der Sache zugeschrieben.

Hatten wir mal in der Cafeteria zusammengesessen, hatte er aus dem Fenster geschaut oder Notizen gemacht. Hin und wieder hatte er sich an Diskussionen beteiligt, aber ihm hatte die unnachgiebige Leidenschaft gefehlt, die die Diskussionen mit ihm so bereichernd gemacht hatte. Er hatte Gegenargumente zu früh gelten lassen, an einem Punkt, an dem selbst Laien wie uns klar gewesen war, dass die Philosophie hier noch einiges in petto gehabt hätte. Natürlich hatten wir ihn zur Rede gestellt, irgendwann hatten wir ihn mit seinem Verhalten konfrontiert, das zunehmend introvertierter und wunderlicher geworden war.

Es war nach einem Mittagessen in der Mensa gewesen, das wir nach langer Zeit mal wieder alle gemeinsam verbracht hatten, als ich ihn darauf angesprochen hatte. Ich hatte ihm gesagt, was wir beobachtet und dass wir uns Fragen gestellt hatten. Er hatte zugehört, wie er es immer getan hatte, und dann einfach erklärt, dass er da »einer Sache auf der Spur« sei, woraufhin Ben die Augen verdreht hatte und ihn harsch angegangen war. Dass man es übertreiben könne mit den Forschungen und dass er doch einfach zugeben solle, dass es ein Fehler gewesen sei, sich von Leona zu trennen.

Daraufhin hatte Leona die Augen verdreht. Dennis hatte gesagt, er würde ausrasten, wenn es wieder eine seiner Theorien sei, mit denen er sich sein Leben kaputtzumachen gedenke, und ich hatte ihn daran erinnert, dass wir doch Freunde waren. Nur Ibrahim hatte ihn gefragt, was für eine »Sache« das denn sei. Und ich werde nie vergessen, wie Adrian ihm geantwortet, dabei aber Dennis angesehen hatte, mit leicht zusammengekniffenen Augen und stechendem Blick: »Ich glaube, es gibt eine Möglichkeit, den Annahmen von Descartes nachzuspüren.«

Es war die unwissenschaftliche Wortwahl gewesen, die uns hätte verwundern müssen. Er hatte nicht *Theorie falsifizieren* oder etwas in der Art gesagt, sondern *nachspüren*. Aber in dem Moment hatten wir dem nicht viel Bedeutung geschenkt.

»Du meinst dieses Leib-Seele-Ding?«, hatte Ibrahim gefragt. Adrian hatte nicht geantwortet.

Ich weiß nicht, an welchem Punkt Adrian da bereits gewesen war, aber er hatte schon nicht mehr bereit geschienen, sich unseren Neckereien und unserem Spott auszusetzen. Denn als Dennis gefragt hatte: »Ernsthaft, Adrian? Erst der alte Grieche und jetzt der bibeltreue Franzose?«, war er aufgestanden, hatte sein Tablett genommen und es zur Geschirrrückgabe gebracht. Ohne sich noch einmal umzublicken, war er gegangen.

Ich hatte ihn später auf einer Wiese vor dem Gebäude der Philosophen gesehen. Er hatte ausgestreckt auf dem Rücken gelegen und in den Himmel geblickt. Als er mich hatte kommen sehen, hatte sich sein Körper angespannt, er hatte seinen Kopf kurz zur Seite gedreht, wahrscheinlich, um unbemerkt zu seufzen, in jedem Fall aber, um eine gute Miene in einem bösen Spiel aufzusetzen, von dem ich nichts geahnt hatte. Dann hatte er sich aufgerichtet und die Hände hinter dem Rücken abgestützt. Ich war einfach neben ihn auf den Rasen in einen Schneidersitz gefallen. Und wenn ich gewusst hätte, dass dies vielleicht die letzte Chance gewesen war, ihn zu retten, hätte ich mich auf ihn gestürzt, ihn geschüttelt wie eine Wahnsinnige und alles in meiner Macht Stehende getan, ihn vor dem Unglück zu bewahren, auf das er zugesteuert war. Denn dies war der wohl letzte Moment gewesen, in dem er bereit gewesen wäre, zu sprechen oder sich mitzuteilen. Der wahrscheinlich letzte Moment, in dem irgendjemand die Möglichkeit gehabt hätte, ihn zu erreichen – auf welche Art auch immer – und ihn zum Innehalten zu bringen, auf diesem Weg, auf dem er sich befand. Aber ich habe die Chance vertan. Und ich werde es nie wiedergutmachen können.

»Hey«, hatte er gesagt. Und dann: »Sorry, für meinen Abgang vorhin, aber ich bin ihn gerade leid.«

Ohne, dass er seinen Namen hatte aussprechen müssen, wusste ich, dass er Dennis gemeint hatte. Weil dieser ihm am nächsten gestanden und sich vielleicht von uns allen am meisten gesorgt hatte – trotz seiner für ihn so typisch aggressiven Art, es zu zeigen. Seine Antwort hatte mich zum Lächeln gebracht.

»Verrätst du mir, was dich beschäftigt?«

Ich hatte es gewagt – und es ist wahrscheinlich das Einzige, was ich mir heute noch zugutehalten kann: Dass ich mich nie hatte ermüden lassen von seiner Diskussionswut, seinem Wissensvorsprung und einer Ausdrucksweise, die andere oftmals ausgeschlossen hatte aus seinen Welten. Ob mit Absicht oder einfach, weil es für ihn die präziseste Weise gewesen war, sich auszudrücken – Adrian hatte nicht nur polarisiert, sondern mit seiner Wortwahl auch eingeschüchtert. Und da er das gewusst hatte, hatte er sich im Bestreben, sich zurückzunehmen, eine Eigenart zugelegt, die ihm zusätzlich noch einen sehr arroganten Anstrich gegeben hatte – manchmal hatte er bloß gelächelt, statt zu antworten.

Adrian hatte sich wieder auf den Rücken gelegt, so, wie er dagelegen hatte, als ich mich zu ihm gesetzt hatte. »Hast du dich jemals als Gefangene deines eigenen Körpers gefühlt?« Das Leib-Seele-Ding. Ibrahim hatte recht gehabt.

Innerlich hatte ich gelächelt, aber nach außen war ich gelassen geblieben, als hätte er mich gerade gefragt, wie mir das Mensa-Essen heute geschmeckt habe. Dabei war es gewesen, als hätte er die Tür zu meinem Leben aufgestoßen.

»Oh, ja.«

Und Adrian hatte scharf die Luft eingezogen und ein Gesicht gemacht, als hätte er gerade in eine saure Zitrone gebissen. Er hatte seine Hand in meine auf dem Gras gelegt und ich spüre sie noch heute darauf liegen, sehe uns dort sitzen, unter sommerlichen Bäumen, in der Umgebung, die wir am meisten liebten, diese Umgebung des Wissens und des Fortschritts – und kann sie problemlos abrufen, diese Nähe zu ihm, die ich nie zuvor so fühlte.

»Verzeih«, hatte er gesagt. »Wahrscheinlich kennt niemand das Gefühl besser als du.« Und wir hatten uns angesehen und gelächelt, er hatte nach oben gegriffen, meinen Kopf zu sich gedreht und mich mit großer Aufrichtigkeit angeblickt.

Ich bin sicher, ich hätte ihn alles fragen können in diesem Moment, aber ich habe es nicht getan und der Moment ist ungenutzt verstrichen und eingegangen in eine unabänderliche Ewigkeit, die mich wahrscheinlich genauso lange immer wieder einholen wird. Denn alles, was ich gesagt hatte, war: »Erzähl weiter«, womit ich ihm damit das Ruder und die Richtung überlassen hatte und klar gewesen war, dass er nichts preisgeben würde, was die Mission, auf der er sich befunden hatte, auch nur im Geringsten hätte gefährden können.

»Ich habe viel gelesen über das Zusammenspiel von Körper und Geist, darüber, was Wahrnehmung ist und wie sie zu bewerten ist. Platon beschreibt den Zusammenhang von Wahrnehmung und Erkenntnis in seinem Höhlengleichnis folgendermaßen: Vor einer Höhle brennt ein Feuer. In der Höhle sind angekettete Menschen, die nur die an der Wand tanzenden Schatten wahrnehmen, die das Feuer hineinwirft und die sie für die Realität halten. Es ist ein fehlerhaftes Abbild einer Welt, die er als vollkommen beschreibt. Platon sagt, dass vor allem unser Denken uns von der körpervergänglichen Sinneswelt zu der ewig-immateriellen Ideenwelt bringen kann, wo es keine Täuschungen wie in der Höhle gibt.

Aristoteles denkt noch etwas weiter. Er sagt, es kann kein Denken ohne den Körper geben und dass sich die Gedanken folglich erst durch die Wahrnehmung formen – ohne die Dinge, die wir wahrnehmen, kämen wir nicht auf die Ideen, die wir über sie haben. Der Inhalt unserer Gedanken ist also unmittelbar mit dem Materiellen und Körperlichen verknüpft.

Mir leuchtet das alles ein, aber wirklich gecatcht hat mich Descartes. Er zweifelt in einem Sinne, der mir gefällt, weil er so lange zweifelt, bis er alles auf das Letztendliche reduziert hat: das Denken als einzig sicherer Beweis für seine Existenz. Daher *Ich denke, also bin ich*. Zwei voneinander unabhängige Welten, *res cogitans*, also die Welt des Denkens, und *res extensa*, die Welt der körperlichen Erscheinungen. Tiere sind in seinem Sinne wie Maschinen, weil das Leben allein keine Seele braucht und Tiere ohne Vernunft sind. Ihn trieb die Frage um, wie die Seele den Körper beeinflussen kann, und ich finde diese Gedanken so faszinierend, dass es mich mehr und mehr stört, dass er keine wirklich zufriedenstellende Antwort darauf gegeben hat. Denn die Seele braucht den Körper nicht, um zu leben, in seinem Sinne ist sie unsterblich, also brauchen wir auch den Körper nicht, um zu denken – und sind dennoch in ihm gefangen. Was also, wenn wir es schaffen könnten, sie voneinander zu lösen? Wenn man sich vom Körper und damit von all seinen Barrieren befreit?«

»Dann ist man tot?«

Ich hatte es wirklich gesagt. Aber ich hatte ja keine Ahnung gehabt.

»So weit muss es ja nicht kommen.« Adrian hatte es mit einer naiven Leichtigkeit ausgesprochen, die mich bis heute an dem Glauben festhalten lässt, dass er seinen Tod nicht willentlich herbeigeführt hatte. Er hatte ihn wohl in Kauf genommen, ja, und das allein ist schon ungeheuerlich genug, aber er hatte ihn sicher nicht gewollt.

»Descartes hat der Seele sogar einen Platz im Körper zugeordnet, einen Ort, wo Körper und Geist miteinander interagieren.« Er hatte sich aufgerichtet, meinen Kopf genommen und ihn mit seinen Händen umfasst wie einen Rahmen. »Genau in der Mitte deines Schädels.«

»Das dritte Auge«, hatte ich gelassen gesagt, »die Zirbeldrüse, das weiß doch jedes Kind.«

Adrian hatte mich angestarrt, ehe er den Kopf schiefgelegt und die Augen zu Schlitzen verengt hatte. »Das weiß nur, wer ein Kind der Philosophie, der Medizin oder der Esoterik ist.«

»Oder ein Kind der Dunkelheit.« Und wo er noch kurz zuvor Empathie für mich als Mensch gezeigt hatte, war ich ab dem Punkt primär Objekt seiner Wissbegierde gewesen über das Zusammenspiel der Zirbeldrüse mit depressiven Phänomenen.

Ich denke, in dem Moment hatte mich auch meine sorgende Aufmerksamkeit im Stich gelassen, denn Adrians Interessiertheit war eine so vertraute und damit beruhigende Facette seines Seins gewesen, dass wir mit jeder Minute unseres Gespräches tiefer in die Gewässer der Unauffälligkeit hineingeraten waren. Wir hatten noch lange auf dieser Wiese gesessen. Die Sonne war verschwunden und mit ihr die Studierenden, um uns herum hatte die Luft eine abendliche Schwere angenommen. Adrian war völlig aus dem Häuschen gewesen, dass ich nicht nur die Zirbeldrüse gekannt, sondern gewusst hatte, wo genau sie saß, und ihm ihren Zusammenhang mit Depressionen hatte darlegen können, etwas, das er noch nicht gewusst hatte. Hatte er einfach fahrlässig recherchiert? Oder war dies ein Indiz dafür, dass er in seinen Recherchen und seinem Experiment noch nicht so weit gewesen war an diesem Tag?

Ich hatte nicht an die erste Theorie geglaubt. Aber es war die, die Dennis und Ben vertreten hatten. Sie waren überzeugt gewesen, dass er zu diesem Zeitpunkt schon längst die Kontrolle über seinen Drogenkonsum verloren und Nachlässigkeit sein Handeln begleitet hatte.

Adrian hatte mich mit Fragen gelöchert. Und ich glaube, nur deshalb hatte er mir Dinge verraten, die er ansonsten wohl für sich behalten hätte. Dass es Vermutungen gebe, dass in dem Moment, in dem wir stürben, die Zirbeldrüse in großen Mengen das Hormon Dimethyltryptamin ausschütte, das verantwortlich sei für die Nahtoderfahrungen, von denen Menschen berichten, die bereits klinisch tot waren. Dass es eine Pflanze gebe, die genau diesen Stoff enthalte und die man rauchen könne, um so halluzinogene Effekte hervorzurufen, ganz ähnlich den Nahtoderfahrungen. Er hatte mir erzählt, wie er bei seinen Recherchen zu einer Lösung des Leib-Seele-Problems auf den nicht-reduktiven Materialismus gestoßen sei, der besage, dass es durch Einflussnahme auf den Körper auch zu Veränderungen des geistigen Zustandes komme. Alle mentalen Zustände seien letztlich somit auf materielle, also körperliche Zustände zurückzuführen. Die Vorstellung, durch die Überwindung körperlicher Grenzen auch seine geistigen Fähigkeiten zu verbessern, hatte ihn gepackt.

Ich hatte gelacht, das weiß ich noch, weil sich Adrian schon des Öfteren darüber beschwert hatte, dass der Körper dem geistigen Wachstum des Menschen im Weg stünde. Bereits dadurch, dass er schlafen und essen müsse und dass dies eine nicht zu rechtfertigende Verschwendung geistiger Ressourcen sei. An diesem Abend hatte er mir von seinem Traum erzählt, ein Experiment zu konzipieren, mit dem er diese theoretische Vorhersage des nicht-reduktiven Materialismus' an den biochemischen Zuständen in seinem Gehirn testen könnte. Er hatte es schaffen wollen, diese biochemischen Zustände in seinem Gehirn zu isolieren, um sicherzustellen, dass die Veränderungen, die er hatte erzeugen wollen, ausschließlich auf eine Ursache zurückzuführen wären.

Später fragte ich mich so oft, warum ich an dieser Stelle nicht nachgehakt hatte. Warum ich nicht versucht hatte, herauszufinden, was er mit *Veränderungen herbeiführen* gemeint hatte. Die Antwort ist so simpel wie fatal: Es hatte so sehr nach Adrian und seinen verrückten Ideen geklungen, dass mich der ganze Abend eher beruhigt hatte, als dass ich mich weiter in Sorgen reingesteigert hätte. Nichts an diesem Abend war mir auffällig erschienen, im Gegenteil, er war für mich die Rückkehr zur Normalität gewesen. Adrian hatte sich gerade getrennt und wo andere Menschen sich in neue und meist destruktive Liebesabenteuer stürzen, eine Weltreise machen, sich tätowieren, ihr Leben umschmeißen oder in Depressionen enden, hatte Adrian einfach das getan, was er immer getan hatte: Er hatte versucht, sein Leben seinem Fortschrittsgedanken unterzuordnen, und zu diesem Zweck Pläne für gedankliche Großbaustellen skizziert. Und nebenbei hatte er irgendein Kraut geraucht (was wir im Übrigen alle getan hatten) und die Teilnahme an einem Dunkelretreat geplant, bei dem es darum gegangen war, mehrere Wochen in totaler Dunkelheit zu verbringen und durch diese temporäre Ausschaltung visueller Ablenkung die Wahrnehmung auf anderen Bewusstseinsebenen zu verstärken, beziehungsweise zu aktivieren. Zunächst aber hatte er mehr darüber lesen wollen, denn die Quellen, auf die er bisher gestoßen war, waren ihm alle zu »esoterisch« erschienen. Auch das war Adrian gewesen. Offen für alles, aber immer mit dem Anspruch auf Wissenschaftlichkeit. Alles andere war für ihn verschwendete Zeit gewesen. Und genau deshalb denke ich auch, dass er gewusst hatte, was er tat, dass er die Drogen, die er genommen hatte, gut recherchiert und sich am Ende einfach in der Dosierung verschätzt oder beim falschen Dealer gekauft hatte. Und im schlimmsten Fall sogar beides.

An welcher Stelle hätte ich mir also Sorgen machen sollen? Ich bin diesen Nachmittag etliche Male durchgegangen, jedes Wort, jede Bewegung – und komme immer wieder zu dem Schluss, dass niemand, der Adrian kannte, sich nach diesen Stunden mit ihm noch gewundert hätte. Er war wieder ganz unser Adrian gewesen, gesprächig und von geistiger Beweglichkeit.

Und zum ersten Mal hatte ich das Gefühl gehabt, etwas Wertvolleres zu unseren Gesprächen beitragen zu können als Neugier – wir hatten eine Stelle gefunden, an der sich unsere Erfahrungswelten überschnitten und sich gegenseitig bereichert hatten, und das erste Mal hatte ich mich wirklich auf Augenhöhe mit ihm befunden. Ich hatte das Gefühl gehabt, zu verstehen, woher sein Wille zum Wachstum gekommen war und mit welcher Sogkraft und Faszination er ihn gefesselt hatte, und ich hatte verstanden, mit welcher Leidenschaft er sich dieser Begierde hingegeben hatte.

Als wir uns am Abend verabschiedet hatten, schien nicht nur alles wieder normal, nein, es war mir sogar normaler erschienen als vorher. Er hatte gesagt, dass seine Erkenntnisse im besten Fall auch für mich hilfreich sein würden, schließlich seien wir ja beide Gefangene desselben Problems. Dabei hatte er mich angelächelt und mich mit einer irrationalen Hoffnung auf Licht entlassen, die in dem Moment tiefe Risse bekommen hatte, als uns einen Tag später seine SMS erreicht hatte und wir auf dem Weg in den Viktoriapark den Wettlauf gegen die Zeit verloren hatten.

Adrian war an Multiorganversagen nach dem Mischkonsum von DMT und einer Forschungschemikalie mit dem Namen Bromo-DragonFLY gestorben. Man hatte außerdem Tramal in seinem Blut gefunden und die Ärzte hatten vermutet, dass er an einem Serotonin-Syndrom verstorben war, einer Anhäufung des Neurotransmitters Serotonin, entstanden durch die gleichzeitige Einnahme verschiedener Drogen und einer zu hohen Dosis DMT – der Pflanze, von der er mir erzählt hatte, und gleichzeitig der Botenstoff, der angeblich im Moment des Todes von der Zirbeldrüse ausgestoßen wurde. Seine pathologisch gesteigerten Reflexe hatten dazu geführt, dass sich seine Atemmuskulatur krampfartig zusammengezogen und ihm das Atmen unmöglich gemacht hatte. Adrian war an einem Zuviel von dem erstickt, wovon ich zu wenig habe: Serotonin.

Adrians Tod entrückte Leona auf eine Art, die ich erst zu verstehen begann, als die Polizei unsere Aussagen aufnahm. Seine Eltern veranlassten eine Obduktion, und nachdem klar war, dass niemand Adrian die Drogen verabreicht hatte, sezierten sie seine letzten Worte mit einer Genauigkeit, die ihn erfreut hätte. Die simple Vorstellung, dass ihr Sohn sich einfach nur verkalkuliert haben könnte, war für sie unerträglich. Sie lasen zwischen seinen Zeilen und fanden zu viel Andeutung in den Worten, zu wenig Fehler in den Wörtern. Zu viel Vorwissen in der Semantik und zu viel Glätte in der Syntax. Wer so fehlerfrei schrieb, der musste seinen Tod zumindest geplant haben – und sie waren gewillt, herauszufinden, wer oder was Adrian so in die Verzweiflung getrieben hatte.

Aber für uns, die wir ihn kannten, sprachen ihre Überlegungen vielmehr gegen einen Suizid, denn hätte er vorgehabt, sich umzubringen und dies mit einer Nachricht zu krönen, ich bin sicher, er hätte noch pathetischere und mehrschichtigere Worte gefunden. *Ich habe es übertrieben. Goodbye, Folks.* Das waren nicht die Worte eines Philosophen und Wissenschaftsfanatikers gewesen, der seinen Tod initiiert hatte, da fehlten Präzision und das Bildungssprachliche, das Adrian so geliebt hatte. Nein, dies waren die simplen Worte eines sterbenden Menschen gewesen, der gewusst hatte, dass die Zeit für Präzision abgelaufen war. Zynismus bis zum letzten Atemzug.

Die Polizei unterstützte unsere These an diesem Nachmittag auf dem Revier und das nicht zuletzt, weil Leona irgendwann zu sprechen begann. Still und zusammengefallen saß sie auf einem Stuhl auf dem Polizeirevier, graue Lippen und pergamentene Haut, als wäre sie selbst gerade erst aus dem Jenseits zurückgekehrt. Ihre Stimme war dünn wie Glas, als sie von Adrians Wunsch berichtete, das Körperliche zu überwinden, um einem philosophischen Phänomen näherzukommen. Sie skizzierte das Leib-Seele-Problem für die Beamtin und ihren Kollegen und erwähnte Platon, Aristoteles und Descartes und ihre Theorien – in genau der Reihenfolge, in der Adrian mir von ihnen erzählt hatte –, DMT und die Dunkelretreats. Als hätte sie neben uns auf der Wiese gesessen und dieselben Worte aus Adrians Mund gehört wie ich. Und da wurde mir klar, dass sie genau das getan hatte. Nur nicht an diesem

Tag, sondern schon vorher. Und ich ahnte, dass sie es die ganze Zeit gewusst hatte. Sie hatte sein Experiment gekannt, sie hatte gewusst, was er getan hatte. Und sie hatte es nicht verhindert. Und als ich ihr genau das entgegengeschleuderte, getrieben von Wut und Verzweiflung, sah sie mich nur an und sagte mit kühler Stimme: »Fakten machen noch keine Wahrheit, Puzzleteile sind kein Bild. Ich habe dieses Ende genauso wenig kommen sehen wie du oder irgendjemand. Also mach mich nie wieder dafür verantwortlich. Nie wieder.«

Und damit hatte sie recht. Zumindest ich hatte genauso viel gewusst wie sie. Und da verstand ich, dass meine Anschuldigungen nicht ihr, sondern mir selbst galten.

# 25

Dennis' Stimme klingt wenig überrascht, als ich ihn am nächsten Tag in seinem Büro anrufe. Der beschwingte Unterton seiner Stimme jagt mir kleine Schauer der Erinnerung über den Rücken. Für einen Moment hadere ich. Dann bitte ich ihn um ein Treffen. Es schmerzt mich, wie schnell er einwilligt, wie schnell er den Zeitsprung von damals zu heute zu schaffen scheint. Mit welcher Selbstverständlichkeit er wieder dort anknüpfen kann, wo es geendet hat. Als hätte es für ihn nie geendet oder als würde er denken, dass es für mich nie geendet hat. Ich weiß nicht, welche Variante mir mehr Unbehagen bereitet.

Ich versuche, mich unauffällig zu kleiden, ohne Intention, ohne versteckte Botschaft oder Aufforderung. Aber auch der Versuch, keine Intention auszustrahlen, ist bereits eine Intention. Und so atme ich durch, versuche noch einmal, unbedarft und unvoreingenommen zu entscheiden, und werfe mir am Ende aus Zeitmangel ein Tuch um den Hals. Es gibt mir das Gefühl, unterwegs noch variieren und mich im schlimmsten Fall darin einwickeln und verschwinden zu können.

Ich warte in einem neu eröffneten Café im Nordkiez, das keiner von uns beiden kennt. Ich bestelle ein Wasser und habe das Gefühl, die Unverfänglichkeit in unangebrachter Weise herauszufordern. Ich bräuchte einen Schnaps, aber genau aus dem Grund sollte ich ihn nicht trinken.

Von Weitem sehe ich ihn die Straße überqueren. Er geht noch immer langsam, so wie damals. Sein rotbraunes Haar ist glatt wie Seide und länger, als ich es in Erinnerung habe. Dennis hatte es noch nie eilig. Er kommt lieber zu spät, als sich aus der Ruhe bringen zu lassen. Anders als Adrian, dem nichts schnell genug gegangen war. Er hatte immer drei Stufen auf einmal genommen, hatte schnell gesprochen, war schnell gelaufen und am Ende hatte er sogar versucht, Descartes zu überholen. Niemand von uns hatte je die Muße gehabt, mit ihm Schritt zu halten. Wie oft war er einige Meter vor uns gelaufen, hatte sich umgedreht, um uns etwas mitzuteilen oder sich am Gespräch zu beteiligen, und war sogar rückwärtsgehend noch immer schneller als wir gewesen.

Wir umarmen uns zur Begrüßung, wobei ich den Atem anhalte, um mich nicht von der Vertrautheit seines Geruchs beirren zu lassen, dann setzt sich Dennis mir gegenüber und strahlt mich an.

»Hey«, sagt er, als wären wir uns grad zufällig begegnet.

Ich lächle. Und dann sage ich, was ich sagen will, wobei ich mir die Fingerkuppen der linken Hand zwischen die Finger der rechten lege und mir dabei zusehe, wie ich versuche, mich an mir selbst festzuhalten. Ich fühle mich unwohl hier zwischen lauter lachenden und plauschenden Menschen, und so konzentriere ich mich auf meine sich liebkosenden Finger, versuche, mich auf das Gefühl von Körperkontakt zu fokussieren, den Teil der Haut meiner linken Körperhälfte zu fühlen, der sich an einem Teil der Haut der anderen Körperhälfte reibt, einen Rhythmus zu finden, der es mir leichter macht, zu sprechen.

»Ich schulde dir eine aufrichtige Entschuldigung dafür, dass ich damals gegangen bin, und hier ist sie: Es tut mir leid, ehrlich und aufrichtig leid. Ich schulde dir auch eine Erklärung dafür, aber ich habe keine. Also zwing mich nicht, zu wiederholen, was ich dir gestern und nach der Trauerfeier gesagt habe. Es wären exakt dieselben Worte, die uns beide nicht klüger machen würden. Es ist so viel Zeit vergangen und dann tauchst du ausgerechnet in dem Moment auf, als Patrick zusammenbricht. Wie in einem schlechten Film stehst du neben mir, als hätten wir die Zeit lediglich um acht Jahre und ein paar Minuten zurückgespult und könnten noch einmal die Frage beantworten, ob es möglich ist, Adrian zu retten. Und was machen wir? Wir versagen ein weiteres Mal. Ist das nicht Antwort genug? Aber du siehst das nicht. Für dich war unser Wiedersehen von Anfang an eine Erleichterung, was ich nachvollziehen kann. Du hast mich gesucht und irgendwann aufgegeben. Aber ich habe nicht nach dir gesucht, Dennis, ich habe mir nicht einmal gewünscht, gefunden zu werden. Nicht, weil du nichts bedeutet hast, genauso wenig, wie ich gegangen bin, weil ihr alle nichts bedeutet habt. Das war nie der Punkt, das war aber auch nie die Frage, deren Antwort mich hätte zurückhalten können – die Umstände waren andere und darum konnte es nicht mehr gehen. Aber da bist du und willst das alles nicht wahrhaben und einfach dort weitermachen, wo wir aufgehört haben. Einfach so. Und auch da verstehe ich dich. Mit dir zu schlafen, nach Patricks Beisetzung, war, wie im eigenen Tagebuch zu lesen oder in einem Fotoalbum zu blättern. Es ist so verlockend, unsere Berührungen, unsere Gespräche – es ist, als hätten wir uns nie aus den Augen verloren, als könnten wir von hier aus losgehen und eine Vorlesung besuchen oder in der Bibliothek versacken. Es hat sich nichts verändert. Wir haben uns nicht verändert. Und ich kann das nicht.«

Mit dem letzten Wort kommen meine Hände zur Ruhe. Ich bin leer und müde. Dennis schweigt und als ich hochschaue, sehe ich das Zucken unter seinem rechten Auge und seine Mundwinkel, die zu einem Lächeln ansetzen wollen, und ich begreife, dass er nichts verstanden hat.

»Genau, so ist es. Es ist wie immer. Außer dass die Gefühle vielleicht ein wenig gepflegt und wiederbelebt werden müssen. Aber wir haben doch Zeit.«

»Es geht nicht um Zeit, Dennis. Mir geht es immer noch nicht gut und du bist noch immer gewillt, mich zu halten.«

»Ja, und?«

Ich weiß nicht, was ich mir erhoffte. Dass Dennis mich lächelnd anschauen würde, dass er meinen Arm tätscheln und mir sagen würde, dass ich recht habe und er froh ist, dass ich so denke? Dass er irgendeinen Standardsatz sagen würde, irgendwas mit alten Kamellen oder aufgewärmtem Kaffee oder dass er mit Leona zusammen ist oder mit Ibrahim oder mein

Gemüt irgendwie zu dunkel findet für sein Leben? Dachte ich wirklich, er würde es mir ermöglichen, noch einmal ohne Erklärung zu gehen?

»Sag«, fordert Dennis mich auf.

Er liest in meinem Schweigen wie in einem offenen Buch. Und ich krampfe meine Hände ineinander und als ich das Wort sage, habe ich das Gefühl, sein Herz in tausend Scherben zerspringen zu hören, während das meine aufhört, zu schlagen.

»Dynamis.« Ein Wort wie eine Zauberformel, wie ein Fluch.

Dennis starrt mich an und ich spüre, wie er sich sammelt, Worte zusammenklaubt, sie verwirft, Bilder durch seinen Kopf ziehen, wie er abwechselnd in meiner Küche steht und in Unverständnis gegen unseren Freund argumentiert und mir dann an irgendeiner Tramhaltestelle an die Gurgel geht und wahrscheinlich jetzt gerade den Wunsch unterdrückt, es wieder zu tun.

»Das ist jetzt nicht dein Ernst.«

»Ich will nichts lieber, als wieder an deiner Seite die Zeit zu vergessen, nichts lieber, als all das vergessen, was an Unglück geschehen ist, und da weitermachen, wo wir aufgehört haben. Aber du rettest mich nicht, Dennis. Niemand rettet mich. Und wenn ich dieser Versuchung nachgebe, dann verschenke ich alles, was ich mir an Eigenständigkeit und Handlungsoptionen erarbeitet habe. Dann wird das alles wertlos und unbrauchbar und ich würde nur noch an deiner Seite existieren, statt mit meinen eigenen Ressourcen weiterzugehen.«

»Du kannst doch nicht allen Ernstes denselben Fehler machen wie er.«

»Es war kein Fehler von Adrian, Leona zu verlassen. Ich habe das verstanden.«

»Ach ja? Und warum hast du dann nicht direkt im Anschluss mit mir Schluss gemacht?«

»Weil es damals auf uns nicht zutraf oder weil ich es erst jetzt mit Abstand verstanden habe, was weiß ich.«

»Erkläre es mir. Und bitte, bitte, verschone mich mit Aristoteles oder Comte oder Adrian.«

»Ich muss es alleine aus der Dunkelheit herausschaffen. Ich will es schaffen, weil *ich* weiß, wie, und nicht, weil *du* mir sagst, wie es geht. Ich will durchhalten, weil *ich* die Kraft habe, und nicht, weil *du* für mich stark bist, und ich will nicht, dass sich meine Selbstliebe allein aus der Tatsache nährt, dass *du* mich liebst.«

Wir schweigen und unsere Gedanken werden lediglich von dem mahlenden Geräusch begleitet, das Dennis' Kiefer machen, die hart aufeinanderreiben. Jeder von uns hat seine eigenen, höchstpersönlichen Gedanken, und doch habe ich das Gefühl, dass sie in die gleiche Richtung streben, dass das Band, das uns verbindet, so viel elastischer und stabiler ist, als ich es wahrhaben will. Und unmerklich finden sich unsere Hände und als Dennis die Stille bricht, merke ich, dass wir unsere Zeigefinger ineinander gehakt haben wie zwei Schiffe, die auf hoher See in einen Sturm geraten und sich aneinander vertäuen.

»Du glaubst wirklich, wir hätten ihn retten können, oder?« Es wundert mich, dass er mir diese Frage stellt.

»Ich glaube, wir haben eine Menge übersehen. Die Konsequenz, mit der er gelebt hat ...«

»... ist dieselbe, mit der er gestorben ist.«

»Ja, und genau das hätten wir erkennen können. Wir hätten uns einfach mehr mit Descartes' Leib-Seele-Problem und der Kulturentwicklung von Comte beschäftigen sollen. Ich meine, hast du je nachgelesen, worum es Adrian eigentlich ging? Hast du je versucht, ihn zu verstehen?«

»Hast du es?«

»Ja, das habe ich. Aber ich bin kein Philosophie-Crack. Wie hätte ich wissen sollen, wann ich die Tiefe der Worte ausgelotet habe und an ihrem Grund angekommen bin?«

Ein Schatten der Überraschung huscht über Dennis' Gesicht, fast erkenne ich Enttäuschung darin. In Gedanken schluckt er, unmerklich, da nicht physisch, aber sichtbar für jemanden, der ihn so gut kennt wie ich. Und für den Bruchteil einer Sekunde habe ich das Gefühl, dass unser Gespräch hier endet. Aber Dennis ist noch immer er selbst, unnachgiebig und sturköpfig.

»Niemand von uns war das. Und nicht Descartes oder Comte oder irgendein anderer Philosoph dieser Welt hätte uns sagen können, was mit Adrian passiert. Das ist alles in seinem Kopf passiert und war seine Interpretation.«

»Ja, und wir waren nicht da, haben an seinen Interpretationen und seiner Entwicklung nicht teilgehabt! Hätten wir ihm zugehört, hätten wir es bemerkt.«

Es ist mir unbegreiflich, wie Dennis sich so unschuldig fühlen kann.

»Hätten wir nicht. Weil von diesen ganzen Philosophie-Spinnern wahrscheinlich kein einziger nach seinen eigenen Theorien gelebt hat. Es ist doch auch völlig abstrus, sein Leben so penetrant nach philosophischen Theorien auszurichten, findest du nicht?«

»Es hat doch überhaupt keine Relevanz, wie wir das finden. Adrian hat es gemacht und wir haben es ignoriert. Diesen Vorwurf müssen wir uns gefallen lassen.«

»Nein, ich ziehe mir diesen Schuh nicht an. Wir hätten Adrian nur weiter in seiner Bizarrerie bestärkt, wenn wir uns auch noch damit beschäftigt hätten.«

»Das widerspricht deinem immer so offen zur Schau getragenen Wertesystem von Loyalität und Freundschaft, Dennis. Er war dein bester Freund!«

»Ja, das war er. Und das habe ich niemals bestritten. Aber genau deshalb war es unsere Pflicht, ihn nicht noch zu bestärken in seinem Irrsinn! Niemand hätte ihn retten können, niemand kann irgendjemanden retten, Tequila.« Sein Tonfall kippt leicht und er schaut mich an, als gelte es, mir irgendwelche Wahnvorstellungen auszureden.

»Eben! Und warum sitzen wir dann hier und diskutieren? Warum bist du dann überhaupt wieder hier aufgetaucht und versuchst, mich davon zu überzeugen, dass es gut ist mit uns und dass es richtig ist, dass du für mich da sein und mir eine Hand in die Dunkelheit reichen willst?«

Seine fehlende Logik macht mich wütend, hatte mich schon immer wütend gemacht.

»Du kannst doch seinen bizarren Charakter nicht mit deiner Krankheit vergleichen.«

»Richtig. Ihm hätten wir helfen können. Mir kann niemand helfen.«

»Das ist so crazy.« Dennis schüttelt den Kopf, sein Blick geht aus dem Fenster.

»Was?«

»Erinnerst du dich, als wir das Referat über die Wechselwirkung zwischen Gefängnisarchitektur und Machtausübung hielten? Unser Referat war in drei Teile gegliedert – Möglichkeiten der Architektur, das Panopticon von Foucault und die Auswirkungen auf Insassen und Gesellschaft. Wir hatten vereinbart, dass jeweils einer von uns in der Mitte des Turmes sitzt und beobachtet, während ein anderer seinen Teil des Referats hält und der dritte die Folien auflegt.«

Ich nicke und habe keine Ahnung, worauf er hinauswill.

»Du warst die Erste im Turm. Dein Part war der zweite Teil, der mit dem Panopticon. Aber als ich mit meinem Teil fertig war und du an der Reihe gewesen wärst, bist du einfach im Turm geblieben. Du saßt da drin, regungslos und schweigsam, und bist bis zum Ende des Seminars nicht wieder herausgekommen. Adrian und ich haben allein weitergemacht. Wir konnten schließlich nicht mitten im Referat eine Diskussion vor allen Leuten anzetteln. Wir haben in der Zeit danach Witze gemacht, dass wir aufpassen müssen, dass du nicht auf ewig in diesem Turm bleibst. Und es ist so crazy, aber ich glaube, genau das hast du gemacht. Du sitzt noch immer in diesem Turm, Tequila. Du sitzt da, in deinem verdammten Turm, beobachtest alles und niemand soll und kann dich sehen, du hast alles im Blick und es ist unmöglich, sich dir zu nähern, weil man nicht einmal weiß, ob du überhaupt anwesend bist! Diese Unnahbarkeit macht alle um dich rum auf Dauer paranoid. Foucault hätte seine helle Freude an dir!« Und er verzieht das Gesicht zu einem Lachen, eine tonlose Mischung aus Verzweiflung und Wut und es ist diese Anmaßung, mir direkt in die Seele blicken zu wollen, und der Glaube, mich noch immer besser zu kennen als ich mich selbst, die augenblicklich alles ändern.

Ich löse meinen Finger aus seinem, nehme meinen Körper und die Intimität der Berührung wieder an mich, während aufschäumende Übelkeit durch meinen Körper wallt und aus der inneren Murmel in die Hülle meines Körpers quillt. Meine Knie zittern, ich stehe auf, belaste sie mit Gewicht, um das Flirren ihrer Muskeln zu unterdrücken. Ich höre mich sagen, dass er keine Ahnung habe, wovon er spreche, dass er einfach nur schlau daherrede und dass er sich zum Teufel scheren solle, dass er nach wie vor ein miserabler Hobbypsychologe und ein noch miserablerer Hobbyphilosoph sei und ich alles gesagt habe, was es zu sagen gebe. Ich wünsche ihm ein schönes Leben und bin erstaunt über die Festigkeit meiner Stimme. Dann verlasse ich das Café, entschieden schlage ich eine Richtung ein, steuere ein Ziel an, das ich nicht kenne, aber jede Richtung ist die richtige. Nur weg von Dennis, von seinen Wahrheiten und manipulativen Darstellungen der Vergangenheit und seiner Unfähigkeit, loszulassen. Ich drehe mich nicht um, stattdessen treibt mich mein eigenes Flüstern weiter und weiter. *Dynamis. Dynamis. Dynamis.* Jeder Schritt ein Wort. Es ist sinnlos, sich zu erklären. Es ist sinnlos, zurückzublicken. Er wird mir nicht folgen und es erschreckt mich, wie gut auch ich Dennis noch kenne.

Ich weiß nicht, wie lange ich durch die Straßen laufe, wo ich bin und wie oft ich im Kreis renne. Ich konzentriere mich allein auf den wechselnden Belag der Bürgersteige, schräg gelegte Gehwegplatten, Kopfsteinpflaster, aufgeschütteten Kies, schwarzen Teer – Friedrichshains Straßen sind wild und uneben wie meine Seele. Ich versuche, nicht auf die Striche zwischen den Platten zu treten, mein Gang wird kontrollierter, aber unvorhersehbar, ich stoße gegen Menschen und ernte böse Worte, ich klammere mich an einen Postkartenständer und als die Gehwegplatten unerwartet aufhören, trete ich ins Leere, gerate aus dem Takt, strauchle und falle mit einem dumpfen Geräusch zu Boden, wie ein gefällter Baum. Und da liege ich, blicke in den Himmel, während mein Kreuz schmerzt und die Welt um mich herum mit einem Schlag ruhig und friedlich wird. Ja, es ist eigentlich ganz einfach. Es kommt nur darauf an, zu jedem Zeitpunkt zu wissen, wohin der nächste Schritt geht, sich in jedem Moment klar darüber zu sein, was als Nächstes zu tun ist. Denn ohne Ziel kommt man ins Straucheln.

# 26

Ich konnte sie nicht abschütteln, die Worte, die Dennis mir entgegengeschleuderte in seiner Hilflosigkeit. Harte Worte waren schon immer sein letztes Mittel gewesen, wenn er nicht mehr weitergewusst hatte. Wie damals an der Endhaltestelle der Tram wirft er noch immer mit Vergangenheit um sich, formuliert Vorwürfe, gegen die jeder Einwand dieser Welt wirkungslos ist, weil die Chance, ein Gegenteil zu beweisen, durch die zeitliche Versetztheit, mit der er sie anbringt, verstrichen ist. Dennis frisst die Dinge in sich hinein, bis er Verwendung für sie hat – und wenn es fast ein Jahrzehnt später ist. Und seine Art, sich dabei mit Selbstgerechtigkeit zu schmücken, erscheint mir so starr wie eh und je, als hätte er ausgerechnet diesen Teil seiner Persönlichkeit gehegt und gepflegt, um mich jetzt, so viel später, wieder damit zu konfrontieren. Er hatte mich schon damals damit um den Verstand gebracht, aber ich merke, dass mein Nervenkostüm nach all der Zeit in tiefster Dunkelheit dünn ist wie ein Spinnennetz. Er hätte einfach bleiben sollen, was er war: eine konservierte Erinnerung an bessere Zeiten. Eine Erinnerung an Zeiten, die ich mir im Herzen bewahren wollte als etwas, das mal zwischen zwei Menschen möglich gewesen ist und somit zumindest in der Theorie jederzeit wieder möglich sein kann – mit jemand anderem.

Im *Flatline* riecht es streng. Ich vermute, Bruno hat mal wieder den Boden gewachst. Er macht das alle paar Monate mit einem Mix, den er in seiner kleinen Kochnische selbst zusammenbraut. Er verrät nicht, was er hineinschüttet, aber es riecht penetrant und der Holzboden glänzt danach für viele Wochen wie eine Speckschwarte. Bruno hat die Bar erst seit einer Stunde geöffnet, draußen ist es noch hell und sowohl die Stammklientel als auch die Touristen genießen die letzte

Wärme im Freien, bevor wir unweigerlich auf den Winter zusteuern werden. Man merkt jetzt schon das kühle Kleid, das der Tag trägt, die leichter werdende Luft, die von der Ankunft kurzer Tage flüstert.

Thom steht an der Dartscheibe und hat diesen Blick eines Wahnsinnigen, der schon seit Stunden versucht, seinen eigenen Rekord zu brechen. Schweiß steht auf seiner Stirn, was bei ihm weniger auf die Anstrengung als auf Konzentration und Ärger zurückzuführen ist. Ich mag es, wenn er in dieser Stimmung ist. Ich finde ihn dann berechenbarer und weniger anzüglich. Bruno sitzt auf einem Hocker neben ihm. Zum ersten Mal fällt mir auf, dass er sehr schmale Hüften hat, wie einer dieser Cowboys aus den alten Western, der zunächst von allen unterschätzt und verspottet wird und sich schließlich während der Schießerei im Saloon als tödlich präziser Revolverheld erweist, der so die Westernstadt von den Machenschaften geldgieriger Outlaws befreit. Ich stelle mich zu ihm und er knufft mich in die Seite. »Ist heute kein guter Tag?«

»Sag du es mir«, antworte ich und nicke zu Thom rüber, zwischen dessen Brauen sich die Haut in Falten überlappt, so konzentriert fixiert er die Dartscheibe, den Oberkörper in kleinen Bewegungen vor- und zurückschaukelnd, als er die gewünschten Punkte auf der Scheibe anpeilt.

Bruno verdreht die Augen. »Er hat keinen Run heute.«

Er geht hinter die Theke und öffnet mir ein Sterni. Ich blicke mich um. An der Bar sitzt Klaus und in einer Ecke sehe ich Claudi mit einer Freundin. Iri liegt flach wie eine Heuschrecke unter dem Tisch, seine Hinterpfoten hat er lang nach hinten ausgestreckt. Die alte Dogge ist in der letzten Zeit auffallend lethargisch geworden. Ich hoffe, dass es am Alter liegt und nicht am Krebs.

Ich setze mich zu Klaus und zeige mit einem Kopfnicken auf die Zeitung, die neben ihm liegt. »Heute ist aber Mittwoch.«

Klaus zuckt mit den Schultern. »Das ist 'ne Tageszeitung. Mir war danach. Zu viel stete Wiederkehr ist nicht gut.« Aus seiner Hemdtasche zieht er das blaue, zu einem Karree gefaltete Papier und winkt damit, als würde er einem kleinen Kind ein Bonbon hinhalten. »Lukas schreibt auch plötzlich, wann er will.«

Mein Herz macht einen kleinen Aussetzer. Lukas' letzter Brief war getränkt gewesen von leidenschaftlichen Worten und hatte mich direkt in die Tiefen einer fatalen Nacht getrieben. Klaus faltet das Papier auseinander, räuspert sich theatralisch und beginnt, zu lesen. Seine Stimme ist verbraucht und einige Nuancen älter als er selbst.

*»Teurer Freund. Ich habe nachgedacht und kann nicht umhin, diese Gedanken mit dir zu teilen. Natürlich sahen wir uns nicht wieder, es war ja auch von vornherein darauf angelegt. Eine Begegnung wie unsere ist nichts, mit dem man hausieren geht. Nicht in unseren Kreisen, nicht mit diesem Altersunterschied. Was will ein alter Mann dauerhaft mit einem jungen Mann? Diese Einmaligkeit war ja auch Teil des Zaubers, mit dem wir uns gegenübertraten.*

*Womit ich aber nicht gerechnet habe, ist das jugendliche Ego, das noch in meinen Adern pulsiert und auf einmal Hoheitsrecht veranschlagte. Ich war gekränkt. Ich wollte ihn gar nicht wiedersehen, aber es kränkte mich, dass auch er es nicht wollte. Der rebellische Akt eines aufgeblasenen Egos, so dachte ich und belächelte mich eine Zeit lang selbst. Und dann erinnerte ich mich daran, wie ich dir in einem meiner letzten Briefe von der Selbstdarstellung als Erfindung der Neuzeit schrieb und als konträre Entwicklung zu der Liebe selbst, der ich den Untergang prophezeite. Ich fürchte nun, es ist weit komplizierter. Sowohl Liebe als auch Selbstdarstellung waren immer da. Weder ist das eine ein neues Phänomen noch wird es das andere vertreiben können. Denk nur an den Pfau und wie unspektakulär er erscheint, fast gleicht er einem Hahn mit zu langem Hals oder einem verhinderten Strauß. Aber warte, bis er ein Weibchen entdeckt, das es zu beeindrucken gilt. Gibt es eine spontanere Entfaltung von Schönheit als das Rad eines erregten Pfaues? Nehmen wir dies nun einmal sinnbildlich – und dafür muss ich den Pfau der Natur entheben und ihn in einen menschlichen Kontext einbetten –, so könnte man sagen, dass der Pfau ein*

*Hochstapler ist. Im Alltag ist ihm weder die Farbenpracht noch das Potenzial seines Schweifes anzusehen. Beides bleibt im Verborgenen, bis es ihm von Nutzen ist. Für die Fortpflanzung, für die Liebe. Man könnte also sagen, er täuscht uns, bis er uns überrascht. Und genauso tut es der Mensch. Er bleibt im Vagen, bis das Spezielle ihm von Vorteil gereicht.*

*Und einmal mehr muss man erweitern auf die gesamte Gesellschaft und das System, das wir der Einfachheit halber als unseren »natürlichen Lebensraum« bezeichnen wollen. Genau wie für den Pfau gibt es Regeln und Weisheiten. »Verschieß nicht gleich dein ganzes Pulver« könnte man eine davon nennen. Oder: »Eine Schwalbe macht noch keinen Sommer« und: »Passe dich an, um zu überleben, aber glänze im entscheidenden Moment mit Einzigartigkeit oder besonderer Stärke«. Oder einzigartiger Stärke. Ich weiß, es sind keine neuen Erkenntnisse, die ich dir mitteile. Nicht für die Welt. Aber für mich. Dachte ich doch, immer mit aufgeschlagenem Pfauenrad herumzustolzieren, würde auf ewig mein Ego nähren. Aber ein Pfauenrad ist auffällig und rund wie eine Zielscheibe – und man will ja nun auch nicht jeden und jede anlocken. Manchmal ist es sogar besser, die anderen im Glauben zu lassen, man sei eben nur ein missratener Hahn oder ein Strauß mit kurzen Beinen. Und doch dachte ich, ich hätte den Jüngling beeindruckt, und mein Ego war voller Vorfreude. Stattdessen muss ich feststellen, dass ich das Spiel aus Lust und Liebe nicht mehr in seiner gänzlichen Flexibilität und Schnelle spiele. Das Hochstaplertum liegt mir nicht im Blut, Klaus.*

*Du weißt um meine lange, glückliche Ehe. Wir haben nie Spielchen gespielt. Aufrichtigkeit und Respekt waren unsere Währung. Und Aufregung und Euphorie der Preis, den wir gezahlt haben. Und nun? Sehe ich mich der körperlichen Liebe gegenüberstehen, als wäre es das erste Mal. Bin ich noch jung genug, um mich anzupassen?«*

»Redet der so, wie er schreibt? Dit wird jedes Mal jeschwollener.« Thom ist missmutig. Er hat nicht nur keinen Run heute, sondern vor allem keinen Spielpartner. Miller und Fridolin, die ihm sonst mittwochs die Stirn bieten, sind heute nicht aufgetaucht. Vielleicht sind sie auf einer Bank am Boxi hängen geblieben, zu betrunken oder zu beschäftigt damit, Pfauenräder zu schlagen.

»Lukas ist ein gebildeter Mann, der oft mit poetischer Sprache oder bildungssprachlichen Ausdrücken aneckt. Andere fühlen sich degradiert durch seine Ausdrucksweise. Er hat sich in den Jahren angepasst, er könnte hier mit dir Dart spielen und schäkern und er würde nicht auffallen. Aber in seinen Briefen an mich zeigt er sich, wie er wirklich ist.«

»Weiß er, dass du uns seine Briefe vorliest?«

»Oh, ja. Er bittet sogar darum.«

Ich bin irritiert. »Er bittet darum?«

»Ja, er liebt andere Meinungen und Perspektiven.«

»Dann sach ihm ma schönen Gruß von mir. Wenn ick 'ne Frau wär, würd ick schreiend wegloofen. Ach nee, der steht ja uff Männer.« Thom spottet, dann kratzt er sich unter den Achseln.

»Wenn du 'ne Frau wärst, würdest du vor dir selbst weglaufen, Thom.« Bruno wirft einen Kronkorken nach ihm und Thom mault.

»Was denkst du, Tequila?«, fragt mich Klaus. Er sagt es leise, als würde er mir die Gelegenheit geben wollen, ihm meine Ansicht unbemerkt unter dem Deckmantel leiser Worte anzuvertrauen.

»Er hat recht, mit dem, was er schreibt. Aber wie er schon sagt, sind seine Worte nichts Neues. Und er geht mir nicht weit genug.«

»Was fehlt?«

Klaus hat seinen Kopf gesenkt, sein Kinn schwebt eine gute Handbreit über dem Tresen, sein Gesicht hat er leicht in meine Richtung geneigt. Er sieht mich nicht an, aber ich sehe, dass er wartet.

Klaus und ich sprachen nach meinem Absturz und seinen täglichen Besuchen bei mir im Krankenhaus nie über das Warum. Abgesehen davon, dass ich keine Antwort gehabt hätte außer Orientierungslosigkeit, was ein ziemlich armseliger

Grund ist, um sich im Alkohol zu ertränken, war unsere Begegnung auch von der Diskretion des Kiezes charakterisiert. Ad hoc würde ich behaupten, dass mir hier im Kiez noch kein Mensch mit kratzerfreier Biografie begegnet ist. Es sind vom Leben Gezeichnete und Gebeutelte, die wie Treibholz nach Friedrichshain kommen, manche schwimmen auch mit letzter Willenskraft, so wie Fridolin, bevor sie dann die abgekämpften Lebensmuskeln entspannen und in dieser Bucht aus Gleichgesinnten treiben, wo man Fragen nur bis zu einer bestimmten Schmerzgrenze stellt, um keine Wellen zu schlagen. Genauso wenig fragte ich Klaus nach dem Warum seiner Alkoholkrankheit. Klaus' Person offenbarte sich mir in seinem loyalsten Kern, als er mich, eine Fremde, nach einem unrühmlichen Absturz täglich im Krankenhaus besuchte, stundenlang an meinem Bett saß und mir aus einer Zeitung vorlas. Auch hier fragte ich ihn nie nach dem Warum. Diese Geste war derart vollkommen, dass jedes Warum nur ein Wort der Entzauberung hätte sein können, ja, fast schon eine Anmaßung. Und so sehr mich sein Verhalten auch berührte, so sehr beschämt es mich, dass er mich in diesem ehrlosen, desolaten Zustand sah.

Es ist mir unvorstellbar, dass ich ihm gegenüber noch einen Teil meiner Würde von vor dem Koma in mein Leben mit dem neuen Spitznamen hatte hinüberretten können. Vielleicht habe ich mich auch deshalb nie richtig gegen meinen Spitznamen gewehrt – nicht damals und nicht heute. Ich habe das Gefühl, nicht das Recht dazu zu haben. Und schlimmer noch: Ich hatte bis jetzt auch immer das Gefühl, dass meine Daseinsberechtigung sich auf den ersten Wortteil, den des Daseins, und nicht auf den zweiten Teil, den zur Berechtigung zu irgendwas, beschränkt. Und doch sitzt Klaus hier nun mit schief gelegtem Kopf neben mir und sieht aus, als sei ihm wichtig, was ich zu sagen habe. Es überfordert mich.

In meinem Kopf klingen nach wie vor Dennis' Worte wie Schuldsprüche in mir. Wenn es nach ihm geht, habe ich anscheinend nicht einmal die Berechtigung, *nicht* da zu sein.

Und genau das ist doch das Problem, das Lukas umtreibt – das Problem von Dennis und das von der Gesellschaft und somit auch von mir selbst: Dass wir eine Vorstellung unseres Gegenübers haben, eine Norm, die an der Zugehörigkeit gemessen wird und die definiert, was normal und anormal ist, was richtig und was falsch und wer gesund ist und wer krank. Was sein darf und was nicht. Und dieselbe Fähigkeit, die dem Menschen seit 300 000 Jahren das evolutionäre Überleben sichert, sichert ihm heute das soziale Überleben in der Gesellschaft: die Fähigkeit zur Anpassung. Und die Selbstdarstellung als Pendant zur evolutionären Nutzbarmachung des Feuers ist ein Teil davon; Das Pfauenrad, das sich in Lukas' Wahrnehmung zum Hochstaplertum entwickelt, zu einem Opportunismus, der uns in der Anpassung dienlich ist. Und wenn wir ausbrechen aus dieser Norm, in einem Moment, der nicht dienlich ist, der nicht Selbstdarstellung ist und nicht Balzverhalten, dann straft uns die Gemeinschaft ab, denn die normativen Regeln, Konventionen und Gesetze sind der Angst entsprungen, dass der individuelle Ausreißer aus der Norm dem Kollektiv Schaden zufügt. Bereits ein irrer Gedanke könnte sich fortpflanzen und andere anstecken, irritieren oder weitere, neue und noch irrsinnigere Gedanken gebären. Das gilt es, zu verhindern, um jeden Preis.

Also haben wir Menschen begonnen, uns gegenseitig zu maßregeln und abzustrafen. Uns einzupferchen in einen immer enger werdenden Rahmen, einzusperren in unsere Vorstellungen voneinander und jeder Ausbruchsversuch, jedes Zuviel oder Zuwenig, jedes Anders wird als störend im Gesamtgefüge wahrgenommen, als mögliche Bedrohung für die Gesellschaft, die nach Stabilität strebt und doch erst durch die Veränderung lebt, weil sie im selben Atemzug auch eine Zivilisation ist, die sich verändern *muss*, um sich wieder und wieder an die Bedingungen der Umwelt anzupassen. An diesem Widerspruch kann man nur zerbrechen. Und so besteht die Welt aus lauter kleinen Seelenkugeln, die durch die Welt rollen, angefüllt mit allem Bunten, Kuriosen und bizarrem Denkbaren, das ein Leben nur so bieten kann, das aber nicht dafür bestimmt ist, jemals das Licht der Welt zu erblicken. Der Rückzug in ein Inneres wiederum ist Selbstschutz, ist ebenfalls Anpassung – an die eigenen Konditionen und zum Erhalt des eigenen Stabilitätskonstrukts. Und selbst wenn ich noch in einem Turm sitze, selbst wenn ich mir ein eigenes Panopticon gebaut habe – gibt es einen besseren Ort als diesen, um zu überleben? Ist es nicht besser, im selbstgebauten Gefängnis zu sitzen als in dem der anderen?

All das sage ich Klaus. Weil ich ihn nicht enttäuschen möchte, diesen alten Mann, der an der Theke einer Bar die verbalen Perlen seines Freundes vor die Säue wirft und mit dem fehlenden Echo leben muss. Leise hat er seine Frage formuliert, wissend, dass sich sonst ein jeder bemüßigt fühlte, sein Sprösslein zur Suppe zu geben. Und so formuliere ich leise und mit Bedacht und wünsche mir, dass ich ihm damit ein wenig von dem zurückgebe, was er mir gegeben hat.

Klaus lauscht mir aufmerksam. Hin und wieder nickt er und als ich geendet habe, sagt er »Hmm« und faltet dann den Brief wieder auseinander, als wolle er verifizieren, was ich eben gesagt habe.

»Überforder den alten Mann nüscht, Tequila, dit macht schon sein Kumpel.«

»Schnauze, Thom!« Claudi brüllt es quer durch die Bar.

Dann winkt sie mir, mich zu ihr und ihrer Freundin zu setzten. »Komm zu uns, Schatz.«

Und Klaus reibt mir freundschaftlich mein Schultergelenk, als würde er eine Billardkugel polieren, und bedeutet mir, zu gehen. »Ich muss nachdenken«, sagt er.

Wir lachen uns an und ich schlendere quer durch den Raum zu Claudi und ihrer Freundin und erst, als ich mich über den Tisch beuge und sie umarme, erkenne ich Jade, die ihr gegenübersitzt. Sie ist noch abgemagerter, als sie es ohnehin schon war. Sie trägt nach wie vor Netzstrumpfhosen, dunkle Hotpants und mehrere Schichten bauchfreier, zerrissener Shirts übereinander. Aus ihren schwarz umrandeten Augen scheint matt der Glanz des Wiedererkennens. »Holà«, sagt sie und hält mir ihre Wange hin.

Ich berühre sie kurz, dann kraule ich Iri hinter den Ohren. Er fängt sofort an, Speichel abzusondern. Instinktiv setze ich mich neben Jade. Ihr direkt ins Gesicht zu blicken, würde mich zu sehr an meinen Absturz erinnern.

»Rejan soll geräumt werden«, sagt Claudi. »Taki und die anderen wollen sich mit ihr verbarrikadieren.«

Ich bin wenig überrascht. Selbst als noch nicht einmal absehbar war, dass Rejan den Prozess gegen Babic verlieren würde, liefen bereits die Planungen für eine Gegenaktion. Und Taki war wie immer vorne mit dabei. Er gehörte zu der Gruppe, die damals in der Mainzer Straße die große Straßenschlacht gegen die Bullen miterlebt hat. Wenn einer weiß, was zu tun ist, dann er, zumal er solidarisch ist mit jedem, der rausgeklagt wird oder wurde.

»Die wollen uns alle fertig machen. Aber jetzt sind sie zu weit gegangen.«

»Wieder einmal«, bekräftigt Jade und hebt ihre Bierflasche.

»Auf die Anarchie«, sagt Claudi und Jade ext ihre Flasche.

»Bist du auch dabei, Süße?« Ihr Blick durchbohrt mich von der Seite.

Ich denke an Taki, seine Vorstrafen und an Herrn Jürgens. Ihm eine Inhaftierung anstelle einer Krankschreibung zu präsentieren, wäre sicher mal eine Abwechslung, auch wenn er sicher schon alles gesehen hat. Menschen wie er haben mit Menschen aus allen gesellschaftlichen Geschichten und mit allen Hintergründen zu tun. Im Arbeitslosengeld-II-Bezug landet man nicht einfach so. Da muss man vorher entweder selbständig gewesen sein, ein paar Kinder großgezogen oder ein bewegtes Leben gehabt haben. Ich bemerke gerade, dass ich in keine dieser Kategorien passe, als ich Claudi neben mir sagen höre: »Nee, Tequila ist 'ne Zwischenweltlerin. Überall dabei, aber nirgends präsent.«

Die beiden lachen, stoßen an und prosten mir ein weiteres Mal zu und wie unbeteiligt beobachte ich die Diskrepanz zwischen der Harmlosigkeit, mit der Claudi ihre Worte ausgesprochen hat, und der Wucht, mit der sie bei mir ankommen. Ich berühre ihre Sternis mit meinem Sterni, als hätten sie mir gerade alles Gute zum Geburtstag gewünscht, dann exe ich die Flasche, so wie es Jade eben gemacht hat.

Da sitze ich, Außenseiterin unter Außenseitern, am Rand des Randes der Gesellschaft, und mit jedem Schluck, den ich trinke, mit jedem weiteren Sterni, das Claudi oder Jade besorgen, vermischen sich die Worte von Dennis, von Lukas und von Claudi mehr und mehr zu einer existenziellen Botschaft: Ich bin nicht da. Ich bin nicht nur außerhalb der Norm, ich bin außerhalb der Sichtweite. Und als ein weiteres Sterni durch meine Kehle fließt, stelle ich fest, dass der Versuch, meine Normabweichung zu verstecken, aus mir keinesfalls einen normalen Menschen gemacht, sondern nur dazu geführt hat, dass ich eine Art transparente Begleiterscheinung geworden bin – überall dabei, aber nirgends präsent.

Ich habe kein Kämpferherz wie Rejan oder Taki oder die anderen, die sich in Häusern verbarrikadieren und ihre Version davon verteidigen, dass jede Gesellschaft einen aktiven Gegenpol braucht, nein, ich stehe nicht einmal auf dem Schlachtfeld. Ich bin eine Kriegsberichterstatterin, die niemandem Bericht erstattet. Und zu dem Schmerz in den tiefsten Regionen meiner Bauchhöhle gesellt sich Reue. Reue, Dennis derart vor den Kopf gestoßen zu haben, den einzigen Menschen, der mich in meiner Nicht-Präsenz gesehen hat. Konnte es einen größeren Liebesbeweis geben, als jahrelang nach jemandem zu suchen, obwohl die letzte Begegnung in Wut und Trauer geendet hat? Aber war nicht genau das mein Denkfehler? Dieses *Obwohl* in meiner Gleichung, denn hatte ich Wut nicht tatsächlich immer als etwas Heilendes erlebt? Sie ist nach Hass und Liebe eines der stärksten Gefühle, zu denen der Mensch fähig ist – und ist sie erst einmal aktiviert, entwickelt sie eine Eigendynamik, die selbst durch die dumpfsten Schichten aus Dunkelheit dringt. Wie oft habe ich mich schon bei der Überlegung ertappt, Streit zu suchen und jemanden dazu zu provozieren, Dinge zu sagen, die mich wütend machen, nur um wieder etwas zu fühlen? Das Problem an Wut ist nur, dass es entweder großer Ungerechtigkeit bedarf oder aber eines Menschen, der einen so gut kennt, dass er genau weiß, in welche Wunden er seinen Finger legen muss. So wie Dennis. Mit ihm hatte ich die Wut leben können. Und gleichzeitig stürzte es mich in eine Abhängigkeit zu ihm, die auch über acht Jahre später noch aufrecht zu stehen scheint.

Ich habe mich kein Stück weiterbewegt. Ich nehme noch einen Schluck, dann wanke ich zur Bar. Es ist ganz einfach. Ich bin selbst schuld. Ich denke zu wenig nach, bevor ich etwas tue. Ich bin vielleicht depressiv, aber ich bin auch impulsiv. Und habe mehr und mehr das Gefühl, dass das eine sehr tödliche Mischung ist.

»Eine tödliche Mischung bitte«, sage ich zu Bruno, als ich an der Theke ankomme und mich am Rand festhalte. Klaus sitzt noch immer an der Bar.

»Schlechte Idee, Tequila, ganz schlechte Idee.« Klaus' Lächeln wirkt entrückt, als er meine Hand tätschelt.

Und dann steht Bruno neben mir, in seinem Hosenbund steckt das Geschirrtuch.

»So ein Revolver würde dir auch stehen«, sage ich.

»Schon klar.« Er nimmt mich an den Schultern und dreht mich zu Klaus. »Dieser Gentleman hier bringt dich jetzt nach Hause. Habe ich recht?«

»Nee, die Mädels und ich trinken noch.«

»Du mit Sicherheit nicht mehr. Zapfenstreich.«

Und während ich darauf warte, dass mein Bewusstsein die Information verarbeitet, die aus meinem Unterbewussten viel zu langsam nach oben sickert, höre ich Bruno nur ein Wort sagen. »Klaus«, sagt er und sein Kopf nickt dabei in Richtung Tür. Sein Tonfall trägt die Bestimmtheit eines Königs, der »Wache« sagt. Und er meint genau das.

Bruno komplementiert mich tatsächlich hinaus und er braucht dafür Klaus, was bedeutet, dass er mich für sehr betrunken hält. Oder labil. Und im schlimmsten Fall beides. Ich schlucke und lasse mich von Klaus nach draußen dirigieren. An der Tür drehe ich mich um. Jade winkt mir zum Abschied und es fällt mir schwer, den Anflug von Spott in ihrem Lächeln zu ignorieren. Bruno steht noch immer am Tresen und schaut mir nach. Er lächelt nicht und für einen Moment wünsche ich mir, er möge seinen Revolver ziehen und mich erschießen, hier in seinem Saloon. Mich, die Schurkin des Abends. Vielleicht würde er damit mehr retten als nur Friedrichshain City.

An der Wohnungstür wimmel ich Klaus ab. Er ist mir zu dicht, zu nahe, zu sehr Handlanger des Kiez-Königs. Er legt noch einmal seine Hand auf meine Schulter und er hat ein väterliches Zucken im Mundwinkel, als er sagt: »Vielleicht ist es Zeit, sich eine andere Realität zuzulegen. Einen anderen Spitznamen.«

Ich lächle, sage, dass er sich in seine Gemächer zurückziehen könne. Dabei mache ich eine theatralische Geste. *Abgang Klaus nach unten.*

Als ich die Tür zugeschlagen habe, lehne ich mich rücklings dagegen. In meinen Kniekehlen fühle ich den vertrauten Luftzug aus dem Treppenhaus. Kein Geräusch dringt durch die Altbaumauern in den zweiten Stock. Ich blicke nach unten. Auf den Dielen vor meinen Füßen liegt ein Umschlag mit meinem Namen, den jemand durch den Briefschlitz geworfen hat. Ich hebe ihn auf und öffne ihn mit zittrigen Fingern. In der Hand halte ich mein Exemplar *Überwachen und Strafen* von Foucault, das ich vor einigen Tagen wieder herauskramte und das seitdem auf meinem Schreibtisch lag. Ein kleiner gelber Zettel guckt aus dem hinteren Drittel des Buches. Ich schlage das Kapitel über den Panoptismus auf. Überall im Text sind Worte wie *Sträflinge, Häftlinge* oder *Gefangene* mit Rotstift durchgestrichen. Ich schwanke und es liegt nicht am Alkohol. Denn mit einem Mal bin ich stocknüchtern. In vertrauter Handschrift hat Dennis jedes dieser Worte am Rand durch ein anderes ersetzt: *Depressive.*

# 27

Der Moment, als Madlen nach Hause kommt, ist ungefähr der Zeitpunkt, als ich begreife, dass internalisierte Macht wie ein Virus ist. Und dass ich alle Symptome habe.

Eine Ewigkeit muss ich im Flur gestanden haben, in der Hand das blaue Buch von Michel Foucault, das ich gekauft hatte, kurz nachdem *Über den Willen zum Wissen* mich mit Dennis und Adrian zusammengebracht hatte. Ich war so unversehens nüchtern, als hätte mir jemand ein Holzbrett auf den Hinterkopf geknallt und dabei gerufen: »Drei Schläge auf den Hinterkopf erhöhen das Denkvermögen.« Bruno übertrieb maßlos. Es brauchte nur die richtigen Worte oder das richtige Ereignis, dann war meine Sicht auf die Realität wieder klar wie ein Bergsee. Sogar Foucault schaffte das, und der lebte nicht einmal mehr. Überwachen und strafen, ja, das ist Brunos Prinzip heute Abend gewesen. Über mehrere Stunden hinweg beobachtete er uns. Und obwohl die Mädels mehr intus hatten als ich, strafte er mich ab, das schwächste Glied in der Kette, und das bedeutete, dass er mich noch hinter Jade einordnete. Wahrscheinlich hatte sich Dennis mit ihm abgesprochen, nachdem er das Café verlassen hatte, um nach Hause zu fahren und mein heiliges Exemplar zu verschandeln. Und hier kam es nun zu mir zurück, Foucaults Echo aus der Vergangenheit, das Buch, dessen Verschwinden ich nicht einmal bemerkt hatte.

Dennis musste es an sich genommen haben, als er hier war. Ich sehe seinen breiten Rücken vor meinem Schreibtisch. *Mit dem Referat hat damals alles begonnen.* Ja, das hatte es. Und in diesem Moment im Flur, als ich die vielen durchgestrichenen Wörter sah, hatte ich den Eindruck, es würde nie enden. Wieso war er so verbissen, mir seine Sicht der Dinge aufzuzwingen? Was an einem schönen Leben als Abschlussgruß hatte er nicht verstanden?

Adrian hatte damals darauf bestanden, dass wir das gesamte Buch lasen und nicht nur das Kapitel über Benthams Panopticon, das als Auszug im Reader des Seminars enthalten gewesen war und Basistext unseres Referats sein sollte.

»Es ist der Gesamtzusammenhang, über den wir eine Aussage treffen wollen«, hatte er gesagt. »Das Panopticon ist nur die modellierte Darstellung des Phänomens, um das es geht. Aber wir sollten schon nachvollzogen haben, wie er darauf kommt.«

Wir waren bei irgendjemandem von uns zu Hause gewesen, wahrscheinlich bei mir, weil ich die größte Wohnung gehabt und zudem allein gewohnt hatte, so dass wir hatten arbeiten können, ohne gestört zu werden. »Ich würde es ja vorziehen, sein Gesamtwerk zu lesen, aber ich fürchte, da seid ihr raus, richtig?«

Dennis und ich hatten uns mit großen Augen angesehen und gelacht. Wir hatten es für einen Scherz gehalten, aber Adrian hatte keine Miene verzogen, irritiert hatte er uns angeblickt und gesagt: »Abgesehen von der Ganzheitlichkeit von Foucaults Denken und seiner intellektuellen Entwicklung, die sein Werk abbildet, geböte das der Respekt. Aber gut, das würden wir zeitlich auch nicht schaffen und die rund vierhundert Seiten dieses Werkes sind ein Anfang. Die ersten Seiten könnt ihr alleine lesen, blutreiche Details der körperlichen Marter. Eine Art martialisch anmutender Prolog, guckt selbst, was ihr davon braucht. Wir kommen also direkt zu der Aussage, die für uns von Relevanz ist.« Und da er seine Brille vergessen hatte, hatte er sich dicht über das umgeschlagene Buch gebeugt und laut gelesen: »Die Strafe soll, wenn ich so sagen darf, eher die Seele treffen als den Körper.«

Ich fand die Stelle sofort wieder, auch jetzt, nach all den Jahren. Diese Seiten wurden von Dennis mit seinem Rotstift verschont. Er beschränkte sich mit seinen Kommentaren auf Kapitel drei.

»Respekt, Dennis, Respekt«, murmelte ich und irgendwo in der Statik eines fernen Gestern lachte Adrian.

Ich blätterte durch die Seiten und erahnte noch einen Anflug des Geruchs nach Druckerschwärze, der sich über die Jahre verflüchtigt hatte. An seine Stelle war ein schwerer Duft getreten, der sich rau auf meine Nasenschleimhaut legte. Ich flog durch die Seiten, und auch wenn ich mich nicht an die einzelnen Worte erinnerte, erschien mir das Buch doch so vertraut, als hätte ich es erst gestern zwischen meinen Händen geknetet, während ich im Innern unseres improvisierten Turms gesessen und in die Gesichter meiner Mitstudierenden geschaut hatte, verborgen vor ihren Blicken und mit einer Lust am Voyeurismus und daran, sie bei dem von uns als verboten Definierten zu ertappen. Ich hatte eine akribische Liste über die »Fehltritte« geführt und war sehr froh darüber gewesen, dass die Zellen nummeriert waren und die Personen darin auf diese Weise einer Identität beraubt, die sie für mich sowieso nicht gehabt hatten. Mit viel Anstrengung hätte ich vielleicht zwei oder drei von ihnen mit Namen benennen können.

Ja, ich hatte mich wohlgefühlt in dem Turm, das war richtig. Mich hatte dieses kindliche Entzücken durchdrungen, als hätte ich mir eine Höhle aus Wolldecken unter dem elterlichen Esstisch gebaut, und könnte nun von dort die Gespräche verfolgen, die für Kinderohren nicht bestimmt sind. Diese Freude, einen kleine, abgedunkelte Welt sein Eigen nennen zu können, in der man sicher war vor elterlichem Zugriff, ganz einfach, weil außer Worten nichts in diesen Raum drang – und Erwachsene eben zu erwachsen waren, um sich freiwillig im Wolldeckenlabyrinth zu verlieren. Und so saß man in seiner kleinen Welt, umhüllt von der dumpfen Vertrautheit der familiären Stimmen und gleichzeitig ein Stück größer und autonomer.

Der Unterschied zwischen Sichtbarkeit und Unsichtbarkeit verändert die Dinge. Und das war es, was Dennis mir vorwarf, was er mir immer vorgeworfen hatte. Wie oft hatte er vor mir auf dem Boden gekniet, verzweifelt meine Hände drückend, die Pupillen weit und ihr Schwarz dominant, während er versucht hatte, in meiner depressiv-ätherischen Transparenz irgendeine Form von Fassbarkeit auszumachen und mich zu erreichen? Verbal, körperlich, emotional. Diese Momente, wenn der Türspalt wieder zu viel Dunkelheit eingelassen hatte, wenn ich innerlich so klein gewesen war, dass die Distanz, die zwischen meinem Inneren und dem Außen, zwischen der Murmel und meiner körperlichen Hülle lag, unüberwindbar gewesen war. Wie oft hatte er mir später mit Tränen in den Augen davon erzählt, wie ich durch ihn hindurchgeschaut hatte, mit pergamentener Haut und beinahe gläsern wirkend, dem Tod näher als dem Leben, und er das Gefühl bekommen hatte, ich wäre nicht da gewesen? Oft. So oft.

Ja, wenn man die Abspaltung einer Welt von einer anderen als Kriterium nimmt, dann war mein Leben in gewisser Weise wie ein Blick aus dem Turm des Panopticons. Aber das war auch schon alles. Sehen und Nicht-Gesehenwerden – eine schnell erzählte Geschichte. Worauf wollte Dennis hinaus? Beim panoptischen Phänomen war die (Nicht-)Sichtbarkeit ja nur Mittel zum Zweck. Vielmehr ging es ja darum, dass es seine Machtmechanismen unabhängig davon entfaltete, ob ein Wächter im Turm saß oder nicht. Dass eine Überwachung stattfand, auch wenn niemand überwachte. Für mich hatte meine persönliche Erfahrung während des Referats nur sekundär etwas mit Überwachung zu tun. Ja, es gefiel mir, nicht gesehen zu werden, denn wer nicht da ist, ist außer Reichweite, aber der wahre Grund, warum ich am Tag des Referats nicht herausgekommen war, war ein anderer, als Dennis vermutete. Es war keine Furcht vor dem Referat gewesen, die mich wie erstarrt im Schutz des Turms verharren ließ.

Nur kurz nachdem ich in dieses kleine Gebilde getreten war, dem wir stundenlang mit Pappe und Klebeband zu einer Stabilität verholfen hatten, hatte mich ein Gefühl des Nachhausekommens ergriffen. Ich kannte die Dunkelheit, hatte gewusst, was es bedeutete, zu verschwinden und sich beinahe unsichtbar zu fühlen, aber seit ich erwachsen geworden war, hatte sich die Dunkelheit immer als eine Gegnerin erwiesen, als ein Parasit, der sich auf mich gelegt und mich mit seinem Gewicht zu ersticken gedroht hatte, wenn ich mich nicht wehrte. Hier, in unserem kleinen Turm, war es ein Gefühl des Schutzes gewesen, ich hatte mich wie in einem überdimensionalen Mutterleib gefühlt. Akribisch hatte ich die Strichlisten geführt und weder die laute Stimme von Dennis gehört, der seinen Vortrag gehalten hatte, noch das Zischen, das Adrian in meine kleine Welt hineingeworfen hatte, um mich daran zu erinnern, dass nun mein Part gekommen war. Ich war zu Hause gewesen, absorbiert von diesem kindlichen Flashback, und hatte gleichzeitig im Zentrum erwachsener Macht gesessen. Ich hatte Adrian, Dennis und unser Referat völlig ausgeblendet, ein tiefer Moment der Selbstvergessenheit, mehr nicht.

Hatte nicht Dennis selbst Foucaults Gedanken damals als »faszinierend, doch nicht realitätstauglich« abgeurteilt? Ein Phänomen, das er selbst nicht für anwendbar hielt, nach so vielen Jahren auf mich anwenden zu wollen, war nicht nur unglaubwürdig, sondern auch übergriffig und versetzte mich in einen Zustand rasender Wut. Und so geriet ich letztendlich doch in die Spuren seines Rotstifts und damit zwischen die Zeilen von Michel Foucault. Ich wollte, dass er sich täuschte, und ich wusste, dass ich ihm in einem Punkt überlegen war: Dennis war ein schwacher Analytiker. Er wollte immer Bewährungshelfer werden und nicht Philosoph und es war ihm oft schwergefallen, sich von diesem Fokus der pragmatischen Zielerfüllung zu lösen und den einen Schritt weiterzugehen, diesen einen Schritt, der in Neuland führte und alles auf den Kopf stellen konnte. Dort, wo Dennis den Text gelesen hatte, der Grundlage für ein Seminar gewesen war, hatten Adrian und ich dieselben Texte vorab diskutiert und dafür auch Sekundärliteratur herangezogen, um vor dem Hintergrund anderer Kontexte einen breiteren Argumentationshorizont hochzuziehen. Dennis täuschte sich und ich würde die Gegenargumente in seinen zu kurz gedachten Unterstreichungen finden.

Mit großen Schritten durchquerte ich also den Flur und ließ mich an seinem Ende auf dem Boden nieder, ungefähr dort, wo der christliche Grundriss meiner Wohnung seinen Mittelpunkt hatte, neben dem Telefontischchen, wo ich schon so oft den Stimmen gelauscht hatte, die auf meinen Anrufbeantworter gesprochen hatten – diesem Türsteher zwischen mir und der Außenwelt. So unerreichbar ich den Anrufenden erschienen war, so unerreichbar waren sie tatsächlich für mich gewesen. Wann immer ich mir gewünscht hatte, ranzugehen, hatten mir Arme und Hände oder die Stimme den Dienst versagt. Zu viele Hürden, die meinen Aktionsradius begrenzten. Und hier saß ich nun, den Rücken gegen die Raufasertapete gepresst, den Kopf an den Türrahmen zur Abstellkammer gelehnt, und hielt Zwiegespräch mit der einzigen Stimme, die mich immer erreicht hatte.

Neben seinem Rotstift, mit dem er Foucaults Worte nach seinem Gusto ausgetauscht hatte, hatte Dennis kleine Zettelchen zwischen die Seiten geklebt. Auf manchen waren Ausrufezeichen, manche enthielten Schlagwörter oder kleingeschriebene Bemerkungen. Unstrukturiert blätterte ich durch die Seiten, immer wieder blieb mein Auge an Sätzen, Wortfetzen oder gelben Zettelchen hängen, ich hangelte mich von Unterstreichung zu Ausrufezeichen, verlor mich zwischen Begriffen wie *Disziplinarmechanismus*, *Ausgeschlossene* und *Machtapparat*, glaubte, Adrians punktierte Stimme mit dem nordisch gesprochenen *St* zu hören, wie er uns vorlas, als wir uns dem Panopticon näherten, sah Dennis, der großzügige Achten in die Luft malte, während er uns die Übertreibungen Michel Foucaults darstellen wollte, des Mannes, mit dessen Theorien er mir nun meine Unnahbarkeit beweisen wollte. Vergessene Erinnerungen stiegen an die Oberfläche meines Bewusstseins, untermalt von vertrauten Wortklängen und neuen Resonanzen.

Und dann fand ich ihn, den Satz, der den Vorhang öffnete, hinter dem sie alle ordentlich aufgereiht standen – Adrians Annahmen, Dennis' Vorwürfe, Lukas' Gedanken und die meinen: Worte bildeten Sätze, Gedanken wurden zu Erkenntnissen, Zitate ordneten sich und Bilder arrangierten sich zu einem Bühnenbild. Unscheinbar stand er da in einer Reihe von Seiten, die Dennis unbeachtet und weitgehend unkommentiert gelassen hatte, weil er in fiebrigem Eifer darauf bedacht war, den Beleg seiner eigenen Theorie zu finden – und wenn er dazu den Kontext einer anderen Theorie zurechtstutzen musste: *Derjenige, welcher der Sichtbarkeit unterworfen ist und dies weiß, übernimmt die Zwangsmittel der Macht und spielt sie gegen sich selber aus; er internalisiert das Machtverhältnis, in welchem er gleichzeitig beide Rollen spielt; er wird zum Prinzip seiner eigenen Unterwerfung.*

Dennis irrte sich. Und wo ich Genugtuung hätte empfinden müssen, ergriffen mich eine tiefe Verzweiflung und der Wunsch, er hätte einfach nur recht behalten. Nein, ich saß nicht mehr im Turm des Panopticons. Es war schlimmer: Ich saß im Turm mit Blick auf eine Zelle, in der ich selbst saß, mit Blick auf den Turm, und mich dabei beobachtete, wie ich mich beobachtete, die ich mich beobachtete, wie ich mich beobachtete, die ich mich beobachtete, ... Die internalisierte Macht, sie lebte in mir, sie lebte durch mich, indem sie über die Jahre aus der beobachtenden Person eine Beobachtete geklont hatte. *Tja*, hörte ich Adrian sagen und sah Dennis die Arme verschränken und darauf beharren, dass er in einem Punkt dennoch recht behielt: Foucault hätte seine helle Freude an mir gehabt.

Als ich aufblicke, muss Madlen schon einen Moment in der Wohnungstür gestanden haben. Ich habe sie nicht kommen hören und als sie sich schließlich räuspert, brauche ich einen Moment, um zu begreifen, dass sie lange nicht mehr zu Hause war – dass *wir* lange nicht zu Hause waren. Die Dinge zwischen Madlen und mir stehen jetzt anders. Zeit und Raum sind so elastisch wie ein Bambus im Wind. Ich schüttle meinen Kopf, um die Gedanken zu zerstreuen, um zurückzukehren in das Jetzt.

»Wir müssen reden, Tequila.« Sie sagt es vom anderen Ende des Flurs aus. Aus einer anderen Welt heraus. Und dann kommt sie auf mich zu, ihre Schritte sind unsicher und ich schüttle mich wieder, weil ich weiß, dass das nur ist, was ich mir wünsche. Dass Madlen nach Hause gekrochen kommt, gebeugt und bedürftig und vor allem voller Reue. Damit wir uns auf gleicher Höhe in die Augen blicken und gemeinsam vergessen können.

Aber ich weiß, dass Madlen nicht bereut. So ist sie nicht, so bin nur ich. Mit einem schweren Plumps lässt sie sich neben mich auf die Dielen fallen. Und doch, sie sieht erschöpft aus, der jugendliche Elan und die Unberührbarkeit, die sie das letzte Mal ausgestrahlt hat, als ich sie im Auto mit Mathias habe wegfahren sehen, sind verschwunden. Sie hat ihre Sporttasche dabei, ihr Haar ist strähnig und sie trägt goldene Ringe in den Ohren und graue unter den Augen.

»Was liest du da?«

Sie will nach Foucault greifen, aber ich presse ihn an meine Brust, als gelte es, ihn zu schützen wie ein Kind, dabei ist es – genau wie damals bei Leona – vielmehr er, der mich schützt. Der mich mit seinen Worten verteidigt vor mir selbst und dem Teil, der im Turm sitzt und mich observiert. Und ich weiß, dass die Wahrheit, die er formuliert, mich zumindest partiell freizusprechen vermag von meiner Schuld an der Zerbrechlichkeit des Lichts und damit von der Abstrafung, in die ich mich gezwungen sehe. Adrian hatte recht gehabt – die Realität ist in Frage zu stellen. Denn wenn das, was René Descartes schreibt, auch nur im Ansatz stimmt, dann ist meine Wahrnehmung vielleicht nicht viel mehr als die Reproduktion eines Teufelskreislaufes. Das, was real ist, könnte so überschaubar sein, dass es sich auf die Murmel in meinem Inneren begrenzen lässt – oder vielleicht sogar nur auf den Gedanken davon. *Ich denke, also könnte ich sein.*

»Okay, ich hole Alkohol«, sagt Madlen.

Und umständlich wie ein neugeborenes Rehkitz versucht sie, sich auf ihre langen Beine zu stellen. Wir lachen, bemühen uns um Sorglosigkeit. Aus ihrem Zimmer holt sie eine Flasche *Chivas Regal.*

»Ich habe keinen Mexikaner da«, sagt sie in Anspielung auf mein unrühmliches Besäufnis mit Jade und um ihre Mundwinkel spielt ein verschmitztes Zucken. Meine Madlen. Sie hat gefehlt. Und in mir keimt die Hoffnung, dass auch mein Unwohlsein nur eine Facette der Realität ist, eine von vielen möglichen Wahrnehmungen.

»Du siehst müde aus.«

Es klingt fürsorglich. Und dann stößt sie leicht ihr Glas gegen meines und ich kenne sie gut genug, um zu wissen, dass sie mir keine Gelegenheit geben will, ihr das Zuprosten zu verwehren und somit die Barriere zwischen uns zu betonen und hochzuhalten.

»Ich habe viel geredet in den letzten Wochen. Wahrscheinlich so viel, wie in den ganzen Jahren davor nicht. Vielleicht bin ich einfach nur leer.«

Sie nickt. Und dann schweigen wir, schauen uns nur an, und es scheint mir wie ein Tanz auf der Rasierklinge, weil wir beide wissen, dass es viel zu sagen gibt und viel zu verlieren.

»Wir müssen ehrlich sein«, sagt sie dann.

Die Diskrepanz zwischen dem aufrichtigen Klang ihrer Worte, und dem Gefühl, das ich habe, seit sie mich den Fängen ihres Freundes überlassen hat, treibt mir instant die Tränen in die Augen. Da ist er wieder, der Kloß in meinem Hals, der meine Worte erstickt, dieser Kloß, dessen Ursprung ich verdrängt habe, solange ich Madlen nicht gesehen und nicht gespürt habe. Der Kloß als manifestiertes Gefühl des Verrats, nachdem man begreift, dass man in eine Falle gelockt worden ist – von der besten Freundin. Sie hat mich verraten, in dem Moment, als ihr Freund begann, mich nachts dabei zu beobachten, wie ich leicht bekleidet durch die Wohnung lief, und ihr dann verriet, dass er auf mich stehe. Und wie Bonnie und Clyde in all ihrer Heimtücke warteten sie nur auf diesen Moment, in dem ich betrunken genug war, um mich von den erotischen Briefen eines alten Mannes aufgeilen zu lassen, aber zu fragil, um zu realisieren, was sie für ein perfides Spiel spielten.

Und genau das sage ich ihr. Dass ich nicht klarkam auf diese Aktion und dass mich seitdem ein Unbehagen umtreibt, das mich vierteilt. Dass die Vorstellung, mit Mathias geschlafen zu haben, eine Sache ist, obwohl ich ihn nie leiden konnte, seine Socken in unserer Maschine hasste und der schwebende Geruch seines Aftershaves mich zum Würgen brachte. Aber dass meine Freundin mich bei der erstbesten Gelegenheit an ihren Freund verscherbelte und dass ich Madlen an Stellen berührte, die jenseits unserer Definition von Freundschaft liegen, das stürzte mich in ein inneres Unglück, das mich seitdem als ständig schwelendes Unbehagen begleitet.

Madlen unterbricht mich nicht ein einziges Mal. Sie ist mir völlig zugewandt, ihre Augen sind aufmerksam auf mich gerichtet und doch glaube ich, zu sehen, wie ab und zu ein leichtes Zucken durch ihren Körper geht. Aber es gelingt mir nicht, zu erahnen, was sie fühlt und denkt und wie sie zu dem stehen könnte, was ich sage. Als ich fertig bin, nimmt sie meine Hand. Ihre Haut ist so weich, dass es mir einen Schauer über den Rücken jagt. Instinktiv möchte ich sie wegziehen, aber ich tue es nicht. Wir sind hier, der Aufrichtigkeit wegen. Und ihre Geste ist ein Ausdruck dessen.

»Es tut mir leid, Tequila. Es tut mir sehr leid, dass du dich so fühlst. Ich kenne dich und es wäre meine Aufgabe gewesen, dich vor dieser Erfahrung zu bewahren. Ich kann es nicht allein auf Mathias schieben, auch wenn ich es sehr gern würde, da bin ich ehrlich. Er hat schon früh davon gesprochen, was er in dir sieht und was er dabei denkt und fühlt ... Na ja. Und als wir dann Klaus' Brief gefunden haben, habe ich deinen Blick bemerkt, mit dem du ihn angeschaut hast. Und ich habe ihn falsch interpretiert. Als Mathias dann seine Hand um deine Taille gelegt hat und du nichts dagegen hattest ...«

»Ich habe es gar nicht bemerkt! Ich war betrunken, Madlen.«

»Ja, das waren wir wohl alle. Aber ist das nicht das Risiko? Man trinkt und tut Dinge, die man eben nicht tun würde, wenn man nicht betrunken wäre. War das nicht immer so?«

»Kann das Rechtfertigung sein?«

»Braucht es das, Tequila? Es tut mir leid und das meine ich so. Aber ich fühle mich nicht allein schuldig an der Situation. Du erwartest von mir ein rationales und umsichtiges Verhalten in einem Zustand, in dem selbst du imstande bist, mit jemandem zu vögeln, den du auf den Tod nicht ausstehen kannst? Ist das nicht mit zweierlei Maß gemessen und ziemlich unfair?«

Ich schweige. Ihre Worte treffen mich mit der schmerzhaften Präzision von Nadelstichen. Ich schenke uns nach. Dann stoße ich leicht mein Glas gegen ihres. Auch ich will keine Barrieren zwischen uns. Eigentlich will ich, dass alles so wird, wie es war. Vor Mathias. Vor Patrick. Vor Adrian. Vor dem Panopticon. Die Abschaffung der Zeitrechnungen. Aber so ist das Leben nicht. Es lässt sich nicht zurückspulen. Es lässt sich nicht ausbessern. Was falsch lief, bleibt so. Es gibt kein Zurück. Nur ein Vorwärts oder Stagnation. Und ja, beides lässt sich aus ganzem Herzen leben. Und mit dem einen kenne ich mich sehr gut aus. Ich atme tief ein.

»Ich muss dir etwas erzählen«, sage ich dann. Es ist so ein Moment. Ein Moment, in dem die Aufrichtigkeit gegen alle Zweifel erhaben und imstande ist, sich aufzubäumen, auch gegen jede noch so große Angst.

Die Augen nervös auf meine sich knetenden Finger gerichtet, beginne ich, die Lücken zu füllen, die ich zwischen Madlen und mich geschoben habe, als gelte es, Barrikaden in einem besetzten Haus zu errichten. Einen nach dem anderen enttarne ich die Momente der Distanz, gemeinsame Erinnerungen, die für Madlen von Nähe geprägt waren – Momente, in denen ich Informationen ausließ oder veränderte und damit ihren Blick von mir weg und in eine andere Richtung lenkte.

Ich erzähle ihr von der Wahrheit hinter Herrn Jürgens Zugewandtheit, erzähle von Leonas intellektueller Anmut, von Ibrahim und seiner Loyalität und dem großen Herzen in Bens gestähltem Körper. Ich offenbare ihr, dass Dennis eben doch mehr als nur eine studentische Liebschaft gewesen war, genau so, wie sie es immer vermutete – erzähle von seiner Treue, seinem Starrsinn, seiner Liebe zu mir, von Shakespeare und davon, dass *Schiffe Versenken* für uns nur eine andere Form des Diskutierens gewesen war. Ich forme das Unwirkliche in Worte und entrückt von mir selbst lausche ich gemeinsam mit meiner Freundin der zitternden Stimme, die eine Geschichte von Zugehörigkeit erzählt.

Bei Herrn Jürgens lächelt Madlen noch verschmitzt, meine Freunde kommentiert sie liebevoll und bei Dennis heult sie triumphierend auf, bevor sie sich in romantischen Seufzern ergeht. Aber als ich ihr schließlich von Adrian erzähle, verstummt sie. Denn auch hier lasse ich nichts aus. Nicht die Bedeutung der Philosophie, nicht seinen Mut zum Wachstum und nicht seinen Tod – die verdrehten Augen, den erkaltenden Körper, die goldfarbenen Schockdecken und die Odyssee in der Tram, an deren Ende Dennis und ich uns auf allen nur denkbaren Ebenen verletzt hatten.

Als ich geendet habe, schweigt Madlen noch immer. Über ihre Wangen laufen Tränen. Sie fragt, ob sie mich in den Arm nehmen kann, und ich weiß, dass sie das ab jetzt immer fragen wird. Ich weiß, dass wir nie wieder nebeneinander im Bett liegen werden, ohne dass es befremdlich sein wird. Und auch wenn wir beide es nicht aussprechen, auch wenn die Erinnerung durch die Unaussprechlichkeit mehr und mehr verblassen wird, wird das stille Wissen, das uns verbindet, unsere Freundschaft von nun an begleiten. Kein Zurück zu einem Vorher – Madlens Handschrift trägt kein Hadern und Zögern.

# 28

Es ist Mittag am übernächsten Tag, als ich vor dem verschlossenen *Flatline* stehe. Ich habe nachgedacht und bin zu dem Entschluss gekommen, dass ich mich bei Bruno entschuldigen möchte. Dafür, dass ich ihn in diese Situation gebracht habe, mich rausschmeißen zu müssen. Er hat sich tatsächlich wie ein König verhalten – einer, der das Wohl seines Volkes im Auge hat. Nur meine Interpretation dieses Verhaltens war ein Griff ins Klo. Denn was ich als Akt der Demütigung empfand, war in Wahrheit ein Akt der Fürsorge. Bruno sah mich. In einem Moment, in dem ich mich am unsichtbarsten empfand und am durchlässigsten, sah er mich und erkannte die Lage. Das wurde mir klar, als ich Madlen davon erzählte und sie ihn spontan einen »guten Typen« nannte. Ich dachte immer, Brunos Fürsorge gelte nur den anderen. Ich kam nicht auf die Idee, dass es eines Tages auch mich treffen könnte, und noch weniger wusste ich, dass es mein Ego treffen würde. Und ich weiß nicht, über wen das mehr aussagt: über Bruno oder über mich.

Ich lege die Hände an die Fensterscheibe und blicke in das düstere Innere. Kopfüber hängen die Barhocker an der Theke. Hier war heute noch niemand. Ich erinnere mich an das letzte Mal, als ich hier mit Claudi vor verschlossenen Türen gestanden hatte. Kurzerhand drehe ich den Knauf der großen roten Haustür neben der Bar in die entgegengesetzte Richtung – ein Fehler im Schließmechanismus, den uns Bruno mal verraten hat, als wir ihm in einem Spätherbst geholfen haben, die Außenmöbel im Keller einzulagern.

Bruno öffnet nach dem ersten Klopfen. Er ist fertig angezogen, als wäre er gerade auf dem Weg nach unten gewesen, um die Bar aufzuschließen. Doch er bedeutet mir nur wortlos, hereinzukommen, und schließt dann hinter mir die Tür.

»Klaus ist weg.«

Er geht in die Küche, wo ich seine Espressomaschine blubbern höre. »Kaffee?«

Er hantiert mit Geschirr. Ich bin zu perplex, um zu antworten. Verloren stehe ich im Eingangsbereich der kleinen Wohnung und versuche, die wenigen Worte mit Sinn zu füllen. Kurz darauf steht er mit zwei Tassen neben mir. Wir setzen uns auf sein Sofa. Vor uns auf dem kleinen Tisch liegen mehrere Briefumschläge.

»Er hat jedem von uns einen Brief hinterlassen.«

Mir stockt der Atem und als Bruno mein entsetztes Gesicht sieht, sagt er beschwichtigend: »Nein, nein. Ich bin sicher, es geht ihm gut. Er hatte einfach die Schnauze voll. Wahrscheinlich ist er abgehauen nach Amerika zu seinem freakigen Kumpel.«

»Zu Lukas?«

»Wohin sonst? Die einzige Erklärung, die ich habe. Keine Ahnung, wen er sonst noch so im Leben hat. Aber gut, was weiß man schon von den Menschen?« Und er reicht mir meinen Brief und in den nächsten Minuten erfahre ich, wie wenig man tatsächlich von den Menschen weiß.

*»Meine Liebe, bevor du die folgenden Zeilen liest, möchte ich, dass du weißt, dass wir ab jetzt ein Geheimnis teilen. Denn was ich dir jetzt erzähle, erzähle ich nur dir. Falls du glaubst, es nicht für dich behalten zu können, bitte ich dich, hier abzubrechen und diese Zeilen zu vernichten.*

*Du bist noch da? Gut.*

*Wo fange ich an? Vorweg sei vielleicht gesagt, dass es keine Kurzschlussreaktion ist, die mich gehen lässt. Es ist vielmehr so, dass die Kurzschlussreaktion darin bestand, zu bleiben – damals, als Rita gestorben war und die einsamste Zeit meines Lebens begonnen hatte. Für mich als verschlossenen und introvertierten Menschen war Rita immer meine Brücke nach außen gewesen, mein sozialer Anker, mein Sicherheitsschild. Dass der gemeinsame Nenner, den die Gesellschaft mir bietet, für mich ein fauler Kompromiss ist, weiß ich schon lange. Aber Rita hat mir diesen Kompromiss immer schmackhaft gemacht. Als sie weg war, fiel aller-*

*dings auch dieser schöne Schleier weg. Ich merkte jetzt, dass dieser Kompromiss gar nicht faul war, sondern schlichtweg aufgezwungen ist. Du hast gar keine Wahl. Friss oder stirb. Du merkst es, wenn du in Not bist. Dann wird man den Menschen unbequem, sie sind schlichtweg überfordert und auf einmal alle beschäftigt oder selbst in einer schwierigen Situation.*

*Ich wusste, mein Leben, wie ich es kannte, war vorbei. Eigentlich war meine erste Reaktion ein Fluchtreflex. Ich hätte einen Menschen gebraucht, der mir hilft, meine Gedanken zu ordnen. Aber da war niemand. Nur Lukas. Ich merkte, dass ich Zeit brauchte zum Nachdenken, ohne mich in dieser Zeit zu verletzlich zu machen, aber auch ohne mich komplett abzuschotten. Lukas hat mir diese Zeit geschenkt. Weil er eine neue Perspektive auf mein Leben war, eine neue Anordnung dessen, was gewesen und gewünscht war.*

*L u k a s ist das Anagramm für K l a u s. Etwas Neues im Alten – und umgekehrt. Mit Lukas konnte ich verschwinden und trotzdem hier sein, konnte unangreifbar werden für mich und meine Liebe zu Männern, die mir klarer und klarer wurde. Also habe ich angefangen, diese Briefe zu schreiben und im* Flatline *vorzulesen. Es war keine Entscheidung, ich bin da irgendwie hineingeraten. Aber es hat sich auch niemand gewundert, warum ich Briefe auf Luftpostpapier bekam. Die Menschen glauben, was sie glauben wollen. Und alte Männer und Luftpostpapier – das passte. So richtig verstanden habe ich nie, warum ich mir diese Briefe schrieb, warum ich sie vorlas und so tat, als hätte ich einen weisen und guten Freund auf der anderen Seite des Atlantiks.*

*Bis gestern, als du mir von der Wahrnehmung erzählt hast, von dem französischen Philosophen und seiner Idee, dass alles auch nur eine einzige große Täuschung sein könnte – außer das Denken. Das hat mich ins Grübeln gebracht. Und deshalb schreibe ich den Brief, den ich für dich vorbereitet hatte, noch einmal neu, nur vier Stunden, bevor mein Flug geht. Aber ich kann nicht gehen, bevor ich dir nicht eine Sache gesagt habe: Dass ich damals an deinem Krankenhausbett saß, war keine Selbstlosigkeit. Als ich dich so ziellos durch Friedrichshain streunen sah, habe ich mich in dir wiedererkannt. Mich erinnert an die Jahre des Alkohols und der Verlorenheit. Es war zu einer Zeit, als ich kurz davor war, wieder anzufangen, weil ich keine guten Argumente mehr hatte, es nicht zu tun. Dann sah ich dich – und die Stärke und Willenskraft in deinen Augen. Und ich habe mich daran erinnert, dass Aufgeben keine Option ist.*

*Weißt du, ich glaube, man braucht immer einen Menschen, der einen an einen selbst erinnert. Für die Zeiten, in denen man es vergessen hat. Es klingt absurd, aber es ist wie ein Halt im Außen, das Bewahren einer Erkenntnis, während man im Leben weitergeht und sich von eben dieser immer weiter entfernt. Denn natürlich prüft uns das Leben und dabei vergessen wir manchmal, woher wir kommen und wer wir geworden sind, und so müssen wir etwas wagen und könnten alles verlieren. Und da braucht es jemanden, der wie ein treuer Freund am Ufer steht, der deine Klamotten trocken und sauber über dem Arm hält, während du nackt in den See des Lebens steigst, dessen Tiefe du inmitten der Nacht, die dich umgibt, nicht absehen kannst. Und falls du ertrinkst, kann der Freund dich retten. Und falls nicht, weil See und Nacht zu dunkel oder zu tief oder beides sind, so kann er wenigstens bezeugen, dass es dich gegeben hat und dass deine Schwimmkünste bis zu deinem Untergang famos waren.*

*In gewisser Weise warst du dieser Mensch für mich. Du warst mein Argument, nicht mehr mit dem Trinken anzufangen. Du hast mich an mich selbst erinnert. Dafür danke ich dir. Nein, wir sollten die Mauern der Norm nicht akzeptieren, die uns umgeben. Niemand von uns sollte das. Ich möchte ihm entkommen, dem Radius, in den die Anpassung uns verdammt. Ich suche die Freiheit. Und ich suche den Lukas in mir. Ich fand, er war ein interessantes Kerlchen. Und irgendwo in dieser Welt wird er einen Platz haben, wo er sein kann – ohne Kompromiss und ohne Spott. Ich wünsche dir allzeit eine gute Reise – innen genauso wie außen.*

*Dein Klaus.«*

An diesem Abend ziehen Bruno und ich das erste Mal gemeinsam um die Häuser und überschreiten damit die unsichtbare Grenze des *Flatline*, die uns bisher verband. Nachdem ich den Brief ein zweites Mal gelesen hatte, blickte ich hoch und versuchte, Brunos Körperhaltung zu deuten. Er saß mir gegenüber auf dem durchgesessenen Sofa, den Oberkörper vorgebeugt, die Augen gesenkt. Leicht breitbeinig und die Unterarme auf die Oberschenkel gestützt, faltete er seinen Brief mehrere Male, bevor er ihn wieder auseinanderfaltete und von vorne begann. Als er merkte, dass ich ihn beobachtete, sagte er: »Egal, wie groß ein Stück Papier ist, du kannst es niemals mehr als achtmal falten.«

Ich nickte nur, so, als hätte er gerade eine große Weisheit ausgesprochen, der es nichts hinzuzufügen gab.

Dann sagte Bruno in der dünnsten Stimme, die ich je von ihm gehört hatte: »Wir waren Freunde.«

Und da er es mehr zu sich selbst sagte als zu mir, schwieg ich weiter. Er wippte mit dem Kopf zu einem stummen Monolog, während er seinen Brief erneut achtmal faltete und das kleine Päckchen Papier dann durchs Zimmer warf, als wollte er einen flachen Stein auf einer Wasseroberfläche springen lassen.

»Kiezrunde. Kommst du mit?«

Der Himmel über Friedrichshain ist aufgewühlt. Wild kreuzen sich die Farben, turbulente Muster, die wie in Rage hingeschleudert die Weite über uns durchkreuzen. Der Horizont ist tiefschwarz. Ein Gewitter zieht heran. Eine Weile gehen wir schweigend nebeneinander. Bruno hat die Hände in die Taschen gesteckt und die Schultern zu den Ohren hochgezogen, als versuchte er, noch tiefer in seine Lederjacke zu kriechen und auf seine Weise ungesehen zu bleiben. Aber es gibt kaum jemanden, der Bruno kennt und ihn nicht anspricht. Das *Flatline* gehört zu den ältesten Kneipen in Friedrichshain, Bruno und seine Bar sind eine Institution, er ist ein gastronomischer Pate im Kiez. Und so muss er schon bald seine Hände aus den Taschen ziehen, Schultern und Rücken klopfen, Handschläge verteilen, Peace-Zeichen in die Ferne werfen und immer wieder mit dem Kopf nach rechts und links grüßen, Smalltalk halten und sich Anekdoten über die Figuren des Kieztheaters anhören.

Ich beobachte ihn genau. Nicht nur, weil mich Klaus' Worte nach wie vor bewegen, in mir ein undefinierbares Echo erzeugen und ich wenig Interesse an einem Gespräch habe, nein, auch weil Bruno mir auf einmal wie ein anderer Mensch erscheint. Ihn außerhalb des vertrauten Kontexts zu sehen, ist so, als würde man ein Gemälde zum ersten Mal im Tageslicht betrachten und feststellen, dass es andere Schattierungen und Farbverläufe hat, als man immer angenommen hatte. Man entdeckt kleine Details und unachtsame Pinselstriche und vielleicht sogar eine Signatur am unteren Bildrand oder eine Datierung auf der Rückseite. Ich entdecke einen Silberstich in seinem Dreitagebart und dass seine Haut an den Schläfen von kleinen Aknenarben übersät ist. Ich bemerke, dass seine Bewegungen ausladender sind, als der Spielraum hinter der Theke des *Flatline* es erahnen lässt. Bruno hat einen Gang und ich muss lachen über die Tatsache, dass ich ihn noch nie wirklich längere Strecken habe zurücklegen sehen. Das *Flatline* ist klein, wohin hätte er laufen sollen? Und als ich lache und er kritisch eine Augenbraue hebt und mich ansieht, sage ich ihm, dass er mir wie ein Tiger vorkommt, den man bisher nur in den zehn Quadratmetern eines Zirkuswagens habe bewundern können. Er schnauft und ich weiß nicht, ob sich das auf meine Anspielung mit dem Zirkus oder auf die Größe der Kneipe bezieht.

Wir reden kaum, während wir die Straßenzüge ablaufen wie zwei Grundbesitzer, die das Land ihrer Farm abreiten. Hin und wieder verlieren wir ein paar Worte, wenn ein Anlass dafür am Wegesrand vorüberzieht: Die Miete eines Ladens, die gestiegen ist, Fabios Markise, die mal wieder gewaschen werden könnte, oder ein Vorfall mit den Bullen auf der anderen Seite, im Nordkiez. Wir treffen auf Miller und Fridolin, die Unzertrennlichen, stehen eine Weile bei ihnen, lachen über Nonsens und verlassen ihn nicht, den Boden der Unzulänglichkeiten. Dann ziehen wir weiter, aber die meiste Zeit schweigen wir, verbunden in stiller Verwunderung über die Kehrtwendung, die die Existenz von Klaus in unserem Leben genommen hat.

Keiner von uns fragt den anderen nach dem Inhalt seines Briefes. Und so bin ich fast sicher, dass der alte Mann auch Bruno in ein Geheimnis einweihte. Er war uns allen voraus, den zerbrochenen Seelen des Südkiezes. Wo Bruno sich am Rhythmus des *Flatline* festhält, Thom am Dartpfeil und ich am Rotwein, reiste Klaus in Gedanken weiter als ich in meinen. Er hatte seine eigene Traumreise, seine eigenen Fluchtgedanken. Und ohne, dass wir es ahnten, teilte er sie mit uns. Jeden Samstag. Und vielleicht war jeder Reiseteil, den er mir zusteckte, eine stille Aufforderung, ihm zu folgen.

Am Abend mache ich ein Feuer auf meinem Balkon. In einer Wokpfanne verbrenne ich die Zeitungsartikel über den Leuchtturm von Anglesey, die Lofts von New York und Andalusiens bohemistische Seitengassen, über einen Zug, der durch Alaska fährt, die Ringstraße in Wien und Kathmandu zu Zeiten der Hippies. Einen nach dem anderen werfe ich die teilweise leicht vergilbten Zeitungsartikel in die Flammen. Und während ich dem Wechsel der Orange- und Gelbtöne zusehe, summe ich in mantrischer Eintönigkeit vor mich hin. Am Ende werfe ich den Brief meines alten Freundes hinein. Achtmal gefaltet. *Gute Reise, Klaus.*

# 29

Ich habe *Überwachen und Strafen* gelesen. Von der ersten bis zu letzten Seite. Und die Meditationen von Descartes. Ich habe drei Tage dafür gebraucht und sechs Stunden Schlaf. Danach begann ich von vorne. Seit dem Gespräch mit Madlen war mir klar, dass nichts mehr wie früher sein und alles neu werden würde. Und ich spürte, dass sich das nicht nur auf unsere Freundschaft bezog. Da war sie, meine neue Zeitrechnung – und Klaus leitete sie ein. An meine Zimmertür hängte ich ein Schild. Not available. Madlen stellte mir geschnittene Apfelspalten vor die Tür, Salzstangen und Zitronenwasser. Ich rührte nichts davon an.

Ich weiß nicht, was ich mir zwischen den Zeilen erhofft habe. Beschwichtigung? Hoffnung? Am Ende fand ich ihn überall. Er blätterte mit mir durch die Seiten, kommentierte die Markierungen von Dennis und erzählte mir, dass Foucault Jahre in einer psychiatrischen Anstalt verbracht habe. Ob ich mir das vorstellen könne und ob das nicht der Beweis sei, wie nahe Genie und Wahnsinn beieinanderlägen. Er strich mir durchs Haar, erzählte mir von der Marter des Mittelalters, als die Repression vornehmlich auf den Körper zielte, überschlug mit wenigen Worten die Jahrhunderte, öffnete diese eine Seite und mit derselben klaren Stimme wie damals, das Buch dicht vor die Augen gehalten, las er den Satz erneut vor: *Die Strafe soll, wenn ich so sagen darf, eher die Seele treffen als den Körper.* Nur, um mich direkt danach darauf hinzuweisen, wie der Körper schließlich in anderer Form diszipliniert und unterworfen wurde: die Entwicklung der modernen Disziplin. Ein Herrschaftssystem, das sich um seiner selbst willen reproduziert.

Er legte die Stirn in Falten, blätterte weiter, überflog die Zeilen, während er stumm dazu die Lippen bewegte, als läse er sich selbst vor. Ob meine Dunkelheit in ihrer empfundenen

Körperlosigkeit vielleicht ein Versuch wäre, der internalisierten Macht zu entkommen, ein seelischer Fluchtversuch sozusagen? Interessant wäre es, ich sollte dem nachgehen. Und zum ersten Mal fiel ich ihm ins Wort, erinnerte ihn an die Zirbeldrüse und erzählte ihm davon, was es tatsächlich hieß, sich durch eine unerklärbare Dunkelheit an den Rand der Gesellschaft gedrängt zu fühlen, wo man das reproduziere, wofür man ausgeschlossen wurde, verhaftet in einem Kreislauf der Selbstregulierung, der sich aus den internalisierten Machtmechanismen speise. Ich sagte ihm, dass er recht gehabt hatte, damals, als er so vehement darauf beharrt hatte, dass es kein Täter-Opfer-Konstrukt gebe und dass Repressionen und Kontrolle nur zu dem unbändigen Wunsch führen würden, Freiheiten wiederzuerlangen oder sie sich eben (auf kriminelle Weise) zugänglich zu machen. Und dass sie bliebe, die Abweichung von der Norm als ewiges Stigma, wie ein Fluch, durch den man im Fegefeuer mit dem Namen Panopticon lande. Und Adrian lächelte. Nicht aus Mangel an Empathie, sondern aus der Freude am Fortschritt. Er strich sich durchs Haar. Dann blickte er mich an, mit diesem Glanz in den Augen, der sich ansiedelte zwischen Schalk und Todesernst, und fragte mich, auf welche Seite ich mich schlüge, wenn ich doch im Turm und in der Zelle säße. *Wirst du dich selbst verpfeifen oder dir zur Flucht verhelfen*? Und als er sah, dass mir alles zu viel wurde und ich über den Verlust all meiner Träume mit Madlen weinte, sagte er: *Dynamis*, und zuckte mit den Schultern. Adrian war unnachgiebig wie immer.

Herr Jürgens bietet mir Kaffee aus dem Automaten an. Ohne Zucker, aber mit einem nervös zitternden Augenlid. Er lächelt. Dann schiebt er mir einen Stuhl zurecht, geht um seinen Schreibtisch und sagt, ich müsse einen Amtsarzt konsultieren, der meine Diagnose und die Krankschreibung bestätigen würde. Er schiebt es auf seinen Teamleiter und auf neue Richtlinien, tut bedauernd, will mein Verbündeter sein. Ich schüttele mit dem Kopf, er hebt die Augenbraue. Er spricht von Schwierigkeiten, argumentiert mit Pflichten und tastet sich heran an das Wort, das er um jeden Preis vermeiden will und das dann schließlich doch fällt – Sanktionen. Ich schüttele wieder den Kopf, er legt den seinen schief. Ob ich das wirklich wolle, fragt er. Ich betrachte Monet über seinem Schreibtisch. Am unteren Rand des Bildes klebt ein gelbes Post-It: *hierlassen*.

»Time to move«, sagt er und ich erkundige mich nicht, ob er mich, sich selbst oder Monet meint.

Und dann frage ich, ob er das wirklich wolle. Und als er in Skepsis und Unverständnis abermals die Augenbraue hebt, erzähle ich ihm, dass das Jobcenter als staatliche Institution mit seinem Sanktionsmodell einem Repressionsapparat gleichkäme. Dass er als Wärter dieser Institution mit jeder Sanktion dazu beitrüge, dass Menschen ihre Würde und damit ihre Handlungshoheit über alles verlören: ihre Zeit, ihren Körper, ihre Zukunft.

Adrian sitzt die ganze Zeit neben mir, nickend, die Haut nach wie vor zwischen den Augen gefaltet. Und als ich Herrn Jürgens sage, dass er mich mal gernhaben kann, und mit einem Wisch die Ablage von seinem Schreibtisch fege, weicht er zurück und droht, die Security zu holen. Aber da sind wir schon längst auf dem Flur. Vielleicht hätte ich ihm vom Plan B erzählen sollen oder ihm doch besser eine Inhaftierung vorgelegt. Gelogen wäre es nicht. Ich bin gefangen in diesem Leben und ob ich mir zur Flucht verhelfe oder mich selbst verrate – mit Madlen habe ich die einzige Chance auf Begnadigung gehen lassen. Adrian reibt meine Schulter, wie es Klaus getan hat. Arm in Arm gehen wir ihn hinunter, den langen Flur der vergessenen Seelen.

Zurück im Kiez sah ich Bruno schon von Weitem in der Tür des *Flatline* stehen. Ich war noch aufgewühlt von meinem Gespräch mit Herrn Jürgens. Ich wusste, dass mir ein bürokratisches Inferno bevorstand, und ich konnte mich noch nicht entscheiden, wie ich mich damit fühlte. Bruno trug ein breites Grinsen im Gesicht, den Daumen der einen Hand hängte er lässig in die Gürtelschlaufe seiner Jeans, in der anderen Hand hielt er eine kleine Spardose in Form eines braunweißen Hündchens mit herausgestreckter Zunge und Schleife zwischen den Ohren. *Für Iri* stand in schwarzer Schreibschrift darauf. Als Bruno sie öffnete, sah ich, dass sie bis oben hin mit Geldstücken und Scheinen gefüllt war.

»Die hat Klaus hinter der Theke aufgestellt.« Dann holte er Rum und wir tranken auf Iri und Klaus.

230 000 Stimmen hat die Initiative zum Erhalt des Tempelhofer Felds gesammelt. 20 000 mehr als notwendig. In wenigen Monaten nun wird Berlin über ein Stück Freiheit abstimmen. Wenn es doch nur öfter die Möglichkeit gäbe, an einer Wahlurne sein Schicksal zu bestimmen.

Stunden später ist vor dem *Flatline* eine Bierbank aufgebaut, über deren ganze Länge in drei Reihen Sektgläser platziert sind – eins neben dem anderen, positioniert wie Soldaten, die auf ihren Einsatz warten. Vor dem Tisch steht Bruno, mit leicht gebeugtem Rücken und ruhiger Hand füllt er die Gläser, bis der Schaum hoch am Rand perlt. Als er die Reihen durch hat, fängt er beim ersten Glas an und füllt bis über den Eichstrich auf. Er lächelt.

Aus dem gebogenen Eingang des *Flatline* tritt Fridolin mit zwei Salatschüsseln, wechselt ein paar Worte mit Bruno und trägt den Salat wieder hinein, um kurz darauf mit einer zweiten Bierbank zu kommen, diese links der Tür zu positionieren und anschließend ein Büffet darauf aufzubauen. Bruno trägt jetzt ein gebügeltes, zu zwei Dritteln geknöpftes Hemd, aus dem sich die Haare kräuseln. Es ist Festtagsstimmung.

»Auf die Freiheit!«, ruft Bruno, als sich alle auf dem Gehweg versammelt haben.

Fridolin, Miller, Thom, Claudi und Hagen, Göran und Gernot. Mathias und Madlen. Sie trägt ein gelbes Shirt, um ihre Hüften liegt der dünne Arm vom schlaksigen Chris. Sie strahlen sich an. Dies ist auch und vor allem ihr Erfolg.

»Auf die Freiheit«, rufen sie. Und sie meinen damit auch Taki und Rejan, die seit dem Morgen in Untersuchungshaft sitzen. Sie verbarrikadierten sich gemeinsam mit anderen in Rejans Wohnung und wehrten sich mit allen Mitteln gegen die Räumung durch die Polizei. Verzweifelt und entschlossen. Kompromisslos.

Ich wende mich von der kleinen Szenerie ab und schließe die Balkontür. Freiheit zu feiern, erscheint mir falsch.

Irgendwann kommt Madlen nach Hause. Während sich draußen die blaue Stunde über die Welt legte, saß ich auf der Fensterbank am geöffneten Fenster in meinem Zimmer und sah zu, wie sich nach und nach die Skyline meiner Möbel aus der ansteigenden Dunkelheit schälte. Madlen hat mir eine Nelkenzigarette mitgebracht. Wortlos setzt sie sich zu mir auf die Fensterbank und winkelt die Beine an. Ich rieche ihren alkoholgetränkten Atem, spüre ihre Zerrissenheit. Und ich sehe den Glanz in ihren Augen, als sie sich vorbeugt, um sich von mir Feuer geben zu lassen und die kleine Flamme ihr Gesicht erhellt.

»Ich habe beschlossen, auszuziehen.« Sie flüstert es und ich weiß, dass sie sich in der Dunkelheit auf die Lippe beißt, dass sie die Augen zusammenkneift, weil sie etwas Unaussprechliches ausgesprochen hat. So, wie es eben ihre Art ist. Ich atme einmal tief durch, und als könnte ich dadurch das Herz in meiner Brust wieder zum Schlagen bringen, sage ich mit Nachdruck und mit einem Lächeln in der Stimme: »Ich weiß. Ich habe es mir schon gedacht.« So, wie es eben meine Art ist.

Wir rauchen noch eine Weile. Still und ohne Worte. Es ist alles gesagt. Irgendwann küsst sie mich auf die Stirn und verlässt das Zimmer. Sie geht den langen Flur hinunter und zieht die Tür so leise hinter sich zu, dass ich das Gefühl habe, sie wäre vielleicht nie hindurchgekommen vor zwei Jahren. Vielleicht habe ich mir alles nur eingebildet und Madlen war nie mehr als eine Sinnestäuschung, eine meiner Fantasiereisen.

Denn in den Wunschgebilden in meinem Kopf war es möglich, zu lieben, dort war es möglich, der Welt zu begegnen, mit Menschen wie Madlen zu schlafen und trotzdem noch mit ihnen befreundet zu sein. Unten auf der Straße sehe ich die Scheinwerfer des Harlekins, der mit laufendem Motor auf meine Freundin wartet.

Nur wenige Minuten später höre ich das Scheppern der Katzenklappe. Carusos Krallen erinnern an kleine Stöckelschuhe, als er über das Parkett läuft und durch den Schlitz der halbgeöffneten Tür in mein Zimmer schlüpft. Sein buschiger Schwanz schlägt hin und her, ein paar Mal umrundet er meine herabhängenden Beine, dann springt er auf meinen Schoß und rollt sich zusammen. Ich vergrabe mein Gesicht in seinem Fell.

»Wenn doch wenigstens du bleiben könntest«, flüstere ich und meine Tränen arbeiten sich durch das Grau-Braun hindurch bis auf seine Haut. Es kitzelt ihn, denn er gibt langgezogene Töne von sich wie sein Namenspatron. Vielleicht ist er aber auch einfach nur peinlich berührt.

Spät in der Nacht öffne ich meinen Laptop und suche im Internet nach einem Anagramm-Generator. Zwölf Buchstaben tippe ich ein und drücke auf Enter. Ein Ergebnis fällt mir sofort ins Auge.

*Dornenspeise.*

Ich lächle.

# Danksagung

Mein Dank gilt:

Tim Richter für seine Expertise und seine Geduld – die Geschichte wäre eine andere ohne dich. Meinen Eltern und meiner Familie, für die Liebe zum geschriebenen Wort und zu mir und für eure Unterstützung in jeder Lebenslage. Diji, Selda, Aljoscha, Laura, Maike und Mari für ihre Präsenz in meinem Leben – danke, dass ihr unbeirrbar an meiner Seite seid. V. A. für so vieles. Karsten Strack und seinem Verlag dafür, dass sie an die Geschichte geglaubt haben. Denise und Yeliz, die so achtsam und ehrlich lektoriert haben – ich habe viel von euch gelernt. Antonio Roselli für kritisches Lesen, Pizza und Stadtführung light. Karsten Uther, meiner Mutter, meinem Bruder, Katinka Natus und Wolfgang für ihr Fachwissen. Michel Foucault, der mich nie losgelassen hat, und Friedrichshain, für fast vierzehn Jahre Obdach und Inspiration.